以心灵沟通心灵

用生命温暖生命

——与学习护理的同学共勉

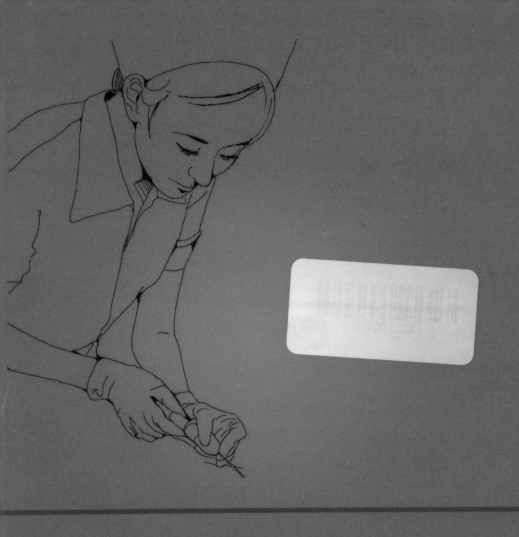

"十二五"职业教育国家规划教材

经全国职业教育教材审定委员会审定

国家职业教育护理专业教学资源库配套教材

HULI GUANLI

护理管理

主编 段艮芳 王 静

高等教育出版社·北京

内容提要

本书是"十二五"职业教育国家规划教材,亦是国家职业教育护理专业教学资源库配套教材。全书共有8章,内容包括护理管理概述、护理管理的计划职能、护理管理的组织职能、护理管理的人力资源管理职能、护理管理的领导职能、护理管理的控制职能、护理质量管理、护理安全管理。

本书的主要特色:一是改变了过去理论与实践脱节的现象,以案例贯穿整本书,旨在培养学生的临床思维能力,注重诚实守信、爱岗敬业、沟通合作等素质和能力的培养以及市场、质量、安全和环保等意识的养成;二是由具有丰富临床经验的教师参与编写,与临床工作实际相一致,使知识、技能更加贴近岗位,充分体现以岗位需求为标准的职业教育理念;三是设有课后思考题(名词解释、简答题、案例分析或实践作业),注重学生自主学习、合作学习和个性化学习,做中学、做中教,教、学、做合一,理论与实践一体化;四是利用"附录"有机嵌入职业标准、行业标准和企业标准。

全书内容丰富、简明扼要、重难点突出、目标具体,适用于高等职业教育护理、助产专业教学之用。

图书在版编目(CIP)数据

护理管理 / 段艮芳,王静主编 . -- 北京 : 高等教育出版社,2013.2(2016.12重印)
ISBN 978-7-04-035462-1

Ⅰ.①护… Ⅱ.①段…②王… Ⅲ.①护理学 – 管理学 – 高等职业教育 – 教材 Ⅳ.①R47

中国版本图书馆 CIP 数据核字(2013)第 008893 号

策划编辑	夏 宇	责任编辑	夏 宇	封面设计	杨立新	版式设计	杜微言
插图绘制	尹 莉	责任校对	刁丽丽	责任印制	朱学忠		

出版发行	高等教育出版社	咨询电话	400-810-0598
社　　址	北京市西城区德外大街4号	网　　址	http://www.hep.edu.cn
邮政编码	100120		http://www.hep.com.cn
印　　刷	北京鑫海金澳胶印有限公司	网上订购	http://www.landraco.com
开　　本	787mm×1092mm　1/16		http://www.landraco.com.cn
印　　张	14.5	版　　次	2013年2月第1版
字　　数	300千字	印　　次	2016年12月第8次印刷
购书热线	010-58581118	定　　价	28.00元

本书如有缺页、倒页、脱页等质量问题,请到所购图书销售部门联系调换。
版权所有　侵权必究
物 料 号　35462-A0

《护理管理》编写人员

主　编

段艮芳　王　静

副主编

何荣会　李贤华　郑翠红

编　者（按姓氏笔画）

王　静（淄博职业学院）

刘全荣（襄阳职业技术学院）

李贤华（上海交通大学医学院附属瑞金医院）

李　婧（雅安职业技术学院）

何荣会（重庆医药高等专科学校）

张　频（武汉大学医学职业技术学院）

郑翠红（福建卫生职业技术学院附属省级机关医院）

柳建梅（四川中医药高等专科学校）

段艮芳（四川中医药高等专科学校）

贾娟娟（安徽医学高等专科学校）

徐　敏（淄博职业学院）

蔡妤珂（上海医药高等专科学校）

编写秘书

柳建梅

国家职业教育护理专业教学资源库建设参与院校

（按首字笔画排序）

上海医药高等专科学校	大庆医学高等专科学校
山东医学高等专科学校	广西卫生职业技术学院
天津医学高等专科学校	长春医学高等专科学校
四川中医药高等专科学校	乐山职业技术学院
宁波卫生职业技术学院	永州职业技术学院
江西护理职业技术学院	江苏建康职业学院
安徽医学高等专科学校	苏州卫生职业技术学院
沧州医学高等专科学校	武汉大学医学职业技术学院
昌吉卫生学校	金华职业技术学院
贵阳护理职业学院	重庆三峡医药高等专科学校
重庆医药高等专科学校	泉州医学高等专科学校
济南护理职业学院	泰州职业技术学院
盐城卫生职业技术学院	聊城职业技术学院
廊坊卫生职业学院	商丘医学高等专科学校
淄博职业学院	雅安职业技术学院
黑龙江护理高等专科学校	湖北职业技术学院
滨州职业学院	福建卫生职业技术学院
漯河医学高等专科学校	漳州卫生职业学院
黔南民族医学高等专科学校	襄阳职业技术学院

出版说明

教材是教学过程的重要载体，加强教材建设是深化职业教育教学改革的有效途径，推进人才培养模式改革的重要条件，也是推动中高职协调发展的基础性工程，对促进现代职业教育体系建设，切实提高职业教育人才培养质量具有十分重要的作用。

为了认真贯彻《教育部关于"十二五"职业教育教材建设的若干意见》（教职成〔2012〕9号），2012年12月，教育部职业教育与成人教育司启动了"十二五"职业教育国家规划教材（高等职业教育部分）的选题立项工作。作为全国最大的职业教育教材出版基地，我社按照"统筹规划，优化结构，锤炼精品，鼓励创新"的原则，完成了立项选题的论证遴选与申报工作。在教育部职业教育与成人教育司随后组织的选题评审中，由我社申报的1 338种选题被确定为"十二五"职业教育国家规划教材立项选题。现在，这批选题相继完成了编写工作，并由全国职业教育教材审定委员会审定通过后，陆续出版。

这批规划教材中，部分为修订版，其前身多为普通高等教育"十一五"国家级规划教材（高职高专）或普通高等教育"十五"国家级规划教材（高职高专），在高等职业教育教学改革进程中不断吐故纳新，在长期的教学实践中接受检验并修改完善，是"锤炼精品"的基础与传承创新的硕果；部分为新编教材，反映了近年来高职院校教学内容与课程体系改革的成果，并对接新的职业标准和新的产业需求，反映新知识、新技术、新工艺和新方法，具有鲜明的时代特色和职教特色。无论是修订版，还是新编版，我社都将发挥自身在数字化教学资源建设方面的优势，为规划教材开发配备数字化教学资源，实现教材的一体化服务。

这批规划教材立项之时，也是国家职业教育专业教学资源库建设项目及国家精品资源共享课建设项目深入开展之际，而专业、课程、教材之间的紧密联系，无疑为融通教改项目、整合优质资源、打造精品力作奠定了基础。我社作为国家专业教学资源库平台建设和资源运营机构及国家精品开放课程项目组织实施单位，将建设成果以系列教材的形式成功申报立项，并在审定通过后陆续推出。这两个系列的规划教材，具有作者队伍强大、教改基础深厚、示范效应显著、配套资源丰富、纸质教材与在线资源一体化设计的鲜明特点，将是职业教育信息化条件下，扩展教学手段和范围，推动教学方式方法变革的重要媒介与典型代表。

教学改革无止境,精品教材永追求。我社将在今后一到两年内,集中优势力量,全力以赴,出版好、推广好这批规划教材,力促优质教材进校园、精品资源进课堂,从而更好地服务于高等职业教育教学改革,更好地服务于现代职教体系建设,更好地服务于青年成才。

高等教育出版社

2014 年 7 月

序

为了更好地贯彻《国家中长期教育改革和发展规划纲要(2010—2020年)》关于"大力发展职业教育"的精神,根据《关于全面提高高等职业教育教学质量的若干意见》(教高〔2006〕16号)中"不断推进教学资源的共建共享"的要求,来自全国示范性高职院校、骨干高职院校等30余所高职高专院校的护理专业带头人及这些院校所在地的护理行业专家共同组成建设团队,自2010年起开展国家职业教育护理专业教学资源库建设。在护理专业教学资源库建设初具规模之际,全国高职高专医药类专业教学资源建设专家委员会共同携手,以多种形式积极推广资源库建设成果,不断扩大资源库项目影响力,深入发掘资源库的内在价值,有力地促进护理专业的教学改革和教学模式转变。而建设教学资源库配套教材,即是此项工作的关键一环。现在,我们欣喜地看到,在专家委员会强有力的规划指导和整体部署下,在高等教育出版社的统筹组织下,经过所有编者的不懈努力,"国家职业教育护理专业教学资源库配套教材"即将完成。

根据高职高专院校护理专业教学的实际需要,专家委员会在资源库建设的课程体系框架和强大项目团队的基础上,为本套教材总计规划了31种选题,遴选了62位主编,最终由38所院校分别牵头,400余位来自院校的专业骨干教师和来自医疗单位的资深行业人士作为编者,共同完成了全套教材的编写。

本套教材的建设理念与护理专业教学资源库建设一脉相承,即以临床护理岗位任务引领为出发点,以技术应用为重点,注重临床技术与教学过程有效对接,教学资源与教学内容有效对接,打破传统教学的固定思维,努力改变护理职业教育的教学形态,是护理职业教育教学改革的一次创新体验。我们真诚地希望,通过本套教材的建设和使用,与全国护理职业院校分享教学经验与改革成果,继续为医药卫生职业教育的教学改革、内涵建设和人才培养水平提升贡献力量。

国家职业教育护理专业教学资源库建设项目组

2012 年 6 月于上海

前　言

　　护理管理学是一门系统研究护理管理活动基本规律与方法的应用科学,具有实践性、综合性和社会性的特点,是护理专业的必修课,也是国家护士执业资格考试的主要内容,在护理专业课程体系中占有重要的地位。以培养符合社会发展需要的高素质技能型、应用性现代护理人才为目标,要求教材编写以就业为导向,以学生为主体,着眼于学生职业生涯发展,注重职业素养的培养;按照岗位需求、课程目标选择教学内容,体现"四新"、必需和够用;编写团队有行业人士参与,对接职业标准,反映工作逻辑;载体选择适当,内容丰富、简明扼要、重难点突出、目标具体,易学易懂。此外,2011年护士执业资格考试发生了巨大变化,要求打破学科界线,考核学生对临床实际问题的分析能力、解决问题的能力。在此背景下,高等教育出版社组织专家反复论证,决定结合护理专业教学资源库建设项目,配套编写《护理管理》教材。

　　本书的编写紧扣高素质技能型、应用性现代护理人才的培养目标,把握内容的深度、广度和侧重点,突出高职高专护理教育的特点,既考虑知识的完整性和系统性,又突出临床实用和岗位需要的针对性。本教材共有8章,内容包括护理管理概述、护理管理的计划职能、护理管理的组织职能、护理管理的人力资源管理职能、护理管理的领导职能、护理管理的控制职能、护理质量管理、护理安全管理。

　　本教材的主要特色:一是改变了过去理论与实践脱节的现象,以案例贯穿整本教材,旨在培养学生的临床思维能力,注重诚实守信、爱岗敬业、沟通合作等素质和能力的培养以及市场、质量、安全和环保等意识的养成;二是由具有丰富临床经验的教师参与编写,尽量与临床实际一致,使知识、技能更加贴近岗位,充分体现以岗位需求为标准的职业教育理念;三是有课后思考题(名词解释、简答题、案例分析或实践作业),注重学生自主学习、合作学习和个性化学习,做中学、做中教,教、学、做合一,理论与实践一体化;四是利用"附录"有机嵌入职业标准、行业标准和企业标准。

　　本教材由8所学校和2家医院的12位护理专业教师合作编写而成,本教材的编写得到了各编者所在单位领导和同事的大力支持,在此谨表谢忱。各编者在编写过程中查阅并参考了许多相关教材和资料,在此对这些教材和资料的原作者表示诚挚的感谢。

限于编者的能力和水平，教材难免存在疏漏和不足之处，恳请广大师生、护理同仁和其他读者批评指正。

主　编
2013 年 1 月

目 录

第一章　护理管理概述

学习目标

1. 掌握管理的概念、对象、原理及对应的原则。
2. 熟悉管理的四大基本原理在护理管理中的运用。
3. 熟悉护理管理的概念和任务。
4. 熟悉管理理论的形成和发展及我国护理管理的历史、现状与展望。
5. 能够初步应用管理的理论分析与处理实际管理问题。

第一节　管理的概念、对象、原理及对应原则

【导读案例】

　　学校迎新晚会要求每个班级出一个节目，王丽是班上的文娱委员，为能很好地完成任务，她首先和班级同学结合晚会的主题、班级的实际情况，讨论什么节目最合适，最后确定表演小品。然后从班级的文艺骨干中挑选出演员，明确小品表演的主题，安排专人负责道具、服装、后勤等工作，利用课余时间，组织小品演员排练。王丽还亲自到排练现场观看演出效果并提出了很多建设性的意见，对道具、服装、后勤等工作中出现的问题及时予以解决。迎新晚会上小品表演很成功。晚会结束后王丽回想演出的整个过程，及时总结此次活动组织的过程中存在的不足之处。

思考：

1. 结合案例，谈谈你对管理的认识。
2. 王丽在整个过程中运用了哪些管理的职能？

　　自从有了人类，就有了管理活动。管理作为一切有组织的活动中必不可少的组成部分，无处不在、无时不在，深深影响人们的生活。因此，管理是人类生存、进步和发展的一种途径和手段。

　　一、管理的概念及特征

　　（一）管理的概念

目前，国内外管理界对于管理的含义公认的观点是：管理是一个过程，即管理者让

被管理者与自己共同去实现既定目标的活动过程。在管理过程中,管理者必须合理分配和利用组织资源(包括人力、物力、财力、时间、信息等),通过计划、组织、人员管理、指导与领导以及控制这五项职能,发挥、提高组织管理功效,使组织为实现既定目标而努力。

(二)管理的特征

1. 管理的二重性　管理具有自然属性和社会属性。管理的自然属性,即管理不因生产关系、社会文化的变化而变化,只与生产力水平相关的属性,自然属性是管理的共性。管理的社会属性,指管理在一定的生产关系条件下和一定的社会文化、政治、经济制度中必然要受到生产关系的制约和社会文化、政治、经济制度影响的属性,社会属性是管理的特殊性和个性。

2. 管理的科学性和艺术性　管理的科学性是指管理者在管理活动中须遵循管理的原理、原则,按照管理客观规律,采用行之有效的研究方法和研究步骤来分析问题、解决问题。管理的科学性体现了管理的客观规律性,反对经验论。管理的艺术性是管理者在实践中应充分发挥创造性,熟练地运用管理知识,并因地制宜地采用不同的管理方法和技能达到预期管理效果。管理的艺术性体现了管理的实践性,反对模式论。管理的科学性和艺术性是相辅相成的。

3. 管理的普遍性　管理的普遍性决定它所涉及的范围。管理广泛存在于人类的各种活动之中,涉及社会的每一个角落,它与人们的社会活动、家庭活动以及各种组织活动都是息息相关的。

4. 管理的共同性　管理的任务是用尽可能少的支出(包括人力、物力、财力、时间、信息等),去实现组织预定的目标。处于不同层次的管理人员的基本职能是相同的,不同的是执行这些职能时各有侧重。例如,上层主管(如医院护理部主任)比基层主管(如病房护士长)更侧重于计划职能,但他们共同的任务都是为集体创造一种环境,使在其中共同工作的人们可以通过努力去实现他们的目标。

二、管理的对象

管理的对象是指管理者所作用的对象,也是组织管理所拥有的资源,包括人、财、物、时间、信息和其他六个方面。其中,人是管理的主要对象。

1. 人　是组织管理中最重要的资源,包括被管理的对象,还包括预备劳动力的培养教育,以及整个人力资源的开发利用。人力资源的管理目标是以人为本,使人尽其才,才尽其用,用人所长,最大限度地提高人力资源的价值。

2. 财　包括经济和财务,是组织在一定时期内所掌握和支配的物质资料的价值表现。财力资源的管理目标是通过科学合理的使用,做到以财生财,财尽其力,通过资金的使用来保证管理计划的完成,用有限的财力资源为组织创造最大程度的社会效益和经济效益。

3. 物　包括有形资产和无形资产,主要指设备、材料、仪器、能源、物资等。物力资源的管理目标是通过对各种物力资源进行最优配置和最佳的组合利用,做到物尽其用,提高利用率。

4. 时间 是物质存在的一种客观形式,表现为工作速度、效率。时间资源的管理目标是充分利用时间,在尽可能短的时间内,做更多的事情,创造更多的财富。

5. 信息 是最新的知识、技术、研究成果等。信息资源的管理目标是通过广泛收集、精确加工和提取、快速准确传递和处理以及有效利用信息,从而提高管理的有效性。

6. 其他 管理的其他对象包括空间资源、社会信用等一切资源。

三、管理的原理及对应原则

管理原理是通过实践总结出来的对管理工作的本质及其基本规律的科学分析和概括。管理原则是根据对管理原理的认识和理解而引申出的管理活动中所必须遵循的行为规范和准则,是观察问题、处理问题的准绳。

现代管理的基本原理包括系统原理、人本原理、动态原理和效益原理等,每项原理又包含若干原则。

(一)系统原理及对应原则

1. 系统原理的观点 系统是指由两个或两个以上相互联系、相互作用的要素组成的,在一定的环境中具有特定功能的有机整体。世界上一切事物、现象和过程几乎都是有机整体,且又都自成系统、互为系统。系统原理是最基本、也是最重要的管理原理。

系统论认为,整体性、相关性、层次性、动态平衡性、目的性、环境适应性等是所有系统共同的基本特征。

(1)整体性:整体性是系统最基本的特征,系统中的每一个要素都有自己独特的结构和功能,但这些要素集合起来构成系统后,它又具有各孤立要素所不具备的整体功能,而不是各部分的机械组合或简单相加。因此,系统的功效大于各要素的功效之和,产生 $1+1>2$ 的效果,即"整体大于部分之和"。例如,医院作为一个整体系统,具有护理、医疗、后勤等组成部分,而医院系统的功效远不是护理、医疗等子系统的功效之和。

(2)相关性:组成系统的各要素之间存在着相互作用、相互联系。各要素之间、各要素与整体之间相互联系和影响,分析系统必须分析系统内部存在的各种联系。如医院作为一个系统,其护理子系统与医院的医疗、检验、后勤等其他的子系统之间有着密切的关系,存在着相互制约又相互依存的关系。

(3)层次性:对某一系统来说它既是由一些子系统组合而成,同时又要作为一个子系统去参与更大的系统的组成。此外,系统内部各组成要素的排列组合,也是按照一定层次进行的。例如,护理系统包括护理服务子系统、支持子系统、扩展子系统,而护理系统又是医院系统的一部分。

(4)动态平衡性:系统是不断运动、发展、变化的,以维持动态平衡,并通过反馈来控制动态平衡。任何系统都需要一个相对稳定的状态来保证系统功能的正常发挥和运转,同时又需要根据内外环境的变化进行必要的调整和变化。

（5）目的性：任何一个系统都有明确的总目标,子系统还有自己的分目标,同时为完成大系统的总目标而协调工作。系统活动最终趋向于有序和稳定。

（6）环境适应性：环境适应性强调系统与环境之间相互关系的协调发展。所有的开放系统,总是在一定的环境中存在和发展的。系统及其子系统,与环境之间不断地进行物质、能量、信息的交换。当环境发生变化时,系统及其子系统的结构和功能也会随之改变,以便适应环境,继续存在和发展下去。例如,随着当今社会人口老龄化以及疾病谱的变化,带来了许多相应的社区保健需求,出现了社区护理。

2. 系统原理对应的原则

（1）整分合原则：在管理中把统一领导与分级管理有机地结合起来,在整体规划下明确分工,在分工基础上进行有效的综合。整分合原则要求管理者要整体把握、科学分解、组织综合。例如护理质量的目标管理,护理质量是由不同层次的护理部门的工作质量体现的,各级护理部门必须明确各自的权利范围和责任,分工协作,最终护理质量的实现是通过各部门严密有效的合作完成的。

（2）反馈原则：控制系统把信息输送出去,又把其作用结果反作用于输入端,并对信息的再输出发生影响,起到影响系统性能,控制整个系统的作用,以达到预定的目的。只有有效地反馈信息,才能进行正确的管理控制。反馈原则要求管理者及时根据反馈结果调整管理策略与措施,使管理目标尽早实现。例如护理部下达任务后,同时要制定反馈方案,进行定期的检查,以验证效果,发现问题,及时纠正和改进,才能保证任务的顺利完成。

3. 系统原理在护理管理中的应用

（1）具有全局观念：在错综复杂的护理工作中,不能孤立地看问题,必须用系统分析的方法,拥有全局观念,这是充分发挥护理管理系统整体功能、实现整体效应的前提条件,也是衡量护理管理者能否做好管理工作的基本标准之一。例如,确定护理的工作目标时,要正确处理组织内部与外部、局部与全局、眼前与长远利益的关系。

（2）关注护理系统结构的状况：系统的结构在护理管理系统的整体性能发挥中起着重要的作用。护理管理工作必须根据所面临的不同环境、任务、内部条件,适时、适当地进行结构调整。例如,为响应"优质护理服务示范工程"的开展,护理人员的排班要进行适当的调整。

（3）处理好管理宽度和管理层次之间的关系：必须有合理、适度的管理层次和宽度,才能有效管理。例如,我国卫生部规定,县和县以上及300张床位以上的医院设护理部,实行护理部主任——科护士长——病房护士长三级管理。300张床位以下,实行总护士长、护士长二级管理。

【知识视窗】

护理系统

1. 护理工作运行子系统：即各护理单元，通过开展每日护理活动，为护理质量提供保证。

2. 支持子系统：即由供应室、护理信息系统等支持单位组成，是为临床护理工作提供各种有效的人、财、物的支持系统。

3. 扩展子系统：通过开展护理科研、教学、培训，引进和开展护理新业务、新技术，加强人力资源的培训，发展专业内涵，拓展护理新领域的系统。

（二）人本原理及对应原则

1. 人本原理的观点　人本原理就是以人为本的管理原理，在管理中把人看作最主要的管理对象和最重要的资源，一切管理活动以人为核心，以调动人的工作主动性、积极性、自主性和创造性为出发点，努力为被管理者的自我实现需求的满足创造各种机会，在实现组织目标的同时，最大限度实现组织成员的自我价值。

人本管理的思想包括：管理活动坚持以人为本，注重满足人的需要，强调尊重人，充分信任员工，依靠员工实现组织发展；分析和理解人的行为基础，做好人与工作岗位的最佳匹配；组织为人的需要而存在，组织要满足人的发展需要，提供条件与机会，达到人和组织的共同发展。

人本管理战略主要表现为全面开发人力资源的战略，即选人、用人、育人、评人、留人。主要任务包括：组织成员的识别，即人才的吸引和补充；人员的合理安排和有效使用；人员培训和职业生涯规划；优秀人才的保留和专门人才的储备。

【管理故事】

通用电气的全员决策

美国通用电气公司(GE)是一家集团公司，1981年杰克•韦尔奇接任总裁后实行了"全员决策"制度，使那些平时没有机会互相交流的职工、中层管理人员都能出席决策讨论会。"全员决策"制度的开展，消除了公司中官僚主义的弊端，减少了繁琐程序，使通用电气公司在经济不景气的情况下取得巨大发展。杰克•韦尔奇本人被誉为全美最优秀的企业家之一。

2. 人本原理对应的管理原则

（1）能级原则：能级原则的核心是人员的优势和特点与岗位要求的有机结合与匹配，做到能级对应。管理者在组织系统中建立一定的管理层次，设置各管理层次的职责和要求，然后按照组织成员的自身特点、能力和素质情况安排岗位，即把人的能量发挥在与管理活动相适应的岗位，做到人尽其才。例如，医院护理系统中从上至下有护理部主任、护理部副主任、科护士长、护士长、副护士长以及护士等不同的能级系列,不同的能级主体授予不同的权力,有着不同的职责。

(2)动力原则:人的行为是需要动力的,管理者从事管理活动时,必须正确认识和掌握组织成员的行为动机,运用有效的管理动力机制,激发组织成员的行为,使其向着组织整体目标努力。组织中人的行为动力主要有三种类型:物质动力、精神动力和信息动力。物质动力包括物质利益(物质待遇、奖惩)和经济效益,是人生存发展的基础,是组织行为的首要动力。精神动力主要指理想、抱负、事业心、精神奖励、晋升、职称、学位等,是实现人自身价值的源泉,能够激发人持久的耐力。在一定条件下,精神动力可以发挥极大的作用,成为决定性的动力。信息动力包括消息、情报、指令等,信息动力要求管理者有效地传播信息,从而增强护理人员的竞争意识,增强决策的能力,提高管理效能。从管理角度看,信息作为一种动力,有超越物质和精神的相对独立性,是组织在当今快速发展的时代提高竞争力的关键。

3. 人本原理在护理管理中的应用

(1)加强护理文化建设:通过组织文化的综合功能,提高护理人员对组织、专业等的认同程度,在遵循人本原理的基础上,充分发挥护理人员在护理工作中的主观能动性,提高部门工作效率。同时,让护理人员在良好的护理文化氛围中感受更多的人文关怀,激发其工作积极性。

【知识视窗】

"南风"法则

"南风"法则也称"温暖"法则,源于法国作家拉·封丹的一则寓言。北风和南风比威力,看谁能把行人身上的大衣脱掉。北风首先来一个冷风凛凛,顿时寒冷刺骨,结果行人为了抵御北风的侵袭,便把大衣裹得紧紧的。南风则徐徐吹动,顿时风和日丽,行人因觉得春暖上身,开始解开纽扣,继而脱掉大衣,南风获得了胜利。领导者在管理中运用"南风"法则,就是要尊重和关心下属,以人为本,多点"人情味",尽力解决下属日常生活和工作中的实际困难,使下属真正感受到领导者给予的关心,从而激发工作的积极性。

(2)能级原则的应用:准确、全面掌握下属的能力结构和特长;对各种工作岗位进行科学的职位分析;员工能力与岗位相匹配及能力与岗位的动态变化调整;不同的岗位层要承担不同的责任并赋予相应的权力和利益。

【管理故事】

索尼的内部跳槽

索尼董事长盛田昭夫多年来一直保持着与员工一起就餐的习惯,以培养与员工的良好关系。有一天晚上,他按照惯例走进员工餐厅与员工一起就餐、聊天。他忽然发现一位年轻员工闷头吃饭,谁也不理,看上去郁郁寡欢,满腹心事。于是,盛田昭夫就主动坐到这名员工对面,与他攀谈。几杯酒下肚之后,这名员工终于开口了:"我毕业于东京大学,原先有一份待遇十分优厚的工作。进入索尼之前,对索尼公司崇拜得发狂。当时,我认为能进入索尼,是我一生的最佳选择。但是,现在才发现,我不是在为索尼工作,而是为科长干活,而这位科长却是个无能之辈,更可悲的是,我所有的行动与建议都得科长批准。我自己的一些发明与改进,科长不仅不支持,还挖苦我癞蛤蟆想吃天鹅肉,有野心。我十分泄气,心灰意冷。我居然要放弃了那份优厚的工作来到这种地方!"这番话令盛田昭夫十分震惊,他意识到类似的问题在公司内部员工中恐怕不少,管理者应该关心他们的苦恼,了解他们的处境,不能堵塞他们的上进之路,于是开始积极改革人事管理制度。之后,索尼公司开始每周出版一次内部小报,刊登公司各部门的"求人广告",员工可以自由而秘密地前去应聘,他们的上司无权阻拦。在索尼公司实行内部招聘制度以后,有能力的人才大多能找到自己较中意的岗位,而且人力资源部门可以从中发现那些"流出"人才的上司所存在的问题。

(3)动力原则的应用:分析不同护理人员的行为基础和工作动机,了解下属的个人和职业发展需求,掌握三种不同的行为动力对护理人员产生的不同作用,建立有效的护理人员激励机制。在日常管理工作中有针对性地采用不同类型的动力,有效调动人员的工作积极性,使护理人员的行为方向与组织目标保持一致,达到人力资源利用的最大化。

(三)动态原理及对应原则

1. 动态原理的观点　组织和管理处于动态变化的社会大系统中,因此管理主体、管理对象、管理手段和方法、组织的目标以至管理的目标也是处于动态变化之中。为了维持组织的稳定和发展,组织管理应该做到:随机制宜、原则性与灵活性相结合、有预见和留有余地。动态原理要求管理者应不断更新观念,避免僵化的、一成不变的思想和方法,不能主观臆断。

【管理故事】

不动的炮兵

一位年轻的炮兵军官上任后,到下属部队视察士兵操练情况,结果发现在操练中,总有一个士兵自始至终站在大炮的炮筒下,纹丝不动。经过了解发现,原来操练条例就是这样规定的。条例因循的是用马拉大炮时代的规则,当时站在炮筒下的士兵的任务是拉住马的缰绳,防止大炮发射后因后坐力产生的距离偏差,减少再次瞄准的时间。现在大炮不再需要马拉,自然也不再需要这一角色了。但是由于条例没有及时调整,从而出现了不拉马的士兵。这位军官的发现使他受到了国防部的表彰。

2. 动态原理对应的管理原则

（1）弹性原则：管理弹性指现代组织系统能够对外界变化做出能动反应，并最终有效实现组织目标。这就要求管理者在进行决策和处理管理问题时要尽可能考虑多种因素，留有余地，以应对随时可能出现的变化或突发事件，并做到及时的调节和控制，避免出现被动管理的局面。同时，在组织机构的设计上，在管理层次和管理部门的划分上也应富有弹性，使组织机构能适应环境的变化。

（2）随机制宜原则：任何管理思想、管理理论和方法只适用于特定的管理活动，不可能是解决一切问题的灵丹妙药。这就要求管理者应从具体实际情况出发，随机应变，根据组织的内、外部条件的变化情况作相应的调整，即管理无定式，因时、因地、因人、因事不同而采取最适宜、最有效的处理方法。

3. 动态原理在护理管理中的应用

（1）护理管理工作的特性：护理管理工作具有复杂性、不确定性、突发性、风险性的特点。护理管理中要有预见性，避免由于其他因素变化给管理带来的被动局面。

（2）主要措施：具备动态管理观念，用动态原理指导实践，增强组织部门的适应能力。管理者在制定工作计划、配置人力资源、执行改革创新、做管理决策时都应遵循弹性和随机的原则，保持组织的稳定和发展活力。例如，护士所服务的患者以及患者的病情都会不同，是动态的、发展的，管理者应当根据实际动态情况对护理人员数量和分工及时做出相应调整。否则，队伍中就会出现"不拉马的士兵"。如果队伍中有人滥竽充数，很可能会导致其他人员的心理不平衡，最终导致护理质量整体下降。随着新的护理管理模式的发展及新的政策制度、管理方法的出现，以及护理服务对象和范围的改变，对护理工作不断提出新的要求，护理管理者必须把握上述变化，收集信息，及时反馈，对管理目标及管理方式进行调整，因地制宜，保持充分弹性，有效地进行动态管理，以适应环境变化对护理的要求。

（四）效益原理及对应原则

1. 效益原理的观点　管理的根本目的在于创造出更好的效益。效益原理指在管理中要讲求社会效益和经济效益，在实现组织目标的同时，争取资源成本（资金、人员、仪器设备等）最小化，或者以最小的消耗和代价，获取最佳的社会效益和经济效益。护理管理中各项任务的完成都要以更有效提供高质量的服务为最终目的，即以社会效益为最高准则，同时也要讲求经济效益。效益原理要求管理者不能做一个只讲动机不讲效果的"原则领导者"，或忙忙碌碌的"事务工作者"。

2. 效益原理对应的管理原则　价值原则与效益原理相对应，指在管理过程中要以提高效益为中心，科学地、有效地、合理地使用财力资源、物力资源、人力资源、时间资源和信息资源，以创造最大的经济价值和社会价值，即以最少的耗费达到最高的效用。追求的方式不同，所创造的价值也不同，一般表现为下列情况：耗费不变而效益增加；耗费减少而效益不变；效益的增加大于耗费的增加；耗费大大减少而效益大大增加。

3. 效益原理在护理管理中的应用

（1）区别效益和效率概念：效益＝正确的目标×效率，提高护理管理效益不仅要有高的工作效率，而且必须有正确的工作目标，效益体现了效果与效率的统一。例如，某医院管理理念是"向服务要市场，向人才要动力，向管理要效益"，这充分体现了现代管理的基本原理和原则。

（2）加强护理活动的科学管理：管理者要根据具体的内外部环境变化情况，把护理工作中的各种要素、关系以最佳的方式组合起来，使其协调有序地朝着预期目标发展。

（3）遵循效益管理原则：从管理者、管理对象、环境三个主要方面分析影响组织效益的因素，采取相应措施提高组织效益。如人员培训和整体素质提高、岗位职责的落实、规章制度的有效执行、工作行为的规范、资源节约等。

第二节　护理管理的概念与任务

【导读案例】

　　某医院护理部积极开展"优质护理服务示范工程"活动，以是否满足患者需要、是否为患者提供优质服务为标准，重新修订各班护士工作流程，制定并落实各级各类护士的岗位职责和工作标准。同时制定各护理单元护理人力的配置原则与标准，根据各科室护理岗位职责、工作量和专业技术要求等要素实施弹性的护士人力调配，确保满足实施等级护理的质量与患者安全的需要。通过临床护理工作模式及排班方式的改革，提升护士的责任感和参与病房管理的意识。

思考：

1. 谈谈你对护理管理的认识。

2. 案例中涉及护理管理中哪些工作任务？

　　护理管理学作为护理学的重要组成部分，是管理科学在护理工作中的具体应用，和管理学之间的关系是特殊性与普遍性的关系。护理管理作为医院管理的重要组成部分，其管理水平将影响到医疗护理质量。只有科学有效的护理管理，才能不断加快护理学科的发展进程。

一、护理管理的概念

　　世界卫生组织（WHO）对护理管理的定义为：护理管理是为了提高人们的健康水平，系统地利用护士的潜在能力和有关的其他人员或设备、环境，以及社会活动的过程。该定义强调了护理管理以提高人民的健康水平为最高目标；护理管理是一个系统过程，管理的对象处于一个系统之中；护理管理的要素是以护士为主的有关人力资源、物资设备资源、环境和社会资源。

目前,我们对护理管理的定义为:护理管理者运用管理学的原理和方法,通过计划、组织、人员配备、领导和控制,管理协调人及其他资源,提高护理质量的工作过程。简言之,护理管理是以提高护理服务质量和工作效率为主要目的的工作过程。

二、护理管理的任务

1. 护理业务管理　护理业务管理即为保持和提高护理工作效率和质量而进行的业务技术管理活动,包括护理规章制度、技术规范的制订和实施;质量标准的制订、执行和控制;新技术、新业务的开展和推广等。

2. 护理教育管理　护理教育管理即为提高各级各类护理人员的素质及业务水平而采取的培训活动管理,包括基础护理学教育、毕业后护理学教育和继续护理学教育等的管理。

3. 护理科研管理　护理科研管理是推动护理事业发展的重要手段,包括护理学基础理论的研究、基础护理与专科护理理论及技术的研究、护理教育研究等领域的管理。

4. 护理行政管理　护理行政管理指护理的组织机构为达到既定目标,制定完备周密的工作计划和方案,配合适当的人、财、物所建立的合理化组织,用有效的领导方式、积极的激励方法推动工作,包括护理组织、制度、物资、经济等的管理。

5. 社区护理管理　社区护理是我国护理事业的新兴领域,使护理服务从医院走向社会、走向家庭,变封闭式服务为开放式社会化服务。社区护理管理包括制度、人员、设备、药品、物品、信息等的管理。

第三节　护理管理的历史、现状与展望

护理管理活动与护理专业发展的历史一样悠久,但早期的护理管理既不规范,也不系统,更不科学。科学的护理管理是从弗洛伦斯·南丁格尔(Florence Nightingale)创建科学的护理专业开始,以后各国护理管理者相继学习南丁格尔的管理模式。南丁格尔时代(1860—1890)以后,进入了现代护理管理阶段,各国护理管理者继承了南丁格尔的护理管理模式,并将其模式与管理的理论、原理及原则、技巧结合,强调护理管理中人性的管理,指出了护理管理的核心是护理质量管理。护理管理逐渐由经验管理走上科学的、系统的、规范的管理。护理管理者为了能够科学管理,就必须熟悉管理理论的形成与发展过程及其在护理管理中的应用。

一、管理理论的形成与发展

自从有了人和人类组织活动后,就有了管理活动。世界上管理活动的形成和发展大体经历了管理实践、管理思想和管理理论的漫长过程。西方管理理论的发展主要经历了古典管理理论阶段(19 世纪末至 20 世纪 30 年代)、行为科学管理理论阶段(20 世纪 40 年代至 20 世纪 60 年代)、现代管理阶段(20 世纪 60 年代至 20 世纪 80 年代)。

（一）古典管理理论阶段

1. 泰勒的科学管理理论　费雷德里克·泰勒(Frederick W Taylor,1856—1915)是美国著名发明家和古典管理学家,被尊称为"科学管理之父"。他着重研究如何提高单个工人的劳动生产率,用秒表进行了一系列的探索和研究,其中最著名的实验是:搬运生铁实验、铁锹实验、金属切割实验。通过这三个实验主要解决两个问题:如何提高工人的劳动生产率和如何提高组织的管理效率。1911 年他出版了《科学管理原理》一书,标志着科学管理理论的形成。科学管理理论的主要内容有:

（1）实现工具标准化和操作标准化:工人使用标准化的工具、材料和机器,掌握标准化的操作方法,在标准化的作业环境下进行最有效的生产。

（2）推行定额管理:科学管理的中心问题是提高效率。确定合理的日工作量,旨在提高劳动效率。

（3）能力与工作相适应:必须为工作挑选"第一流工人"。一方面是工人的能力最适合做这些工作;另一方面是该工人有意愿做这些工作,并根据岗位培训员工。

（4）实行差别计件工资制:即实行激励性的工资制度。它包括三个部分:① 工资标准;② 差别工资制;③ 及时发放酬金。通过以上三部分能调动工人劳动生产的积极性,克服工作中"磨洋工"的现象。

（5）将计划职能和执行职能分开:泰勒认为劳动生产率的高低除了要受工人的劳动态度、工作定额、作业方法和工资制度等因素的影响外,还要受管理人员的组织、指挥的影响。因此他认为计划职能和执行职能必须分开。

（6）实行职能工长制:泰勒主张设立 8 名工长,还将管理工作细分,使每一位工长只承担一项管理职能,每个工人需接受多头领导。

（7）强调例外原则:高层管理人员应当把例行的一般性日常事务交给下级管理人员处理,只负责例外事项的决定和监督。

2. 法约尔的管理过程理论　法国的亨利·法约尔(Henri Fayol,1841—1925)是管理过程学派的鼻祖,被称为管理过程之父或现代经营管理之父。他着重研究如何通过管理职能和高层管理工作来提高劳动生产率。他在 1912 年出版了《工业管理与一般管理》一书。管理过程理论的主要内容有:

（1）管理职能:任何企业都有六种不同的基本活动:① 管理活动——计划、组织、指挥、协调及控制;② 技术活动——生产、制造、加工;③ 商品活动——采购、销售、交换;④ 财务活动——资金的取得与控制;⑤ 安全活动——设备维护和职工安全等活动;⑥ 会计活动——盘点、资产负债表、会计、成本及统计。

（2）14 条一般管理原则:① 分工;② 权力与职责相适应;③ 纪律严明;④ 统一命令;⑤ 统一指挥;⑥ 个人利益服从整体利益;⑦ 报酬公平;⑧ 权力集中;⑨ 等级链明确;⑩ 秩序;⑪ 公正原则;⑫ 人员的稳定;⑬ 鼓励首创精神;⑭ 团队精神。

（3）法约尔对管理者提出的六大要求:① 身体:健康、体力旺盛、思维和动作敏捷;② 智力:理解和学习的能力、判断力、精力充沛、头脑灵活;③ 道德:坚强、有毅力、勇于负责、有首创精神、忠心耿耿、自知之明、自尊；④ 文化知识：具有超出本职范围的社会文化、历史、风俗、心理等各方面的知识；⑤ 专业知识：具有技术、商业、财务、管理方面的专业知识；⑥ 经验：从业务实践中获得的知识。

3. 韦伯的行政组织理论 德国的马克斯·韦伯（Max Weber，1864—1920）被称为"组织理论之父"。他从行政的角度对管理的组织结构体系进行探讨，他的代表著作《社会组织与经济组织理论》提出了"理想的行政组织体系"，目的是解决管理组织结构优化问题。行政组织理论的主要内容有：

（1）权力、等级、行政制度：韦伯认为，任何组织都必须以某种形式的权力作为基础，没有这种权力，任何组织都不能达到自己的目标。他认为人类社会存在三种为社会所接受的合法权力：传统权力、超凡权力、法定权力。因此行政组织体系又被称为官僚政治或官僚主义。韦伯认为理想行政组织结构可分为三层：最高领导层、行政官员、一般工作人员。他认为理想的行政组织体系是提高劳动效率最有效的形式，并且在精确性、稳定性、纪律性和可靠性方面优于其他组织形式。

（2）理想的行政组织体系：理想的行政组织体系具有的特征：① 组织中的成员有明确的职位和职责范畴；② 自上而下的权力等级链；③ 组织成员之间的关系是对事不对人；④ 人员的任用通过正式的考核和培训实现，员工有固定的薪金和明文规定的晋升制度；⑤ 严格的制度和纪律，有明文规定的升迁和严格的考核制度；⑥ 除了特殊的职位是通过选举产生外，绝大多数职位成员实行委任制。

（二）行为科学管理理论阶段

行为科学产生于 20 世纪 20 年代，正式形成一门学科是在 20 世纪 40 年代末到 50 年代初。行为科学管理的发展分为：前期人际关系学说和后期行为科学。

1. 梅奥的人际关系学说 最早提出以人为本的乔治·埃尔顿·梅奥（George Elton Mago，1880—1949）是美国管理学家，被称为行为科学之父，原籍澳大利亚，他主持了历时 8 年（1924—1932）的霍桑实验。霍桑实验目的是要找出工作条件对生产效率的影响，以寻求提高劳动生产率的途径。霍桑实验可分为两个大阶段：第一大阶段是研究工作环境对劳动生产率的影响（车间照明实验——"照明实验"，是研究车间照明变化对生产效率影响的实验）；第二大阶段是社会心理角度的研究（继电器装配实验——"福利实验"、大规模的访谈实验——"访谈实验"或"采访计划"、接线板工作室实验——"群体实验"）。霍桑实验的结果于 1933 年由梅奥正式总结并发表了《工业文明中的人的问题》，这标志着人际关系学说的建立。人际关系学说的主要内容有：

（1）人是"社会的人"，而不是"经济的人"。每个人都有自己的个性，个性会影响个人对上级命令的反应和工作的表现。因此，应当把员工当做不同的个体来看待，当做社会人来对待，而不应将其视做无差别的机器或机器的一部分。另外，不能单纯从技术和物质条件管理，还必须从社会心理方面考虑合理的组织与管理。

（2）组织中除了正式组织以外，还存在着非正式组织。非正式组织对组织目标的实现起促进或阻碍的作用。

（3）劳动生产效率主要取决于员工的态度和人际关系。

（4）管理者在管理过程中应善于倾听和沟通,尽量满足下级的需求,以提高劳动生产效率。

【管理故事】

如鱼得水(得人者昌,失人者亡)

东汉末年,刘备被曹操追杀,失魂落魄。因刘备"仁德布于天下",名声较好,徐庶受其感召,主动来辅佐刘备,刘备"拜"徐庶为军师,凡事请教,言听计从,使刘备连打几次胜仗。曹操知道后,囚禁了徐庶的母亲,程昱设计模仿徐庶之母的笔迹,希望徐庶赶快来曹营,否则自己恐怕活不了了。徐庶只得前往曹营,当时是严寒的冬天,刘备送徐庶至门外,此时刘备泪如雨下,最后徐庶向刘备推荐了诸葛亮。后徐庶虽在曹营但如同行尸,终身不设一谋。在三分天下最关键的一役"赤壁之战"中,整个曹营唯独徐庶看破了孙刘联军的苦肉计、诈降计、连环计,但徐庶感念刘备的知遇之恩,并未点破,而是借口先溜了,致曹操几十万大军全军覆没。

2. 麦格雷戈的人性管理理论　道格拉斯·麦格雷戈(Douglas M·McGregor,1906—1964)是美国著名的行为科学家,在 1964 年《企业与人》中阐述了 X－Y 理论。其主要内容有:

（1）X 理论:麦格雷戈将传统管理观点总结为"X 理论",认为人性是消极的。其主要内容为:① 人天生好逸恶劳,往往不愿意工作,尽可能逃避工作;② 多数人不求上进,缺乏雄心,往往不愿意负责,而宁愿听命于人;③ 人们大多为了满足基本生理需要而选择经济上获得最大的工作;④ 人以自我为中心,漠视组织的需要;⑤ 人易于受骗,易于被煽动者挑拨是非;⑥ 只有少数人具有解决问题所需要的想象力和创造力。根据上述假设,管理者应该严格指挥、管理下属,并用报酬来刺激生产。

（2）Y 理论:麦格雷戈对"X 理论"予以否定,提出了与之对立的"Y 理论",认为人性是积极的。其主要内容为:① 人并非天生厌恶工作,工作是生活中的一部分,是一种满足;② 多数人愿意实行自我管理和自我控制;③ 多数人个人目标与组织目标可以统一,有自我实现要求的人往往以达到组织目标为个人报酬;④ 在相当多的情况下,人们不仅会接受责任,而且还会谋求责任;⑤ 多数人具有解决问题的想象力、聪明才智及创造力;⑥ 现代社会中,人们的潜力没有得到充分的发挥。根据上述假设,管理者应该充分发挥下属的自主权和参与意识。

3. 马斯洛的人类需要层次理论　人类需要层次理论的创始人亚伯拉罕·马斯洛(Abraham Harold Maslow,1908—1970)是美国社会心理学家。他在 1943 年发表的《人类动机的理论》中提出了人类需要层次理论。这种理论的根据有三个基本假设:① 人要生存,他的需要能够影响他的行为,只有未满足的需要能够影响行为,满足了的需要不能充当激励工具;② 人的需要按重要性和层次性排成一定的次序,从基本的到复杂的;③ 当人的某一低层次需要得到满足后,才会追求高一层次的需要,如此逐

级上升,成为继续努力的内在动力。人类需要层次理论的主要内容有:

（1）基本内容:人类需要由低至高分为:生理需要、安全需要、爱与归属需要、尊重需要、自我实现需要。

（2）特征:① 人类需要层次理论有两个基本出发点:一是人人都有需要,某些需要获得满足后,另一层需要才出现;二是在多种需要未获得满足前,首先满足迫切需要;该需要满足后,后面的需要才显示出其激励作用;② 五种需要从低到高,按层次逐级递升,但次序不是完全固定的,可以变化,但也有例外情况;③ 一般来说,某一层次的需要相对满足后,就会向高一层次发展,追求更高一层次的需要就成为驱使行为的动力;④ 五种需要可以分为两级,其中生理需要、安全需要、爱与归属需要都属于低级需要,这些需要通过外部条件就可以满足;而尊重需要和自我实现的需要属于高级需要,只有通过内部因素才能满足,并且一个人的高级需要是无止境的;⑤ 同一时期一个人可能有多种需要,但总有一种需要占支配地位,对行为起决定作用。各层次的需要相互依赖和重叠,高层次的需要发展后,低层次的需要仍然存在,只是对行为影响的程度大大减小。

4. 卢因的群体力学理论　库尔特·卢因(Kurt Lewin,1890—1947)是德国著名的社会心理学家,美籍德国犹太人,1944 年首先提出"群体力学"。这个术语是指小团体中人与人相互接触、影响而形成的社会效应,即组织中的非正式组织以及人与人之间的关系。群体力学理论的主要内容有:

（1）群体是一种非正式组织,同正式组织一样,有活动、相互影响和情绪三个要素。

（2）群体除了有正式组织的目标外,还必须有自己的目标和规范维护团体的存在,使团体持续地发挥作用。

（3）群体的规模一般较小,以利于内部沟通和情感交流。

（4）群体的领袖是自然形成的,其领导方式有三种:专制领导方式、民主领导方式、自由放任领导方式。

（5）群体由群体领袖、正式成员、非正式成员和孤立者构成。群体结构是年龄、能力、知识、专业、性格以及观点、信念的有机结合。

（6）群体相互依赖水平高,感情和意见交流比较好,内部凝聚力、满意度、激励均高于正式组织。

（7）群体中的行为是相互作用、相互影响的力的结合,包括团结、消除紧张、同意、征求意见、提出建议、确定方向、制造紧张、不同意、对立等。

（三）现代管理阶段

1. 权变管理理论学派　权变管理理论学派是 20 世纪 60 年代末 70 年代初在美国经验主义学派基础上进一步发展起来的管理理论。该学派认为,在组织管理中要根据组织所处的内外环境条件的发展变化随机应变,没有一成不变、普遍适用、最好的管理理论和方法。"权变"即权宜应变。权变管理理论的核心内容是环境变量与管理变量之间的函数关系,即权变关系。权变管理是依托环境因素和管理思想及管理技术因素之间的函数关系来确定的一种最有效的管理方式。伯恩斯和斯托克是最早运用权变思想来研究管理问题的人。该学派的主要代表人物是美国的弗雷德·卢桑斯、弗雷德·E.菲德勒和权变学说的创始者——英国的女管理学家琼·伍德沃德。

【管理故事】

班超治西域
——因地制宜，因材施教

东汉时期，班超治理西域三十年，西域一直非常稳定。但皇帝体恤班超年迈，遂下令戊己校尉任尚到西域代替班超。任尚初到之时很谦虚地向班超讨教："您在西域三十年有余，而我对西域知之甚少，如今要接替大人的职位，可谓责任重大，所以还请大人不吝赐教。"班超说："西域是塞外边境，这里官吏也罢，士卒也罢，都是因犯罪而被流放到这里戍守的。他们生性好斗，难以驯服，极易发生变故。因此，有些小过失就不必深究，只要把握大体原则就行了，您向来比较严厉，但是，要切记'水至清则无鱼'，不可过于苛刻。"班超走后，任尚私下对人说："我还以为班超有什么妙法呢，原来尽是些平常的话。"结果，任尚留守数年后，西域真的反叛了。

2. 系统管理学派　美国的理查德·约翰逊、弗里蒙特·卡斯特和詹姆斯·罗森茨韦克三人于 1963 年共同撰写了《系统理论与管理》一书，比较全面地阐述了管理的系统理论。1970 年卡斯特和罗森茨韦克合作出版了《组织与管理——系统方法与权变方法》一书，进一步充实了这一理论。该理论的主要观点为：① 任何组织均是一个开放系统，并且不断地从外部向组织内投入材料、人力、资金、信息和技术，经过交换，并向外部环境输送产出，以保持组织与外部环境的动态平衡；② 要求管理者不仅要分析组织的内部环境因素，解决组织内部因素的相互关系的问题，还必须了解组织的外部环境因素，注意解决组织内部与外部环境相互关系的问题。

3. 社会技术系统学派　社会技术系统学派是由英国的特里斯特及其同事创立的。他们认为要解决管理问题，只分析社会协作系统是不够的，还必须分析研究技术系统对社会的影响，以及对每个人的心理影响。他们认为管理的绩效，以至组织的绩效，不仅取决于人们的行为态度及其相互影响，还取决于人们工作所处的技术环境。管理人员的主要任务之一就是确保社会协作系统与技术系统的相互协调。

4. 决策理论学派　决策理论学派的主要代表人物是曾获得 1978 年诺贝尔经济学奖的美国人赫伯特·西蒙。该学派认为决策贯穿管理的全过程，决策是管理的核心，管理者最重要的职能是决策。在决策标准上，用"令人满意"的准则代替"最优化"准则。

5. 经验管理学派　经验管理学派的主要代表人物是彼得·德鲁克和欧内斯特·戴尔。德鲁克被尊为"大师中的大师"、"现代管理之父"。该学派强调管理应从实践出发，成功管理者的经验和一些成功大企业的经验是值得借鉴的。

6. 科学管理学派　科学管理学派又称计量管理学派、数量学派,代表人物是美国的埃尔伍德·斯潘塞·伯法。该学派认为要解决复杂系统中的管理问题,可以用电子计算机作为工具,寻求最佳方案,以达到组织目标。管理科学就是管理中的一种数量分析方法,通过管理科学减少决策中的风险,提高决策的质量,保证组织资源发挥最大效益。

这一时期的其他管理学派有社会协作系统学派、行为科学学派、经营管理学派、管理过程学派等。

(四) 现代管理理论的新思潮

1. 学习创新型管理理论　学习创新型管理理论是学习型组织理论和管理创新理论的综合。学习型组织是美国人彼得·圣吉在《第五项修炼》一书中提出的,其含义为面临剧烈变化的外在环境,组织应力求精简、扁平化、终生学习、不断自我组织再造,以维持竞争力。被誉为"现代企业管理学之父"的彼得·德鲁克于 1912 年首次提出"创新"概念。20 世纪中期,由于科学技术的迅速发展和知识、信息爆炸式的发展,学会学习、善于学习和创新成为人们生存和发展的必备本领。学习创新型管理的核心就是管理者在管理过程中要强化学习意识和创新意识。

2. 竞争合作管理　竞争合作管理是 20 世纪 90 年代以来产生的一种新的企业管理理论,该理论的代表人物是耶鲁大学管理学教授拜瑞·内勒巴夫和哈佛大学企业管理学教授亚当·布兰登勃格,他们的代表作是 1996 年合著出版的《合作竞争》。他们认为,企业经营活动是一种特殊的博弈,是一种可以实现双赢的非零和博弈。在企业环境下,要以博弈思想分析各种商业互动关系,与商业博弈活动所有参与者建立起公平合理的合作竞争关系。后来的麦肯锡高级咨询专家乔尔·布利克和戴维·厄恩斯特,也认为未来的企业将以合作而非单纯的竞争为依据,企业会把合作竞争视为企业长期发展的战略之一。尼尔·瑞克曼对大量实例进行研究后提出了竞争成功的三大要素是贡献、亲密和远景。"双赢"或"多赢"是竞争合作的目标。

3. 团队管理理论　团队管理是指在一个组织中,依照成员工作性质、能力组成各种小组,参与组织各项决定和解决问题等事务,以提高组织生产力和达到组织目标。其基础在于团队,团队成员数量一般在 2 人至 25 人之间,理想上少于 10 人较佳。美国著名的管理学教授、组织行为学权威斯蒂芬·P.罗宾斯认为:团队就是由两个或两个以上的相互作用、相互依赖的个体,为了特定目标而按照一定规则结合在一起的组织。团队是由员工和管理层组成的一个共同体,它合理利用每一个成员的知识和技能协同工作,解决问题,达到共同的目标。团队的构成要素总结为 5P,分别为目标(Purpose)、人(People)、定位(Place)、权限(Power)、计划(Plan)。团队和群体有着一些根本性的区别,群体可以向团队过渡。一般根据团队存在的目的和拥有自主权的大小将团队分为三种类型:问题解决型团队、自我管理型团队、多功能型团队。《团队智慧》的作者美国人乔恩·R.卡曾巴赫和斯蒂芬·P.罗宾斯认为,团队有效运转必须具备四个相互关联的条件:一是团队内必须充满活力;二是团队内必须要有一套为达到目标而设置的控制系统;三是团队必须拥有完成任务所需要的专业知识;四是团队必须要有一定的影响力。他们强调团队具有五个基本要素：① 成员人数不多，一般是 2～25 人，多数团队的人数不到 10 人；② 互补的技能；③ 共同的目的和业绩目标；④ 共同的工作方法；⑤ 相互承担责任。

4. 持续质量管理理论　该理论是由以美国人 W. 爱德华兹·戴明为代表的一些质量管理专家提出，它是全面质量管理的重要组成部分，其本质是持续地、渐进地变革。1954 年戴明根据信息反馈原理提出 PDCA 循环管理，该循环管理是全面质量管理保证体系运转的基本方式。

二、护理管理的历史

护理管理的产生和发展同护理专业的产生和发展一样悠久。早期的护理管理不规范、不系统，更不科学。真正的科学护理管理是从南丁格尔时代开始的。她创立了一整套护理制度，首先提出护理要采用系统化的管理方式，强调在设立医院时必须确定相应的政策，使护理人员担负起护理服务对象的责任，并要适当授权，以充分发挥每位护理人员的潜能。要求护理人员必须受过专门的培训，在护理组织的设立上，要求每个医院必须设立护理部，并由护理部主任来管理护理工作。提出了医院设备和环境方面的管理要求，提高了护理工作效率及护理质量。她认为护理管理应由护理人员来担任，于是护理人员担负起护理患者、管理病房的护理行政责任与业务。她建立了医院环境管理方面的要求，强调护理人员经过专门培训后才能上岗，护理管理者也必须接受一定的管理训练。南丁格尔时代后，各国相继学习南丁格尔护理管理模式，并将管理学的先进理论、方法及原理、技巧应用于护理管理中，强调了护理管理中的人性管理，并指出护理管理的核心是质量管理。同时护理管理要求更加具体和严格，使护理管理由经验管理走上了科学管理。

三、我国护理管理的现状

(一) 健全的护理管理组织体系

我国医院内护理组织系统多次变更。20 世纪 50 年代初，医院护理工作为科主任负责制，没有设立护理部。20 世纪 50 年代末、60 年代初建立护理部，是负责全院护士的管理机构。1979 年 6 月 12 日卫生部发布《关于加强护理工作的意见》后，整顿了医院护理工作秩序，开始逐步完善护理管理组织。1986 年在全国首届护理工作会议上，卫生部提出《关于加强护理工作领导，理顺管理体制的意见》，各地医院健全了护理管理指挥系统，贯彻实施"护理部垂直领导体制"的规定，从组织上健全了护理管理机构，医院相对独立的护理管理体制逐步完善。1989 年我国医院实行分级管理制度，根据我国医院的功能和相应规模、服务地域和隶属关系、技术力量、管理水平和服务质量等综合水平，将医院分为三级十等。300 张病床以上的医院设护理部，实行护理部主任、科护士长、病区护士长三级负责制；300 张病床以下的医院，实行科（总）护士长、病室（区）护士长二级负责制；100 张病床以上或 3 个护理单元以上的大科，以及任务繁重的手术室、急诊科、门诊部设科护士长一名，在护理部主任领导和科主任业务指导下，全面负责本科的护理管理工作,有权在本科范围内调配护理人员。

(二)符合国情的护理模式

从 20 世纪 80 年代由美籍华人袁剑云引进的责任制护理,到 20 世纪 90 年代的系统化整体护理,均是我国从传统的功能制护理模式向与国际护理模式接轨的改革。但由于我国护理人员严重缺编,国外的责任制护理和系统化整体护理模式均不适合我国国情,于是护理管理人员在管理过程中积极探索符合我国国情的护理管理模式,终于找到比较符合我国国情的护理管理模式——"综合护理模式—按职上岗—新护士岗前培训—继续教育实行学分制"。目前正在摸索更好的护理模式——临床路径工作模式。

(三)科学的护理管理

我国护理管理的科学化体现在护理管理行为和服务行为的规范化、制度化和法制化;建立护理质量标准和标准体系;注重护士专业化培训和护理管理人员的培训;广泛运用计算机管理;建立和完善护理质量保障体系和护理支持系统。

(四)法制化的护理管理

1950 年各级医院开始实行科主任负责制,取消了护理部,使护理质量下降,1960年又恢复护理部对医院护理工作的管理。但"文革"期间又再次取消了护理部,取消医护分工,提倡"医—护—一条龙"等,使护理质量下降,护理管理水平下降。1979 年卫生部又开始加强对护理工作的管理,1986 年卫生部召开了全国首届护理工作会议,会后公布了《关于加强护理工作领导,理顺管理体制的意见》,其中对各级医院护理部的设置作了具体而明确的规定。各级医院健全和完善了护理管理体制,由护理部负责护士的培训、调动、任免、考核、晋升及奖励等,提高了护理人员的素质,保障了护理质量。

1979 年卫生部在《卫生技术人员职称及晋升条例(试行)》中规定护士的主要专业技术职称为初级(护士、护师)、中级(主管护师)、高级(副主任护师和主任护师),使我国具有了完善的护士职称晋升制度。

1993 年 3 月卫生部公布了《中华人民共和国护士管理办法》,该办法的实施使我国有了完善的护士注册和考试制度。1995 年 6 月 25 日全国开始了首次护士执业资格考试,考试合格者发给执业证书方可注册,使我国护理管理逐步走上标准化、法制化的管理轨道。

1997 年卫生部颁布《继续护理学教育试行办法》,继续教育委员会护理学组成立,标志着我国的护理学继续教育正式纳入国家规范化的管理。

1998 年卫生部颁布《临床护士规范化培训试行办法》,2008 年 5 月 12 日《护士条例》实施,这些均标志着我国护理管理的法制化。

四、我国护理管理的展望

(一)管理思想现代化

我国护理管理从原来的计划经济向社会主义市场经济转变的过程中,护理管理者学习先进企业的管理经验和方法,护理管理思想日趋现代化,主要体现在:① 战略观念:一是目前医疗卫生系统的观念,二是未来医疗卫生发展的战略观念。② 创业观念:管理者首先要了解社会市场的需求,其次是赢得市场。护理管理要适应社会的发展变化,必须由原来的守业到创业观念的转变。③ 竞争观念:质量是核心,信誉是基础,从而形成了从重视硬件、定性或定量管理向重视软件、信息等全面质量管理转变。④ 效益观念:医院为了获得良好的社会效益和经济效益,就必须对外赢得社会市场,对内降低成本,通过科学管理来提高服务水平。

(二)管理体制合理化

我国的护理管理体制由原来的责、权、利不清,到现在的职、责、权、利四位一体的统一,调动了护理管理者的积极性,提高了护理管理效率。

(三)管理方法科学化

护理管理者除了综合运用行政、经济、法律、思想教育、社会心理、数学、计算机管理等手段外,还要借鉴先进的管理方法,推进护理管理科学化的进程。

(四)管理方法人性化

现代社会提倡"以人为本,构建和谐社会",所以护理管理方法也应符合以人为本的科学发展观要求,在护理管理过程中采用人性化的管理,构建和谐的医院环境。护理管理方法人性化有着双重含义,一是对内以护士为中心,尽量为护士创造满意的工作环境;二是对外以服务对象为中心,为服务对象提供满意的服务。护理管理方法人性化主要表现在:

1. 护士参与管理　尊重护士,以人为本,让其参与护理管理,有利于增强护士的工作满足感,调动护士的积极性,增强护理组织的凝聚力。

2. 重视护士的培养　护理管理对护士的培养除了传统的知识、技术、能力的培养外,更要重视职业道德的培养,所以在使用、引进护理人才时,也要注意知识、技术、能力、职业道德等方面的综合考察和培养。

3. 采取激励措施　护理管理者采取各种各样的措施激励护理人员,充分调动护理人员的积极性和创造性。

(五)管理人员专业化

管理人员在现代社会中的地位和作用越来越重要。随着护理专业化分工的发展,护理管理人员也将成为一支专门化的队伍。护理管理者需要具有护理专业本科及以上学历,从事过临床护理工作,并经过严格的培训,具有管理知识和经验的护理工作者,即既是临床护理专家,又是管理专家。国外的研究表明,一个普通工作者提出技术革新建议,一般可降低成本的 5%;一个工程技术人员的建议,一般可降低成本的 10%～15%;一个管理人员推广现代管理办法,可降低成本的 30%。

(六)管理办公自动化

目前我国许多医院,都采用计算机网络系统、各种统计和管理软件、多媒体、电子会议、电子病历等现代化办公手段来提高工作效率。通过实现办公自动化,也可以提高护理人员的工作效率和护理管理效率。

（七）护理教育管理国际化

随着我国加入世界贸易组织后经济的持续发展，以及人们的健康需求和卫生消费的增长，国内外护理学术活动的频繁交流，护士人才的跨国流动等，我国护理教育出现了多层次、多渠道、多专业的教育。课程设计、执业资格考试也逐步与国际接轨。

（八）管理效益最优化

护理管理效益最优化体现在：① 重视患者的利益；② 重视医院的利益；③ 重视护理人员的利益，如护士的薪酬、福利等；④ 重视社会、政府的利益。

思考题

一、名词解释

管理　　护理管理　　系统

二、简答题

1. 管理的职能有哪些？

2. 试分析管理二重性的基本内容。

3. 举例说明人本原理在护理管理中的应用。

4. 举例说明系统原理在护理管理中的应用。

5. 为什么说管理是科学性和艺术性的辩证统一？

6. 在临床护理管理中如何体现效益原理？

7. 简述古典管理理论阶段的三个理论。

8. 简述人际关系学说的主要内容。

9. 简述护理管理的现状和展望。

三、案例分析

皮尔·卡丹既是举世闻名的时装设计师，又是杰出的企业家。卡丹在用人上非常有眼光，他以用人之长作为标准。只要他发现某人在某一方面有专长，就会毫不犹豫地用其所长，完全没有年龄及资格的限制。卡丹的成功正在于他善于用人，敢于用人，并及时地纠正自己的偏差，使他能在激烈的市场竞争中站稳脚跟。北京崇文门外马克西姆餐厅开业的时候，卡丹从法国聘请了一名经理，但由于这位经理对中国的情况毫不了解，经营起色不大。卡丹发现后，把他调离了北京。新经理上任后，餐厅面貌很快大有改观。

思考：

以上案例中体现了哪些管理原理？请分析说明。

（贾娟娟　　何荣会）

第二章 护理管理的计划职能

学习目标

1. 掌握计划的概念、计划的内容、计划的种类和形式、目标与目标管理概念、目标管理的特点及应用中的注意事项、时间管理的概念。
2. 熟悉计划的基本特征、计划的步骤、目标管理的内容与基本过程、目标管理在护理管理中的应用、时间管理的策略与方法。
3. 了解计划的意义、目标的作用。
4. 能够按照计划编制过程做计划，能够应用时间管理的方法来合理安排自己的时间。

第一节 概　述

【导读案例】

产妇生产后，往往想要在自己住的病房照顾婴儿，医院为满足患者的需要，拟在产科病房区执行"母婴同室"。产科护士长在执行"母婴同室"业务时，就必须先做好相应的计划。

思考：
1. 什么是计划？计划的内容包括哪些？
2. 本案例中护士长制定的计划应包括哪些内容？

计划工作是管理职能中最基本也是最重要的一个职能。计划职能包括组织目标的选择，实现目标途径的确定，编制计划以及实施计划等。

一、计划的概念

(一) 计划的含义

计划是为实现组织目标而对未来的行动进行设计的活动过程，它是实现预定目标的合理途径。计划有广义和狭义之分。广义的计划包括制定计划、执行计划和检查计划执行情况三个紧密衔接的工作过程。狭义的计划则仅指制定计划，即根据组织内、外部的实际情况，通过科学的预测与决策，设计在未来一定时期组织所要达到的目标及实现目标的方法。如护理部主任制定的"全年护理工作计划"、护士为患者制定的护理计划。护理管理工作中的"计划"主要指的是狭义的计划。

计划在护理管理中具有重要意义,如计划可以帮助护士长清楚一件事的主旨和目标,可以减少护士长在人力、物力和财力及时间上的浪费,提高业务处理的效率。

1. 有利于实现组织目标　护理工作的特点是非常繁琐,在工作中时常会有突发事件出现,如没有工作的统筹安排和周详的计划容易造成工作的混乱。

2. 有利于减少变化带来的问题,减少工作的失误　在按计划实施过程管理时,环境经常不断地发生变化,计划工作是面向未来的,计划虽然无法做到消除未来的变化性,但通过计划过程,可以预测未来可能的变动,以及各种变动对组织的影响,并制定适应变动的最佳方案。计划的要旨就在于如何适应与正确解决变化的环境产生的问题,达到预定的目标。如医生在手术前制定手术方案。

3. 有利于合理使用资源,提高管理效益　管理过程即以最小的投入获得最大的收获,而计划可使成员明确为实现目标需共同做出努力,通过计划协调使人、财、物合理分配使用,减少重复行动和多余的投入,有利于经济效益的提高。

4. 有利于控制工作　计划工作为组织制定的目标、指标、步骤、进度、预期成果,是管理者控制活动的标准和依据,可以检查、评价下属完成工作的成效,而控制就是通过纠正脱离计划的偏差而使活动保持既定的方向。因此计划是控制的基础,没有计划规定的目标作为测定的标准,就无法检查工作成效,也无法纠正偏差。

（二）计划的内容

计划工作的内容就是确定目标和实现目标的途径,它具体包括"决定做什么"、"为什么要做"、"由什么人做"、"在什么时间做"、"在什么地点做"以及"如何去做"6个方面,或者说制定计划的过程就是"5W1H"的过程。

1. 决定做什么（What to do）　即预先决定要做什么,明确计划工作的具体任务和要求。

2. 为什么要做（Why to do）　即明确计划工作的宗旨、目标、战略,并说明其可行性。

3. 由什么人做（Who to do）　即明确完成计划工作的具体责任人。

4. 在什么时间做（When to do）　即明确计划工作开始和完成的进度,以便有效地进行控制。

5. 在什么地点做（Where to do）　即明确计划实施的地点或场所,掌握计划实施的环境条件。

6. 如何去做（How to do）　即明确实施计划的措施和规则,这是有效完成计划的保证。

（三）计划的基本特征

计划的基本特征可以概括为目的性、具体性、普遍性、效率性和前瞻性五个方面。

1. 计划的目的性　计划是在一定的目的指导下进行的,而且各种计划及其所有派生计划都应该有助于达到组织的总目标和一定时期的分目标。

2. 计划的具体性　计划要对具体行动做出安排,包括行动的目标、方法和途径等。

3. 计划的普遍性　组织内的各层次、各部门和组织内的各管理活动都需要进行计划。

4. 计划的效率性　计划工作的效率体现组织管理的效率,通过计划工作的步骤可以明确组织目标,选择最优方案来提高组织的运行效率。

5. 计划的前瞻性　计划面向未来,要面对新环境、解决新问题、面临新机遇和新挑战,它是创新性的管理活动。

二、计划的种类

按照不同的标准,可以对计划进行不同的分类。计划的分类,就是从不同的角度去研究计划体系。

(一) 按计划作用时间可将计划分为长期计划、中期计划和短期计划

1. 长期计划　长期计划的时间一般在 5 年以上,主要规定组织为实现长期目标而采取的行动步骤、分期目标和重大措施,如某医院制定的"2010—2015 年创建优质护理服务示范医院计划"。长期计划一般由高层管理者制定,对组织具有战略性、纲领性的指导意义,并且多以问题为中心。

2. 中期计划　中期计划的时间一般为 1 年以上、5 年之内,它往往根据长期计划提出的战略目标和要求,结合实际情况制定,如某医院护理部制定的"创建优质护理服务示范医院教育培训和人员配备计划"。中期计划是长期计划的具体化,同时也是短期计划的依据。中期计划主要由中层管理者制定,具有战役性特点,并且多以时间为中心。

3. 短期计划　短期计划的时间一般在 1 年以内,它是将长期、中期计划的目标分解成年度目标而制定的计划,如某医院儿科"创建优质护理服务示范科室月计划"。短期计划主要由基层或操作层管理者制定,具有战术性特点,并且多以任务为中心。

(二) 按计划的作用范围可将计划分为全面计划和专项计划

1. 全面计划　全面计划是涉及整个组织一切工作的计划,它具有长期性和抽象性的特点。例如,某医院护理部制定的全年工作计划。

2. 专项计划　专项计划只针对组织中某一时期的某一具体工作项目,具有具体性和短期性的特点。例如,某医院护理部制定的减少护理差错事故的计划。

(三) 按计划的约束程度可将计划分为指令性计划和指导性计划

1. 指令性计划　指令性计划指的是由上级主管部门下达的具有行政约束力的计划,如医院感染控制计划。指令性计划往往给出具体的方法和步骤,要求严格遵照执行,它具有强制性。

2. 指导性计划　指导性计划是出管理层下达给各执行单位,需要用宣传教育及

经济调节等手段来引导执行的计划,如某医院业务学习计划。指导性计划一般只规定行动的方针和原则,对完成任务的方法不做强制性的规定。

（四）按计划的职能可将计划分为业务计划、人力计划和财务计划

1. 业务计划　业务计划是组织的主要计划,这是因为组织是通过一定业务活动立足于社会的。例如,针对某患者制定的具体护理计划。

2. 人力资源计划　人力资源计划是围绕业务计划而展开的,主要是为业务计划的完成提供人力资源保障,如护理人员队伍结构调整计划。

3. 财务计划　财务计划也是围绕业务计划而展开的,主要涉及如何合理地使用资金来促进业务活动的有效进行,如护理人员奖金分配计划。

三、计划的形式

组织中开展的一切以未来为工作内容的管理活动都可以纳入计划工作。这些工作的表现形式也就是计划的形式。常见的计划有宗旨、目的或任务、目标、策略、政策、程序、规则、规划和预算等形式。

1. 宗旨　是组织对其信仰和价值观的表述,也可以说是社会赋予组织的基本职能和基本使命,它表明一个组织是干什么的,应该干什么。例如,医院的宗旨是"救死扶伤,实行革命人道主义"。

2. 目的或任务　指的是组织机构的作用,是社会赋予一个组织机构的基本职能。各国护理组织应当执行的任务,是世界卫生组织护理专家委员会所确定的"保持健康、预防疾病、减轻痛苦、促进健康",而具体目标和计划也是根据这一任务制定的。

3. 目标　是在任务的指导下,组织在一定条件下要达到的预期结果,如某三甲医院护理部确定今年住院病人压疮发生率为0。目标不仅是计划工作的终点,也是组织工作、人员管理、领导和控制等活动所要达到的结果。目标一般具备具体、可测度和可评价等特点。

4. 策略　是为实现目标而确定的发展方向、行动方针及各类资源分配的总纲领。策略的重点在于指出工作的重点及顺序,人力、财力和物力等资源的分配重点。如医院为提高竞争力,决定大力发展"重点优势学科"。策略为计划提供了基本原则,为问题的解决指明了行动的方向。

5. 政策　是组织为达到目标而规定的一种限定活动范围的计划,如医院制定的关于奖励护理科研工作者的政策。政策规定了组织成员行动的方向和界限,比目标更具体,也更具可操作性。

6. 程序　是根据时间顺序而确定的解决问题的方法和步骤。如护理程序就规定了处理护理问题的步骤、各种护理操作方法等。

7. 规则　是根据具体情况对是否采取某种特定行为所做出的规定,如护理技术操作规程、查房时间谢绝探视以及禁止吸烟等。规则的本质反映了是否采取某种行动的管理决策。

8. 规划 是为实现既定方针所采取的目标、政策、程序、规则、任务分配、执行步骤、使用资料及其他要素的复合体。如护理人员科研培训规划,包括所需花费的时间和金钱、培训方式、时间安排和地点选择等。规划通常是粗线条的、纲领性的计划,一个主要的规划往往需要许多辅助性计划的支持。

9. 预算 是用数字表示预期结果的一种数字化的计划,它是控制组织活动不可或缺的组成部分。如病区的护理预算主要包括人力预算、资金预算以及医疗器材预算等。

第二节 计划在护理管理中的应用

【导读案例】

某医院 A 病房以前主要收治慢性病患者。该院行政办公会决议,自 2012 年 1 月起 A 病房要加收乙型肝炎和丙型肝炎的患者。

思考:

面对这项行政指令,病房护士长应如何制定工作计划呢?

一、计划的步骤

计划是一个连续不断的过程,良好的计划必须要有充分的弹性,经过计划、再计划,不断循环,不断提高。按照计划工作中人们活动的先后顺序,可以将计划过程分为八个步骤。

1. 分析形势、确定任务 是计划工作的起点。此阶段需要进行适当的社会调查,获取一定的背景资料,即对组织现有形势及有关外部环境等方面进行充分的评估及分析。在调查过程中,一般应对以下几个方面的内容进行评估:第一,内外环境、社会需求;第二,社会竞争,对未来可能出现的机会做出探讨;第三,组织的资源情况,明确本单位的长处、短处,以便扬长避短,发挥优势;第四,尽可能了解服务对象的需求,明确不确定因素,并展望预期成果。

2. 确定目标 目标是组织在限定时间内所要取得的效果。明确的目标应包括时间、空间、数量三方面的内涵:第一,目标的优先次序;第二,达到目标的时间安排;第三,目标的结构应清晰、精确和具体。

3. 考虑前提条件 计划工作前提即执行计划的预期环境。对预期环境的认识需要预测。如对于一个护理组织而言,要确定的计划前提条件包括:第一,需要什么样的组织结构?第二,需要哪些方面的护理技术或培训人员?第三,将有什么样的市场及市场环境?第四,服务对象的来源是什么?第五,成本多少?工资比例如何?第六,长期的发作趋势及潜力如何?

4. 拟定备选方案　一个计划往往同时有几个可供选择的方案,应在分析的基础上,拟定数个备选方案,使计划具有合理性及灵活性。如一个医院要达到削减开支的目的,在经过充分评估后,提出了以下几个备选方案:第一,减少医护人员;第二,降低医护人员工资;第三,有效地节约各种用品;第四,减少各种不必要的浪费;第五,部分科室合并。

5. 比较备选方案　此阶段需要对各种备选方案进行比较、分析及评价,并按照优先次序进行排列,比较各自的优缺点,选择成本小而收益大的方案。在对各备选方案进行优先次序排列时,至少应考虑以下几方面因素:第一,所期望的社会和经济效益;第二,是否符合相关的政策;第三,公众的接受程度;第四,社会关系的有关因素;第五,时间安排的可行性。

6. 确定方案　根据上述需要考虑的因素,在各个备选方案中,选择一个明确、经济和可行的方案,这是做计划步骤中最为关键的一环。

7. 制定辅助计划　最终的方案确定之后,往往还需要制定一系列的辅助计划,以对最终的方案进行必要的补充和支持,即在总计划下制定分计划。

8. 编制预算　最后要把计划转换为预算,使之数字化。良好的预算编制可以成为汇总各种计划的一种手段,也可以成为衡量计划完成的重要标准。

二、计划的应用

下面以一个临床护理案例来具体解说计划在护理管理中的应用。

【情境案例】

某三级甲等医院即将创建"优质护理服务示范医院"。由护理部选派主管业务工作的王副主任着手实施。王副主任接到任务后,在制定计划过程中采用了如下步骤。

步骤一:分析形势、确定任务

优质护理服务是什么?哪些医院已经参与创建?我院有哪些医疗人员需要参与创建?什么是社会认可的优质护理服务?什么是院方认为的优质护理服务?什么是患者认为的优质护理服务?查阅相关文献等。

步骤二:确定目标

创建社会、医院、患者满意的优质护理服务。

步骤三:明确计划的前提

护理工作量、护士数量、护理文书、护理工具和设施数量。

步骤四:拟订方案

第一,参访其他医院;第二,设计好问卷,在患者中开展问卷调查;第三,召集相关部门会议;第四,选派相关护理人员参与在职教育;第五,制定本院"优质护理服务"计划。

步骤五:比较方案

依据前后顺序及可行性比较各方案。

步骤六：选定方案

通过分析，选定了方案二：调查患者所认为的优质护理服务。

步骤七：制定辅助计划

调查问卷的设计、发放、收集、评估与分析。

步骤八：编制预算

问卷多少份？意见箱多少个？设置于何处？花费多少？人力、文具、印刷、数据统计等的经费。

思考：

1. 上述计划工作是否合理？为什么？

2. 按上述步骤试着帮王副主任制定一份计划。

第三节　目标管理

【导读案例】

某工厂从2005年开始推行目标管理。为了充分发挥各职能部门作用，充分调动职能部门员工的积极性，该厂首先对厂部和科室进行目标管理。经过几个月的试点工作后，逐步推广到各车间和班组。实践表明，目标管理改善了企业经营管理，增强了企业的应变能力，提高了企业的素质，企业也获得了较好的经济效益。

思考：

1. 什么是目标？

2. 什么是目标管理？

一、目标

(一) 目标的概念

目标是指在宗旨和任务指导下，整个组织要达到的最终的、具体的、可测量的具体成果。一切管理工作和计划工作，都以目标为基础。目标的选择和确定是人的主观能动性、积极性及创造性的反映。

(二) 目标的作用

1. 激励作用　在工作过程中，具体明确而又切实可行的目标，注重将个人需要与组织目标有机结合起来，以调动成员的积极性，激励组织成员在实现组织目标的同时发挥个人潜能，并在组织中获得更大发展。

2. 协调作用　目标规定了组织成员的具体任务及责任范围，对组织各部门及成员的思想和行动具有统一和协调作用，可使部门和成员的思想和行动协调一致，从而提高工作效率。

3. 主导作用　目标是组织要达到的未来的理想状态,对组织的发展规划、管理活动、成员努力方向等起着主导作用。目标为组织决策和行为提供方向。管理活动的内容和方法、人员配备等都是为实现目标服务的。目标关系到组织的兴衰存亡,管理者只有明确组织目标,才能判断组织的正确方向。

4. 标准作用　目标是衡量组织成员工作结果的尺度,是检验成员行为结果的标准。评价结果的及时反馈又可以帮助组织成员进一步明确行动方向,为实现组织目标努力。组织目标的实现与否,可作为对组织各部门和成员进行考核的依据。

5. 推动作用　目标反映了社会、集体、个人对某种需要的愿望和要求,对人的行为具有推动作用。明确具体、切实可行的目标可以激发动力,鼓舞士气,同时也提高组织成员工作的自主性和责任感。

（三）制定目标应遵循的原则

1. 目标内涵明确　目标的叙述应具体、明确,使执行者能明确地领会其含义。在制定目标时,应该注意措辞,防止因一词多义而引起误会。

2. 目标切实可行　制定目标必须考虑组织内外部条件,将确定目标与实施目标有机地结合起来,将目标层层落实,使目标能够实现。制定目标要标准适宜,不可太高或太低。过低的目标不能激发员工的积极性,而高不可攀的目标会挫伤员工的积极性。

3. 目标时限明确　目标的规定要有一定的时间期限。如世界卫生组织 1977 年提出"2000 年人人享有卫生保健",该目标明确规定了实现的时间期限。

4. 目标应具有约束性　在实际工作中,大多数的目标是有条件的,在制定目标时应尽可能把约束条件明确。目标的约束条件一般包括:① 客观的资源条件,包括人力、物力、财力、时间、信息等资源条件;② 法律、法令、条例等方面的限制性规定。

5. 目标应具有可测量性　为保证目标的顺利实现,目标的制定应尽可能具体化及数量化,使目标具有可测量性。如提高护理质量的目标可定为"住院病人压疮发生率为 0％"。

二、目标管理

（一）目标管理的概念

目标管理是指在组织中管理者和被管理者共同参与目标制定,在工作中实行自我控制并努力完成工作目标的管理方法。目标管理是由美国著名企业管理专家彼得·德鲁克在 1954 年的《管理实践》一书中提出的。从此,目标管理作为一种管理方法在各行业中得到广泛应用。

【知识视窗】

目标管理产生的历史背景

目标管理的思想产生于20世纪50年代初的美国,其产生主要有两大背景。一是20世纪40年代后期,美国的科技及经济在第二次世界大战后迅速发展,组织内部的分工越来越细,专业化分工越来越强,使各部门本位主义滋长,忽视了组织的整体性及协调性。组织内部因不协调导致大量消耗,管理者疲于应付危机管理。二是当时在泰勒的管理思想指导下,管理上只重视生产效率,忽视了人性管理的作用,造成管理者与被管理者之间的对立。梅奥人性管理理论的提出,对泰勒的管理思想形成冲击。在这种情况下,美国著名管理学家德鲁克在其1954年出版的《管理实践》一书中首先提出了目标管理的概念,他认为一个组织的宗旨和任务必须转化为特定的目标,各级管理者只有通过这些特定目标对下级进行领导,并以目标衡量员工贡献的大小,才能保证目标的实现。

现代管理之父——德鲁克

彼得·德鲁克(Peter Drucker)1909年出生于维也纳,先后在奥地利和德国接受教育,于1931年获法兰克福大学法学博士学位。1937年移民美国,1942年受聘为通用汽车公司的顾问,1950年起任纽约大学商业研究院管理学教授。1954年出版《管理实践》一书,从此将管理学开创成为一门科学,从而奠定管理大师的地位。他于1966年出版的《卓有成效的管理者》一书成为高级管理者必读的经典之作;1973年出版的巨著《管理:任务,责任,实践》是一本给企业经营者的系统化管理手册。德鲁克对世人有卓越贡献及深远影响,被尊为"现代管理之父"、"大师中的大师"。

(二)目标管理的特点

1. 员工共同参与 目标管理是由管理者与被管理者共同制定总目标,然后将总目标进行分解,通过上下级协商,制定出各部门及个人的分目标,从而使各层次、各部门、各成员都明确自己的任务、方向、考评方式,共同为实现目标而努力。

2. 强调自我管理 在目标管理中强调组织中各单位、个人确立自己的目标。目标明确后,在实施的过程中人们会自觉地、努力地去实现目标,并对照目标进行自我管理和自我控制。强调自我管理,能提高员工的工作积极性与创造性,增强员工的责任感。

3. 强调授权管理 集权与分权的矛盾是组织的基本矛盾之一。授权是上级将权力下放,授权后可以充分发挥员工主人翁精神,调动员工积极性,以更好实现组织目标。

4. 强调工作效果 目标管理是以实际效果为目的的。目标管理追求的是组织和个人在一定时期内应该达到的工作效果。工作效果既是评定目标完成程度的依据,也是人事考核的依据。

（三）目标管理在护理管理中的应用

护理目标管理是护理部根据医院的整体规划制定护理工作总目标，再通过建立护理目标体系，制定各部门、各病房及护理人员个人的目标，构成一个护理目标体系，通过指导实施、定期检查、终末考核等措施最后实现总目标。

例如，某医院护理部按照医院2012年工作计划的总体思路，坚持"以病人为中心"的服务宗旨，提出"半年内基础护理合格率达95％以上"的目标。

1. 计划阶段——制定目标体系

（1）护理部领导制定总目标：半年内基础护理合格率达95％以上。

（2）由护理部组织成立"基础护理质量控制小组"，由护理部主任或副主任担任组长，并从病房选派护士长或护师以上的护理人员担任督察员。授予每名督察员检查权、奖惩权、考核评分权，并明确督察员的职责。

（3）基础护理质量控制小组根据护理部提出的总目标，制定分目标，经护理部审查后发给全院护士，全院护士再根据质量控制小组目标制定个人目标。

（4）护理部、基础护理质量控制小组、病房护士就本年度各级目标完成后的奖惩事宜达成书面协议。

2. 执行阶段——组织实施 护理部、基础护理质量控制小组首先通过组织全院护士学习，使护士们认识到提高基础护理合格率的重要性。其次，对护士定期进行基础护理相关知识培训，基础护理相关操作训练、考核，提高全院护士操作水平。

（1）实施中按照既定目标采取自我控制法：制定目标流程表，编排实施程序，保证目标完成。

（2）护理部及基础护理质量控制小组随机检查、督促、指导护士并及时反馈，促使目标得到控制。

3. 检查与评价阶段——目标考评 有护士自评、相互检查、质量控制小组暗查、定期考核、对病人的护理满意度调查等措施检查目标的达成情况，及时反馈进展和问题，以促改进和提高，同时实现奖惩预案，达到激励目的。

（四）目标管理应用中的注意事项

首先，目标的制定和实施前应对各级护理人员进行目标管理的知识教育，让护理人员明确目标管理的方法、目的，统一思想认识，使工作顺利进行。

其次，制定目标时应由护理人员参与，结合单位具体条件与需求确定，使目标既切合实际，又具有挑战性。

再次，分目标的制定应围绕总目标进行，目标应具体、选择恰当，做到可测量。

最后，在目标管理过程中，护理部、有关责任人员应根据进度和时间经常进行评价，了解工作进展，给予及时的支持和指导。在实施过程中充分预见和考虑影响目标达成的相关因素，根据变化及时对目标进行调整。

第四节 时间管理

【导读案例】

陈红是某公司一名客服经理,工作勤奋,事事亲力亲为,每天工作十多个小时,周末经常加班,从无怨言。在别人眼中她是好同事、好领导,但忙碌下来后陈红总觉得自己一事无成,许多个人理想、宏图大志都不能付诸行动,经常感叹"没有时间"。

思考:

1. 什么是时间管理?

2. 时间管理的意义和作用是什么?

随着人们工作和生活节奏的加快,对时间价值的认识有了进一步提高。时间对每个人都是公平而宝贵的,有的人能很好利用时间,事半功倍;有的人却碌碌无为,虚度年华。时间就是生命,对于与患者生命息息相关的护理工作来说,时间更具有非同寻常的意义。护理管理者应该学会管理时间,合理安排时间,提高时间的有效性和利用率,从而提高整个组织的效益。

一、时间管理的概念和意义

(一)时间管理的概念

时间管理是指在同样的时间消耗下,为提高时间的利用率和有效性而进行的一系列管理活动。时间管理包括对时间进行计划和分配,以保证重要工作的顺利完成,并留有足够的余地处理那些突发事件或紧急变化。

(二)时间管理的意义

1. **可有效利用时间** 护理管理人员在管理工作中经常因为琐碎的管理事务导致工作效率下降。通过时间管理能帮助管理者合理安排时间,提高时间使用效率,以最小的资源投入获得最大的效益,达到事半功倍。

2. **提高工作效率** 通过时间管理,管理者可研究时间消耗的规律,认识时间的特征,探索科学安排和合理使用时间的方法,提高工作效率。如通过时间管理记录法,可认清自己时间的消耗,分析浪费时间的因素,从而制定节约时间的措施,提高工作效率。

3. **激发员工成就感,满足自我实现的需要** 时间管理能够使员工更好利用时间,在同样的时间里能使员工获得更多的成功和业绩,激发员工的成就感,满足自我实现的需要。

二、时间管理的策略

1. **评估时间的使用情况** 评估时间的使用情况包括评估浪费时间的因素以及分

析个人的最佳工作时间。

（1）评估浪费时间的因素：浪费时间是指把时间花费在对实现组织目标或个人目标毫无意义的活动上。很多管理者都存在主观或者客观浪费时间的现象，常见因素见表 2-1。

表 2-1　浪费时间的常见因素

主观因素	客观因素
1. 缺乏有效使用时间的意识	1. 计划外的来电来访
2. 工作计划不周或无计划	2. 会议过多
3. 目标不清或没有设定目标	3. 无效的社交应酬过多
4. 授权不足	4. 信息不足
5. 不善于拒绝	5. 沟通无效
6. 处理问题犹豫，缺乏果断力	6. 缺乏反馈
7. 随时接待来访者	7. 政策程序不清晰
8. 缺乏决策力	8. 文书工作过多
9. 文件、物品管理无序	9. 协调能力低
10. 工作时精神不集中，有拖拉习惯	10. 突发事件

（2）分析个人的最佳工作时间：人的最佳工作年龄时区通常在 25～50 岁。管理者，一般 35～55 岁是最佳时区。另外，根据人的生物钟学说，每季度、每周、每日不同时间的脑力、体力都有所不同，每个人都有自己的最佳工作时区。因此应掌握自己的生活周期变化，利用精力最佳时区做最重要的工作，效率最差阶段做例行工作和次要工作。

2. 学会授权，效率优先　授权是领导者将自己的某些权力和责任授予下属。授权可延长管理者的工作时间。适当的授权可以发挥下属的才干，调动下属的工作积极性。授权后管理者不能放任不管，还应该对下属的工作进行监督和指导。

3. 保持时间利用的弹性和相对连续性　研究认为，人们做某一件事或思考某一个问题时，最好能连续完成，不要间断。间断后又需要花费时间再次集中，还有可能达不到间断前的效果。在护理管理中，计划时间时应该留有余地，以便应对突发或紧急事件，并注意劳逸结合，保持工作的连续性。

4. 讲求多方面的平衡　作为管理者，圆满的人生不仅限于个人的成功，还需追求人与人之间的情谊，在追求个人事业成功的同时还应兼顾家庭，要保持身体和心理的健康。

三、时间管理的方法

（一）ABC 时间管理方法

ABC 时间管理方法是由美国企业管理顾问艾伦·莱金提出的。他建议编制每日工作时间表,根据工作目标确定工作内容,并根据工作的重要性将工作分为 A、B、C 三类。A 类是最重要的工作,B 类是较为重要的工作,C 类是无关紧要的工作,可以暂时搁置。运用 ABC 时间管理法可以抓住主要问题,保证重要工作,有效利用时间,从而提高工作效率。

1. ABC 类事件的特征及管理要点(表 2 - 2)

表 2 - 2   ABC 类事件的特征及管理要点

分类	占工作总量的比例	特征	管理要点	时间分配
A 类	20%～30%,每日 1～3 件	最重要 最迫切 后果影响大	必须做好 必须现在去做 必须亲自去做	占总工作时数的 60%～80%
B 类	30%～40%,每日 5 件以内	重要 一般迫切 后果影响不大	一般管理 最好自己做也可授权别人去做	占总工作时数的 20%～40%
C 类	40%～50%	无关紧要 不迫切 无后果或影响小	不必管理	0

2. 确定 ABC 类事件的流程(图 2 - 1)

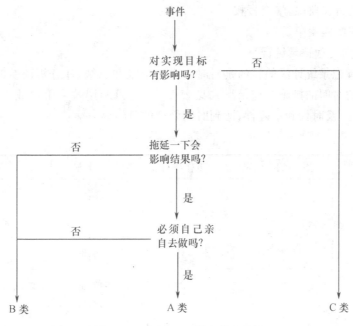

图 2 - 1   确定 ABC 类事件流程图

3. ABC 管理法的步骤   ① 每天工作开始前,列出全天工作清单。② 对清单上的工作进行归类,分析工作特征、重要性及紧迫性,确定 ABC 顺序。③ 按 ABC 顺序进行各项工作的时间安排,首先抓紧做 A 类工作,完成后进行 B 类工作,大量减少 C 类工作。④ 工作完成后评价时间应用情况,以便重新调整自己的时间安排,不断提高有效利用时间的能力,更有效地工作。

（二）时间"四象限"法

时间"四象限"法又称"第二象限工作法",是由美国管理学家科维提出的。这种方法将工作按照重要和紧急两个不同的维度进行了划分,基本上可以分为四个"象限":紧急又重要、重要但不紧急、紧急但不重要、不紧急也不重要。

1. 时间"四象限"的划分

（1）紧急又重要:需要马上处理的事务。如资源缺乏、人员短缺、财务危机等。

（2）重要但不紧急:对完成目标任务很重要,但不需要立刻处理的事务。如培训下属、建立人际关系等。

（3）紧急但不重要:管理者往往把大量时间花在这类事务上,有时会感到忙而无功。如书写报告、建议、接听电话、接待不速之客、应付行政检查等。

（4）不紧急也不重要:常是浪费时间的主要原因。如无聊的信件、闲谈、重复性公文等。

2. 时间"四象限"法具体说明

（1）先做第二象限,将主要精力和时间放在此类工作上可以防患于未然。

（2）高效完成第二象限能使第一象限的事件减少。

（3）压缩第三象限,学会授权。

（4）舍弃第四象限。

（三）时间管理记录统计法

时间管理记录统计法的目的是对时间进行记录和总结,并分析浪费时间的因素,以便采取节约时间的措施。记录形式见表 2-3,也可利用效率手册或台历。记录时应注意真实性、及时性和准确性,达到时间管理的目的。

表 2-3 时间管理记录格式

日期	上午	工作项目	下午	工作项目
3月21日 星期三	8:00— 9:00— 10:00— 11:00—		13:30— 14:30— 15:30— 16:30—	
3月22日 星期四	8:00— 9:00— 10:00— 11:00—		13:30— 14:30— 15:30— 16:30—	

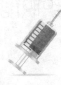

思考题

一、名词解释

计划　长期计划　指令性计划　指导性计划　全面计划　专项计划　宗旨
目标　策略　政策　程序　规则　规划　预算　目标管理　时间管理

二、简答题

1. 计划的基本特征有哪些？

2. 简述计划的内容。

3. 简述目标管理的特点。

4. 简述 ABC 时间管理要点。

5. 简述时间管理的意义。

三、案例分析

某市一所中心社区医院经上级单位审核批准，拟增加中医康复理疗科门诊，并配备相应的病区，收治需要进行康复训练的慢性病患者。李护士被任命为中医康复理疗科的护士长，全面负责该科的护理工作。

思考：

如果你是李护士，应如何根据计划的步骤制定新成立的中医康复理疗科的工作计划？

（张　频　李　婧）

学习目标

1. 掌握组织、团队、护理团队的概念及医院护理管理的组织原则。
2. 熟悉护理组织结构及护理工作模式,护理团队与护理群体的区别。
3. 了解我国护理组织类型及有效护理团队的塑造。
4. 能够鉴别各种类型的组织;能够运用护理文化影响并促进护理团队的建设。

【导读案例】

　　有七个人住在一起,每天共喝一桶粥,可粥每天都不够。一开始,他们抓阄决定谁来分粥,每天轮流。于是每周下来,他们只有一天是饱的,就是自己分粥的那一天。后来,他们推选出一个道德高尚的人出来分粥。强权就会产生腐败,大家开始挖空心思去讨好他、贿赂他,搞得整个小团体乌烟瘴气。然后,大家开始组成三人的分粥委员会及四人的评选委员会,互相攻击、扯皮下来,粥吃到嘴里全是凉的。最后他们想出来一个方法:轮流分粥,但分粥的人要等其他人都挑完后拿剩下的最后一碗。为了不让自己吃到最少的,每人都尽量分得平均,就算不平均,也只能认了。大家快快乐乐,和和气气,日子越过越好。

　　思考:
　　这个故事说明了什么道理?

　　管理学认为,组织职能一方面是指为了实施计划而建立起来的一种结构,该种结构在很大程度上决定着计划能否得以实现;另一方面,是指为了实现计划目标所进行的组织过程。护理管理的组织职能对于发挥护理人员集体力量、合理配置资源、提高护理工作效率均具有重要的作用。

第一节 概　述

【导读案例】

某高校护理专业的学生李霞，入校后结识了同班同宿舍的王艳，她们经常在一起学习、聊天、逛街，班内有一部分同学都喜欢与她们相处，李霞在她们中间说话具有一定的影响力，成为"领头雁"的角色。

思考：

李霞她们这些人在一块可以将其定义为"组织"吗？

一、组织的概念

名词"组织"是指按照一定的目的、任务和形式编制起来的结构严密、制度化的人群集合体。名词"组织"是指一种实体，如医院、学校、政府机关等。

动词"组织"是一种工作过程，是指有效地整合组织内部各种资源，包括人、财、物、时间、信息、空间等，为实现组织目标而进行的活动。动词"组织"是指一种活动，包括组织设计、组织的变革与发展、组织文化培育等。

组织是具有明确目的和系统性结构的实体，包含了四种含义：

（1）组织是一个人为的系统。

（2）组织必须有共同目标。

（3）组织必须有分工协作。

（4）组织要有不同层次的权力与责任制度。

二、组织的职能与基本要素

（一）组织的职能

一般组织的职能包括以下内容：

（1）确定组织目标。

（2）分解任务，并把工作分成各种具体职责，使组织中的每个成员充分认识自己的工作责任。

（3）划分不同的管理层次和部门，确定各部门的职责范围。

（4）赋予相应职权，明确各层次、各部门的分工协作关系和相应职责。

（5）建立组织内的信息沟通渠道。

（6）协作，与其他管理职能配合保证组织正常运转。

（二）基本要素

组织的要素是维持组织生存、发展的基本条件，主要包括目标与任务、职权与责任、物质与精神、技术与质量、适应与发展五大要素。

1. 目标与任务要素　　组织是一个有明确目标导向的实体。没有目标,组织就不可能生存、发展。组织目标确立之后,进一步确定为实现组织目标必须进行的工作任务。例如,医院的总体目标是治病救人,满足大众健康的需求。在明确了医院的总体目标后,确定医院内的工作任务分为两大类:一类是医疗护理工作,是医院业务工作的主体;另一类是后勤支持工作。

2. 职权与责任要素　　职权是组织正式承认的权力,是履行岗位责任的重要手段之一。组织根据各成员所承担的责任大小,赋予相应的职位权力,保证各级人员完成本部门的工作任务。

3. 物质与精神要素　　物质要素是组织内所需的人、财、物等保证组织目标实现的必要资源。如医院护理组织内,有护士等专业工作者,有各项工作所需的经费支出预算,有护士站、各个病区等基本设施。精神要素是组织内成员的权利、职责、工作规范、生活准则、服务精神、认同感及归属感等。如医院的院训、护理团队文化等。

4. 技术与质量要素　　技术和质量是实现组织目标、满足社会需要的根本保证。如果医院能拥有一支技术过硬的护理队伍,就有能力提供高质量的护理服务,医院就更有竞争力。

5. 适应与发展要素　　组织的内外环境处于不断变化的过程中,组织必须不断地获取信息,根据环境变化调整自己的业务范围,才能在竞争中求得生存与发展。随着医学模式的转变,医院的医疗和护理模式也应做出相应的调整,才能满足不断变化的社会需求。

三、组织的类型

(一)正式组织和非正式组织

1. 正式组织　　正式组织是指为了实现某一共同目标,对其内部成员的职责范围和相互关系,以政策、章程、组织结构等加以明文规定所形成的组织体系。其特点为:① 有明确的组织目标;② 有正式的组织机构编制和职务关系;③ 有明确专业分工和密切合作的关系;④ 有组织赋予的正式权力和上下隶属关系(信息沟通系统);⑤ 讲究效率;⑥ 具有相对的稳定性;⑦ 不强调工作人员工作的独特性,组织成员的工作及职务可以相互替换。

2. 非正式组织　　非正式组织指不是由管理部门规定,而是由地理上相临、兴趣相似或利益相同的个体自发形成的组织,其主要功能在于满足个人的需要。其特点为:① 组织成员之间具有共同的兴趣和思想,自发形成,不一定有明确的目标;② 有较强的内聚力和行为一致性,组织成员间自觉进行相互帮助;③ 用一定行为规范控制成员活动,有不成文的奖惩办法;④ 没有法定的组织结构及职位,具有不稳定性;⑤ 组织领袖无法定的权力,但具有较大的个人影响力。

在任何组织结构中,都存在正式组织和非正式组织,非正式组织对组织目标的实现既有积极作用,又有消极作用。积极作用:可以促进信息沟通,满足组织成员的心理需要,重视个人的感情。消极作用:抵制改革,影响个人才能发挥,降低工作效率,滋生流言,影响正式组织的稳定。管理者应正确认识非正式组织,通过有意识地培育、树立和宣传组织文化影响组织成员的工作态度和价值观念,逐步教育引导,努力发挥非正式组织的积极作用,限制其消极作用。

（二）虚拟组织和实体组织

组织的最初形态就是实体组织。虚拟组织只是社会及组织发展到一定阶段才出现的产物。虚拟组织和实体组织的区别主要表现在以下几个方面（见表 3 - 1）：① 组织结构的虚拟性；② 构成人员的虚拟性；③ 办公场所的虚拟性；④ 核心能力的虚拟性。

表 3 - 1　虚拟组织和实体组织的区别

组织类型 比较项目	虚拟组织	实体组织
组织结构	网络型	有法人，金字塔
构成人员	不属于该组织	属于该组织
办公场所	无	有集中场所
核心能力	易重组、高速度、低成本	自身核心能力难以大幅度提高

（三）学习型组织

学习型组织让组织成员平等地、和谐地进行个人和集体的学习,并应用学习到的成果来促进个人和组织的效能增强,从而提高组织适应社会变化的能力。其特点为：

（1）全体成员有共同的愿景和理想。

（2）善于不断学习。

（3）扁平式的组织结构。

（4）组织成员的自主、自觉性管理。

（5）组织成员家庭与事业平衡。

（6）领导者的新角色改变为设计师、仆人和教师。

第二节　我国卫生组织系统

【导读案例】

小张今年护理学院毕业后应聘进入××社区卫生服务中心,主任告诉他,社区卫生服务中心是以人的健康为中心、以家庭为单位、以社区为范围、以需求为导向,以妇女、儿童、老年人、慢性病人、残疾人等为重点,以解决社区主要卫生问题、满足基本卫生服务需求为目的,融预防、医疗、保健、康复、健康教育、计划生育技术服务功能等于一体的综合、基本、便捷、连续、有效、经济的管理或实施行为的单位。

思考:

1. 我国卫生组织的类型是如何划分的?

2. 社区卫生服务中心属于哪一层卫生组织机构?

一、我国卫生组织类型

(一) 卫生行政组织

卫生行政组织是贯彻执行党和政府的卫生工作方针政策,领导全国和地方卫生工作,制定卫生事业发展规划,制定医药卫生法规并监督检查的机构。目前我国与护理工作有关的卫生行政组织的体制为:国务院卫生部下设医政司护理处,是卫生部主管护理工作的职能机构;各省、自治区、直辖市政府卫生厅(局)下设的医政处以及地(市)、自治州政府卫生局下设的医政科,普遍配备了一名主管护师(或主管护师以上技术职称者)全面负责本地区的护理管理,有的配备了助手;部分县(市)、区卫生局也配备了专职护理干部(图 3-1)。卫生部护理中心是卫生部领导全国护理工作的主要参谋和咨询机构。其任务有:

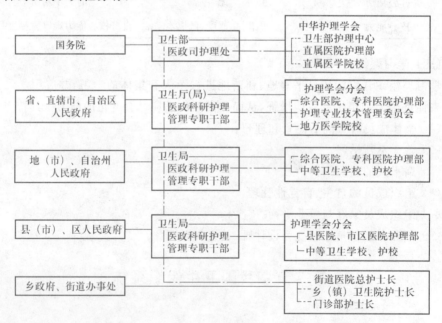

图 3-1 我国护理管理组织结构模式

(1) 指导我国护理技术教育和护理质量控制。

(2) 组织部分护理教育师资和在职护理骨干的培训提高。

(3) 收集国内外护理科技信息和情报资料。

（4）开展护理科学研究和学术交流，为护理学科建设提供咨询。

（二）卫生事业组织

卫生事业组织是具体开展业务工作的专门机构，按工作性能可分为：

1. 医疗预防机构　以治疗疾病为主。

2. 卫生防疫机构　以预防疾病为主。

3. 妇幼保健机构　承担妇女、儿童预防保健任务。

4. 药品检验机构　发展现代化和传统医药学。

5. 医学教育机构　发展医学教育，培养医药卫生人才。

6. 医学研究机构　医药卫生科学研究。

（三）群众卫生组织

群众卫生组织是由专业或非专业卫生人员在政府行政部门的领导下，按不同任务设置的机构，主要有以下两类。

1. 由群众卫生积极分子组成的基层群众卫生组织　如中国红十字会。中国红十字会是这个组织的代表机构，在它的统一组织下，遍及全国各地的红十字会是基层卫生工作的主要力量，其主要任务是发动群众开展卫生工作，进行社会服务和福利救济工作。

2. 卫生专业人员组成的学术性团体　如中华护理学会。中华护理学会是我国护理科技工作者的学术性群众团体，是中国科学技术协会的组成部分，受卫生部和中国科协双重领导。任务有：

（1）积极开展国内外学术交流和技术培训。

（2）组织重点学术课题的探讨和科学考察。

（3）编辑出版《中华护理杂志》和其他护理学术杂志。

（4）向广大群众普及推广护理知识和技术。

（5）开展对会员的继续教育，努力提高会员的学术水平。

（6）对国家重要的护理技术政策和有关问题发挥咨询作用。

二、医院护理管理系统

（一）医院护理管理体制

目前，我国医院护理管理体制主要有以下两种。

1. 三级护理管理体制　县和县以上医院及 300 张病床以上医院设护理部，实行分管医疗、护理工作的副院长或专职护理副院长领导下的护理部主任、科护士长、病区护士长三级负责制，即护理部主任—科护士长—病区护士长（图 3-2）。

2. 二级护理管理体制　病床不满 300 张的医院，不设护理部主任，实行总护士长、护士长二级负责制，即总护士长—护士长（图 3-3）。

（二）医院护理部的地位及管理职能

护理部是医院护理工作专业管理职能部门，它与医院行政、医务、医技、科教及后勤等部门处在并列地位，相互配合共同完成医院的医疗、护理、预防、教学、科研等工

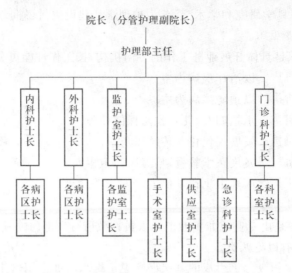

图 3-2 综合医院三级护理管理组织结构

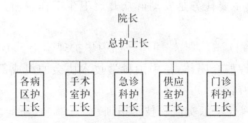

图 3-3 综合医院二级护理管理组织结构

作。护理部承担了占全院人员总数约 1/3 的护理人员和分布在约 3/4 部门的护理管理工作。因此,护理管理是保证医院医疗质量和实现医院工作目标的关键。护理部的管理职能包括以下内容。

(1) 在分管护理工作副院长领导下,负责全院护理工作。

(2) 制定全院护理工作发展规划。

(3) 按上级主管部门的要求,制定护理技术操作规程和护理文件书写标准(护理病历、各种记录单、表格、交班报告等)。

(4) 加强对护士长的领导和培训,提高护理人员的业务水平和管理能力。对病、危、难病人的护理过程进行技术指导,并进行临床护理工作及护理服务安全管理。

(5) 协调和处理与科主任、医技、后勤等部门的关系,合理调配护理人员。协同人事部门做好各级护理人员的任免、考核、奖惩、晋升等工作。

(6) 组织领导护理教学和科研工作,建立护士技术档案。

(7) 组织业务学习和开展护理查房,应用护理新技术,不断提高护理质量。

第三节　医院护理管理的组织原则

【导读案例】

　　患者李某,全身大面积烧伤达60%,在某市级医院烧伤科医生和护士的全力抢救、密切配合、精心护理下,安全度过了危险期,转危为安。

　　思考:

　　在我们的护理工作中经常会遇到危急意外情况的发生,在本次抢救烧伤患者的过程中,请阐述应该运用护理管理的哪些组织原则,才能做到高效护理?

一、医院分级管理及标准

　　医院分级管理的实质是按照现代医院管理的原理,遵照医疗卫生服务工作的科学规律与特点所实行的医院标准化管理和目标管理。在保证城乡医疗卫生网的合理结构和整体功能的原则下,由卫生行政部门按地方政府的区域卫生规划来统一规划确定。

　　(一)医院的分级

　　凡以"医院"命名的医疗机构,住院床位总数应在20张以上。医院按功能、任务不同划分为一、二、三级。

　　一级医院是直接向一定人口的社区提供预防、医疗、保健、康复服务的基层医院、卫生院。住院床位总数20张至99张。

　　二级医院是向多个社区提供综合医疗卫生服务和承担一定教学、科研任务的地区性医院。住院床位总数100张至499张。

　　三级医院是向几个地区提供高水平专科性医疗卫生服务和执行高等教育、科研任务的区域性以上的医院。住院床位总数500张以上。

　　企事业单位及集体、个体举办的医院的级别,可比照划定。

　　医院分级管理标准是我国医院实现标准化管理的客观依据。实施医院分级管理,可加强医疗卫生服务的宏观管理和医院微观管理的双重机制,完善各级医院功能,健全、巩固三级医疗预防体系,更好地发挥整体效应,达到充分合理利用有限卫生资源,促进科技发展,加强医德医风建设,不断提高医疗质量,更好地为人民健康服务的目的。同时,还可调动各方面的积极性,支持医疗卫生事业的发展。

　　(二)医院分级的基本标准

　　按照《医院分级管理标准》,各级医院经过评审,确定为甲、乙、丙三等,其中三级医院增设特等,因此医院共分三级十等。

　　医院分级的标准和指标主要有5个方面的内容。

（1）医院的规模,包括床位、建筑、人员配置、科室配置等四方面的要求和指标。

（2）医院的技术水平。

（3）医疗设备。

（4）医院的管理水平,包括院长的素质、人事管理、信息管理、现代管理技术、医院感染控制、资源利用、经济效益等七个方面的要求和指标。

（5）医院的质量,包括诊断质量、治疗质量、护理质量、工作质量、综合质量等几个方面的要求和指标。

各级医院之间应建立与完善双向转诊制度和逐级技术指导关系。

二、医院护理管理的组织原则

医院护理指挥系统是医院系统的一个子系统。护理管理就是合理地进行人员的分工和协作,将时间和空间等各个环节合理地组织,有效地运用护理人员的工作能力,高效地完成护理目标。护理组织是否科学、合理,对组织功能的发挥具有举足轻重的作用,在设计和建设中必须遵循一些基本的原则。

（一）统一指挥的原则

护理组织管理必须将职权、职责按照上下级关系划分,上级指挥下级,下级服从上级指挥,组成垂直等级结构,实现统一领导、统一指挥。如在护理组织上的护理部主任—科护士长—病区护士长—护士的管理等级结构。

要避免多头指挥和无人负责的现象,提高管理效率。在管理中需要遵循统一指挥、统一目标的原则,强调无论什么岗位,组织的每一个层级只能有一个人负责,下级只能接受上级一位护理管理者的命令和指挥,对一位管理人员负责。只有在护理管理中遵循统一管理的原则,才有可能防止政出多门、遇事相互推诿,才能保证有效地统一和协调各方面的力量和各部门的活动。

护理实践中经常遇到来自多方面的干扰,最常见的有双头领导和越级指挥两种情况(图 3-4)。

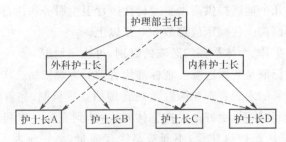

图 3-4　统一指挥中常见的问题

1. 多头领导　在正常情况下,护士长 A 和 B 只接受外科护士长的领导,护士长 C 和 D 只接受内科护士长的指挥,两位科护士长都不应该介入对方的指挥范围,但是如果外科护士长向 C 和 D 下达指令,要求他们在一定时间内完成某项任务时,护士长 C 和 D 服从了这个命令,就出现了双头领导的现象。

2. 越级指挥　在正常情况下,护理部主任只对科护士长直接下达命令,但是如果出于效率和速度考虑,护理部主任直接向护士长 A 下达命令,虽然执行效率和速度提升,但是越级指挥现象会给组织工作带来很大的危害,它不仅破坏了统一指挥的原则,而且也会引发越级请示行为的经常发生。这样会导致中层管理者在工作上的犹豫不决,增强他们的依赖性,抑制他们的工作积极性和主动创造性。

（二）专业化分工和协作的原则

分工是将整体功能划分为若干类别的功能单位,分别由相应人员专门从事一项或几项功能,使组织成员个人的专项技能得以强化和组织整体绩效得以提高。分工原则强调,一个人可以不必什么技能都掌握,而只要掌握其中一项或几项技能并能使之达到相当熟练的程度。通过在分工的基础上加强合作,就可以极大提高绩效。管理,一方面是分工的产物,一方面又是分工的必要条件,而协作是各项工作顺利进行的保证,在有效管理的前提下,合理地进行分工与协作,就可以产生 1+1>2 的效果。这样才有利于从组织上保证目标的实现。

（三）管理最少层次的原则

管理层次是组织结构中纵向管理系统所划分的等级数量。管理最少层次原则是指在保证组织合理有效运转的前提下,应尽量减少管理层次。一般情况下,组织越大层次越多,指挥和命令必须通过组织层次逐层下达,下级的报告也要逐级上报,所以层次越多,从上传和下达来看是不利的。一般来说,从高层领导到基层领导以 2～4 个层次（级）为宜。

（四）有效管理幅度的原则

管理幅度又称管理宽度,是指不同层次管理人员直接领导的隶属人员人数。管理幅度应是合理的,才能保证组织的有效运行。管理幅度随着各自的工作性质、类型、特点,组织成员的素质、技术水平、经验及管理者的能力而定。有效管理的监督要在合理的管理幅度下才能实现。一般来说,管理的层级与管理幅度呈反比例关系,即管理幅度宽对应层级少,幅度窄对应层级多。护理管理中,护理部主任、科护士长、护士长的管理幅度要适当明确,如管理幅度过宽,管理人员数过多,管理的范围过大,会使护理人员接受的指导和控制受到影响,管理者会感到工作压力过大;如果管理幅度过窄,管理者又不能充分发挥作用,会造成人力资源的浪费。管理学者经过调查发现,在组织结构的高层,管理幅度一般为 4～8 人,低层一般为 8～15 人。随着计算机技术的日益成熟和广泛应用,管理幅度和管理层级的理论也会发生变化,最突出的体现是组织中的中层功能正逐渐由计算机来协助完成,使得管理幅度变宽、管理层级变少,组织日益从高耸型走向扁平化。

（五）职责与职权相对应的原则

职责是对应岗位应承担的责任。职权是管理职位所具有的发布指令并保证指令得到执行的一种强制权力。职权与一定的职位相关而与担任该职位的具体某个人无关。任何任职者离开了原职位,都表明该任职者已经不再享有该职位的任何权力。责任与权力之间不可分割,必须是协调的、平衡的和统一的。权力是责任的基础,权力是完成任务的必要工具,有了权力才有可能负起责任;责任是权力的约束,有了责任,权力拥有者在运用权力时就必须考虑可能产生的后果,不至于滥用权力。

职位和权力是对等的,分工的本身意味着明确职务,承担责任,并确定职务与责任相对应的权力。遵循这一原则,要有正确的授权。组织中一些部门或人负责一定的任务,应赋予相应的职权,授予的权力不应大于或小于其职责,下级也不能超越自身的权力范围。有权无责会助长瞎指挥和官僚主义,有责无权或权限太小,会阻碍或束缚管理者的积极性、主动性和创造性,使组织缺乏活力,不能真正履行相应的责任。

(六)集权与分权相结合的原则

集权是把权力相对集中在高层领导手中,使其最大限度地发挥组织的权威。集权能够强化领导的作用,有利于协调组织的各项活动。分权是把权力分配给每一个管理层和管理者,使他们在自己的岗位上就自己的管理范围内的事情做出决策。分权能够调动每一个管理者的积极性,使他们能够根据自己的需要灵活有效地组织活动。分权使不同层次的管理者对于日常例行性业务按照常规措施和标准执行,领导只需加以必要的监督和指导。下属定期向上级汇报工作,只有在工作出现偏离时才向上级报告,并由上级亲自处理。这种上下级的分工,有利于领导摆脱日常的事务,集中精力研究和解决全局性的管理问题,也有利于调动下级的工作积极性。

在组织工作中必须要正确处理好集权与分权的关系,以保证组织的有效运行。集权应以不妨碍下属履行职责,有利于调动积极性为宜;分权应以下级能够正常履行职责,上级对下级的管理不至失控为准。

(七)任务和目标一致的原则

强调各部门的目标要与组织总目标保持一致。各部门或科室的分目标必须服从医院组织的总目标。只有目标一致,才能同心协力完成工作。例如,护理部的目标必须依据医院的总目标制定,并始终保持一致。病房、门诊、手术室等部门的护理管理目标必须服从护理部的总目标。组织的存在和发展以任务和目标为核心,组织的调整和改造也应以是否实现组织目标为衡量标准。

(八)稳定性与适应性相结合的原则

管理者必须在稳定与动态变化之间寻求一种平衡,既保证组织结构有一定的稳定性,又使组织有一定的发展弹性和适应性。稳定是组织内部工作正常运转的保证,但是组织的稳定性也不是一直不变的,它会随组织内外环境的变化做出适应性的调整。健康的组织应该是既稳定又灵活,能够在多变的环境中生存和发展。

(九)精简高效原则

组织必须形成精简高效的组织结构形式,以社会效益和经济效益作为自身生存和发展的基础。

(十)执行和监督分设的原则

执行机构与监督机构分开设立,赋予监督机构相对独立性,才可能发挥作用。在组织的运行过程中,必然会出现这样那样的问题,要保证这些问题得到及时的发现和解决,就需要监督机制的有效监督,监督的力度及有效性取决于监督机构的独立性。

第四节　临床护理工作的组织方式

【导读案例】

李工程师,某日早上突发心肌梗死,心内科刘护士长要求护士小王白天承担患者的全部护理,护士小王立即制定周密的护理计划,并细致地实施。当天下午5时左右,患者病情基本稳定。

思考:

1. 护士小王实施的护理方式是哪一种?

2. 此种护理工作中的组织结构类型属于哪一种?

一、护理组织结构

(一) 概念

组织结构(organization structure)是由任务、工作与责任关系,以及连接组织各部门的沟通渠道所构成的系统模式。

(二) 组织结构的基本类型

组织结构有六种基本的类型,即直线型、职能型、直线—职能参谋型、矩阵型、委员会组织及团队。

1. 直线型结构　直线型结构(pure line structure)又称单线型组织,是最简单的一种组织类型。它有一个纵向的权力线,从最高领导逐步到基层一线管理者,从而构成直线结构(图3-5)。

(1) 目的:是维持组织的正常运转,实现组织目标。

(2) 特点:是组织的各层次管理者负责行使该层次的全部管理工作。

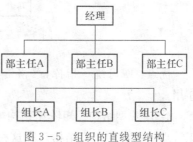

图3-5　组织的直线型结构

(3) 优点:组织关系简明,各部门目标清晰,为评价各部门或个人对组织目标的贡献提供方便。

(4) 局限性:① 组织结构较简单,不适用于较大规模、业务复杂的组织;② 直线结构权力高度集中于最高领导人,有造成掌权者主观专断、滥用权力的倾向。

2. 职能型结构　职能型结构(functional structure)又称多线型。职能部门或岗位是为分管某项业务而设立的单位,有一定职权。各职能部门在分管业务范围内直接指挥下属(图3-6)。

(1) 优点:管理分工较细,能充分发挥职能机构的专业管理作用,减轻上层管理者

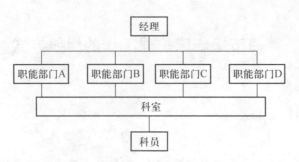

图 3-6 组织的职能型结构

的负担。

（2）缺点：多头领导，不利于组织统一指挥；职能机构横向联系不够；当环境变化时适应性有一定的局限。实际工作中，纯粹的此类结构较少。

3. 直线—职能参谋型结构　直线—职能参谋型结构（line and staff structure）的特点：下层成员除接受一位直接上级的命令外，又可以接受职能参谋人员的指导。直线指挥人员在分管的职责范围内具有一定职权；职能参谋人员可提建议与业务指导，在特殊情况下可指挥下属，并对直线主管负责（图 3-7）。

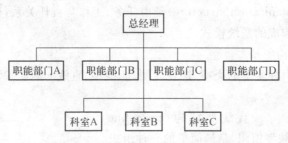

图 3-7 组织的直线—职能参谋型结构

优点：① 可统一指挥，严格责任制；② 可根据分工和授权程度，发挥职能人员的作用。

4. 矩阵型结构　矩阵型结构（matrix structure）是一种按组织目标管理与专业分工管理相结合的组织结构。在这种组织中，命令路线有纵、横两个方面。直线部门管理者有纵向指挥权，按职能分工的管理者有横向指挥权。在一个矩阵式护理组织中，按目标负责护理行政、质量、教学、科研等职能的护理部副主任与科护士长共同负责护理单位工作。部门管理者对工作任务的完成负全面职责，职能部门的管理者拥有分管工作职能的重要领导作用。护理部主任居于矩阵之外，基本职能是全面管理、协调，平衡权力和处理各种关系等（图 3-8）。

5. 委员会　委员会常与上述组织结构相结合发挥功能，主要起咨询、合作、协调作用，由来自不同部门的专业人员和相关人员组成，研究各种管理问题。

委员会组成要考虑的因素有：① 成员应具有高度的个人意愿，即所谓的使命感、时间及精力等；② 应由具有不同工作经验及教育背景的成员组成，如护理职称评定委

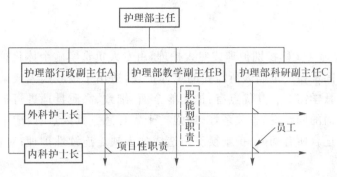

图 3-8 组织的矩阵型结构

员会应由护理专家、护理行政领导者等组成。

委员会的优点:可以集思广益;防止权力过分集中;利于沟通;能够代表集体利益;具有一定权威性,易获得群众的信任;促进管理人员的成长。

缺点是:较费时间;职责分离,有些参与讨论的人不负责执行决议或责任少,对落实组织决定不利。

6. 团队　团队是一种目前盛行的组织形式。团队是指由两个或两个以上成员组成的,相互影响、相互协调、技能互补以完成特定任务目标,并为实现共同目标而自觉合作、共同负责、积极努力的一个凝聚力很强的社会群体。团队的核心要素及作用见表 3-2。

表 3-2　团队的核心要素及作用

团队要素	作用
人员	团队的根本要素
目标	聚合人力资源的焦点
互动	形成和维持合作信任的过程
信任	团队合作的心理基础
合作	团队的根本活动方式
自愿	为团队奉献的心理基础
能力	团队绩效的技术基础

根据存在的目的划分,团队的常见类型有:问题解决型团队、自我管理型团队和多功能型团队。团队的特征有四个方面:① 团队是一群有组织的人们;② 这些人有共同的目标;③ 为了共同的目标,大家都能自觉合作并且积极努力;④ 这些人具有很强的凝聚力。由于团队是以任务和目标为导向的群体,因此,成员的技能非常重要,并且需要技能互补的成员,所以,团队通常都是工作型团队。

团队的优点是:可以打破部门界限快速地组合、重组、解散,能够促进成员参与决策,增强民主气氛,调动积极性,可以作为传统的部门结构的补充。

二、护理工作模式

1. 个案护理 又称特别护理或专人护理,由专人负责实施个体化护理,是由一名护士在当班期间承担一位病人所需要的全部护理,适用于抢救病人或某些特殊病人,也适用于临床教学需要。其优点有:护士能全面、细致、高质量地进行护理;能及时解决病人身心方面的问题,护患关系好;加强护士责任感。其缺点有:成本高,所需人力多、花费大,不适合所有病人;护士换班而造成病人缺乏连续性护理;对护士的业务要求较高。

2. 功能制护理 采取的是工业上大规模流水作业的方法,它依据生物医学模式将护理工作内容进行分工,如生活护理护士、治疗护士、办公室护士等,以完成各项临床和常规的基础护理为主要工作内容,适用于护理人员不足的情况。其优点有:分工明确、易于管理、节省人力。其缺点有:由于参与同一病人护理工作的人员过于复杂和机械,每个护士都无法掌握病人的全部病情,没有整体概念,容易忽视病人的心理、社会因素。

3. 小组护理 以分组护理的方式对病人进行整体护理。将护理人员分成若干组,每组由一位业务能力强、经验丰富的护士任组长,小组成员由不同级别的护理人员组成,每组成员共同负责一组病人的护理。由组长按照组员的能力大小安排工作,年轻护士或新护士做相对容易的事情。其优点有:比功能制护理相对完整,能发挥各级护理人员的作用,人尽其才;能了解病人的一般情况。其缺点有:对病人来说依然是比较零散的护理,同时,有些组长的管理能力有限,不能很好地组织和安排对病人的护理,也会使一些病人的需要被忽视;病人仍没有一位固定的护士负责;护士个人责任感下降。

4. 责任制护理 特点是以病人为中心,每个病人有一名责任护士负责,提供从入院到出院有计划、有目标的身心整体护理。责任护士以护理程序为基本工作方法,对病人及其家庭进行生理、心理和社会等全面评估,与病人共同制定护理计划,对病人实施 24 小时的负责制护理,同时还要对护理结果进行评价,并给病人提供出院指导。责任制护理的实质是以病人为中心,以护理程序为核心内容,以责任制为特点,对病人体现 24 小时负责。护士长可根据责任护士的能力,分配 3～6 位病人。要求责任护士 8 小时在岗,24 小时负责。其优点有:适应了医学模式的转变,病人有固定的护士负责。其缺点有:责任护士的文字工作过多,24 小时负责过于理想化,有时会流于形式。

5. 综合护理 是近年来发展的一种护理方式,是将责任制和小组制护理结合,由一组护士负责 8～12 名病人的整体护理。

6. 系统化整体护理 整体护理是以现代护理观为指导,以护理程序为框架,根据病人的身、心、社会、文化需要,提供适合病人的最佳护理。它是在以病人为中心的护理思想影响下出现的护理观点与护理方式,是一种病人满意度高的护理方式。但是也要有足够的护理人员,才能名副其实。

第五节 护理团队管理

【导读案例】

某医院内分泌科有患者50人,其中糖尿病患者38人。为了使糖尿病患者建立良好的运动和饮食习惯,利于身体康复,内分泌科护士长设立健康教育课堂,安排5位骨干护士为患者进行健康指导,得到了患者及家属的欢迎和肯定。

思考:

1. 对此团队你的认识与看法有哪些?
2. 如果你是护士长,你会成立哪些护理团队?

团队是一个特殊群体。团队凝聚力强、合作程度高、成员奉献意识强,工作效率比一般群体要高。在团队中工作的人们心情比较愉快,团队对组织、对成员个人都有好处,因此护理管理者都喜欢团队工作方式。

一、护理团队的概念

护理团队是指由两个或两个以上技能互补、有直接和间接工作联系的护士构成,有特定的护理工作目标,并共同承担责任,共同努力使总体绩效水平高于个体投入总和的护士个体组合。

护理群体与护理团队不能混为一谈。其根本区别在于,护理群体是各自为政的岗位工作,其绩效水平仅仅是所有群体成员个体贡献的简单相加,而护理团队最显著的特点是组织或部门绩效水平高于个体投入的总和。护理群体与护理团队的区别见表3-3。

表3-3 护理群体与护理团队的区别

项目	护理群体	护理团队
类型	正式组织或非正式组织	正式组织
目的	正式组织以完成医院护理任务为目标;非正式组织以护士之间的友谊和兴趣而形成	由医院或医疗机构决定建立,需要成员通力合作来完成团队工作任务
管理	典型的管理导向	自我管理导向
领导	有明确的各级护理管理人员	有领导者,但可以共享决策权
责任	强调岗位责任制,工作责任由个体承担	工作责任落实到人,共同承担责任
目标	与医院或医疗机构目标保持一致	与组织目标一致,还可以制定自己的工作目标,注重集体绩效

项目	护理群体	护理团队
协作	各自为政,产生的是中性或消极的作用	护士之间积极协调配合,产生协同的作用
技能	护士的工作技能方面是随机的或不同的	具有不同知识、技能和经验的护士组合在一起,技能相互补充
绩效	是群体成员的绩效之和	远大于护士个体绩效之和,是 $1+1>2$ 的效果

二、护理团队中的人际关系

美国心理学家霍尼认为,人际关系的形成往往与对他人的基本态度有关,主要有以下三类:① 受控型:是一种在受他人控制的前提下形成的人际关系;② 实用型:是一种因为某种利益驱动而形成的人际关系;③ 回避型:是一种以回避的观念和形式而形成的人际关系。

(一) 护理团队中的人际关系需求

美国心理学家舒兹认为,所有个体在人际交往中,都有建立人际关系的需求,可分为三种类型:包容的需求、情感的需求、控制的需求。护理团队中成员之间必须重视这些需求关系。

1. 包容需求　护理团队中成员来源、文化背景、个性特点、教育水平等因素造成了护士之间在态度、观点、行为等方面存在差异的可能性,从而形成在人际关系方面的包容需求。包容关系具有的行为特征是沟通、融合、理解、协调、参与和协同等,通过这些行为特征维护了护理团队成员间的行为一致性和执行力。

要建立有效的人际关系,需要护理团队所有成员从多方面努力,护理管理者在建立和谐人际关系方面还应该增强人际关系双方的相互认识和理解,做到有效沟通、信守承诺、诚实正直。

2. 情感需求　护理团队中良好人际情感关系的基本特征主要表现为热心、亲密、喜欢、同情和照顾他人等,这些是情感方面具有积极意义的特征,有利于团队建设和护士之间的协作。管理者同样要注意在护理团队中的消极的、不利于团队协作的特征,如冷漠、敌意、疏远等对护理绩效的影响。

3. 控制需求　控制需求的基本特征是支配和依赖,在护理实践活动中成员之间的控制关系随处可见。每个人都有控制和支配他人的欲望,同样也存在依赖他人的心理,护士在护理活动人际交往中如果一方的控制欲望较强,而另一方正好依赖性强,其人际关系就会非常融洽,否则就会产生冲突或疏远的现象,从而对护理团队的绩效带来不利影响。

护理工作绩效水平的高低,取决于团队工作的协同效应,而有效发挥协同效应的基础就是护理单元和部门之间、医院工作人员之间的有效合作。不同的人际关系会给护理工作团队成员带来不同的情感体验。

（二）护理团队中的人际关系障碍

护理团队是一个小群体，有着稳定的团队目标和规范。只有形成团队的凝聚力，护士们有一种强烈的认同感、归属感、力量感，护理团队才会健康发展。但是往往由于许多因素的存在，导致团队的凝聚力无法产生，如目标不一、志趣不投、心理相容性差、互相拆台等。

护理团队人际障碍主要发生在以下两个层面。

1. 水平面上的问题（护士之间）　是护理团队中常发生人际障碍的一个层面。新老护士之间、新护士之间、老护士之间可能因为很微妙的差异产生不协调，严重的还会出现剧烈的矛盾和对立。这样，不仅护士内心不愉快，还可导致许多延续性的问题，如家庭、工作、学习等都会因此受到影响。

2. 垂直面上的问题（护士长和护士之间）　由于目标不同，前者的目标定位在护理团队的发展和利益，后者较多顾及个人的工作任务和得失，所以大家都从各自的角度看问题，因此常会发生分歧。若不及时解决就有可能发展成不可调和的矛盾。

（三）维护护理团队人际关系的基本原则

人际关系的优劣在现代社会中已成为影响一个人成长、事业、家庭等各方面的一个重要因素。因此，每个护理人员都应该掌握处理人际关系的基本原则：① 端正交往动机；② 经常观察、分析、检讨自我；③ 包容、理解他人的缺点；④ 欣赏、鼓励他人的长处；⑤ 消除偏见；⑥ 有矛盾应该主动交流和沟通。

护理团队既是一个工作团队，又是一个人与人接触比较紧密的团队，具有人际交流频繁、互助性强、成员间利益又经常发生冲突等特征，因而创造良好的人际关系十分不易。但护理工作很辛苦，如果没有轻松愉快的人际关系，护士们就会身心憔悴。良好的人际关系有助于创造和睦的人际氛围、获得社会支持，更利于身心健康，所以应该努力维护和创造理想的、亲如姐妹般的良好的人际关系。

三、高效护理工作团队的塑造

（一）医院护理文化对高效护理团队建设的影响

1. 组织文化的作用

组织文化对组织成员的作用是软性的制约作用和内化激励作用，概括起来组织文化有以下五大作用。

（1）导向作用：组织文化作为一种思想观念的形式起调控作用，能够引导和塑造员工的态度和行为，规范成员的日常行为与群体目标一致。通过"文化优势"创建一些群体规范或行为准则，组织文化把整体及每个员工的价值观和行为引向组织目标。

（2）约束作用：共同的文化气氛要求组织成员不仅注重自我利益、个人目标，更要考虑到组织利益、群体目标，利用人们的从众和服从心理促进成员的自我控制。

（3）凝聚作用：组织文化表达了成员对组织的认同感，是群体共同的价值体系，有助于成员的吸引力和向心力，对成员有内聚作用，保证组织的稳定性。

（4）激励作用：组织文化作为精神目标和支柱，以人为中心，人的自身价值受到重视，人格得到组织尊重和信任，就会激发工作的热情，激励成员自信自强、团结进取，调动成员的积极性、创造性，提高工作效率。

（5）辐射作用：通过组织文化在社会大系统中塑造良好的组织形象，提高组织的知名度和声誉，获得全社会的尊重与支持，发挥组织文化的社会影响作用。

2. 护理组织文化

（1）护理组织文化的定义

护理组织文化是在一定的社会文化基础上形成的具有护理专业自身特征的一种文化。护理组织文化是在特定的环境中，全体护理人员在工作和生活中创造出来的物质成果和精神成果的集中表现，是在护理活动过程中形成的特定文化观念和历史传统，以共同的价值标准、道德标准和文化信念为核心，最大限度地调动护理人员的积极性和潜在能力，将护理组织内各种力量聚集于共同的宗旨和哲理之下，齐心协力地实现护理组织的目标。

（2）护理组织文化的内容

1）护理组织环境：护理组织环境包括内环境和外环境。内环境是指护理人员的工作环境和人际关系。外环境是指医院所处社会中的经济、文化传统、政治等方面的环境，这是影响护理组织文化的重要因素之一。

2）护理组织目标：护理组织目标不仅是一定时期内所预期达到的质量和数量指标，而且是护理服务的最佳效益和护理组织文化的期望结果。

3）护理组织制度：护理组织制度是医院文化建设的重要组成部分。各种护理制度不论由谁制定，其中必定存在着相应的制度文化。

4）护理组织精神：护理组织精神是指护理人员对本院护理发展方向、命运、未来趋势所抱有的理想和希望，也是对护理组织前途的一种寄托。它是管理者倡导、全体护理人员认同的，集中反映了护理人员的思想活动、心理状态和职业精神。

5）护理组织形象：护理组织形象是社会公众和内部护理人员对护理组织的整体印象和总体评价，是护理服务质量、人员素质、技术水平、公共关系等在社会上和患者心目中的总体形象。在护理工作中，应坚持服务质量、患者、利益、社会信誉并重的原则。

（3）营造护理组织文化的形式

1）言谈举止：高层管理人员通过言谈举止和各种教育活动将护理行为准则和组织期望渗透到护理群体中。

2）文字、符号：书面材料、标语、口号、护理人员守则等方式都是护理文化的表现形式。

3）事物形象：实物和艺术构思的内容也可用来反映护理组织文化。如南丁格尔塑像、医院标志、标牌、护士服饰等。

4）视听设备：利用现代化的视听设备表现和宣传护理组织文化的途径和形式较多，如网络、广播、电视、广告、多媒体等。

5）其他形式：如文艺演出、会议、知识竞赛、表彰先进等活动都是宣传护理组织文化的手段。

（4）护理组织文化的管理

护理组织文化建立后，对组织文化可以实行目标管理。护理组织文化目标管理的步骤是：① 确定当前组织文化的宗旨、目标；② 分析环境；③ 发现机会和威胁；④ 分析组织的资源；⑤ 识别优势和劣势；⑥ 重新评价组织文化的宗旨和目标；⑦ 制定战略；⑧ 实施战略；⑨ 评价结果。

（二）塑造高效的护理工作团队

借鉴国内外团队工作模式的成功经验，将一群护士打造成合作互助的高效护理工作团队，是现代护理管理人员提高工作效率的关键途径。

1. 制定明确的共同目标　在高效的护理团队中，明确的岗位职责和护理工作衡量标准可以指导护理团队成员有效完成护理工作任务。明确的目标可以成为护理团队成员努力工作的行为动力，激励护士为团队整体水平的提高而努力奋斗，创造护理团队的高绩效。

护理团队是为了实现特定的目标而组合和存在的。根据团队目标存续时间的长短，护理团队可以长期存在或短期存在。护理工作过程中不仅需要长期的团队，也需要短期的团队。例如，内分泌科护理人员为促进糖尿病患者康复而组建的健康教育护理团队就需要长期存在，而感染科预防甲流感的健康教育团队就可以在疾病高发的冬春季组建。因此，在塑造护理团队前，首先要确定的就是团队的总目标，再依据总目标分解为比较具体的子目标。从团队目标出发，团队成员广泛参与，共同制定出具体的子目标和任务，有利于高效护理团队的塑造。

2. 护理团队成员构成要优势互补　护理团队成员组合一般包括：专家型护士、决策人员、工作策划人员、临床一线人员、人际关系人员等。护理团队成员要注重发挥个人的特长，使护理工作的流程优化，获得集体工作的协同效应，共同实现组织目标。

3. 护理团队应规模合理　作为工作型团队，护理专家认为，一般规模以不超过20人为宜，但具体人数不是绝对的，要以任务的性质要求及成员的能力为主要依据。

4. 培养团队精神　护理成员的大局意识、协作精神、服务精神就是护理团队精神的集中体现。护理团队成员在工作中相互支持和协作配合，分担管理者和团队发展的责任，共同完成护理团队的工作目标。

5. 建立畅通的沟通渠道　畅通的沟通渠道有利于增强护士间的信息交流，为成员表达自己的观点、倾听他人的建议提供良好的心理环境。

6. 提升团队凝聚力　团队凝聚力强是高效团队的重要因素之一。凝聚力强的团队主要表现为：团队成员之间有较强的吸引力，团队中保持民主、和谐的工作氛围，成员积极踊跃地参加团队活动，成员归属意识强、关注团队利益、主动承担团队责任。

7. 及时认可团队成员个人贡献　团队管理者对团队成员的个人贡献给予高度重视和充分肯定，这种正面的认可对调动护理团队成员的工作热情和创造性具有积极的促进作用,可以使护理团队绩效水平得到不断提高。

8.建立合理绩效和薪酬体系 护理团队内部要制定合理的绩效评估机制和具有激励作用的薪酬体系,强化团队成员的集体奋进精神和承诺,才能不断创造团队的高绩效水平。

9.发展团队信任气氛 管理者在塑造高效护理团队时不可忽视团队成员间的相互信任因素,成员之间的相互信任是高效团队的特点之一。缺乏相互信任将导致相互猜疑、相互戒备、人际关系紧张,管理成本飙升,工作效率下降,组织成员身心疲惫,因此发展信任是建设高效团队的一项重大任务。

思考题

一、名词解释

组织 正式组织 非正式组织 学习型组织 群众卫生组织
三级护理管理体制 管理层次 管理幅度 组织结构 直线型组织结构
职能型组织结构 团队 个案护理 整体护理 护理团队 护理组织文化

二、简答题

1.医院组织的基本要素有哪些?

2.正式组织与非正式组织的区别有哪些?

3.何为学习型组织?学习型组织有哪些特点?

4.组织文化的类型及构成要素有哪些?

5.如何塑造高效的护理团队?

6.结合自己周边医院情况,叙述三级医院和二级医院的护理管理组织结构。

7.简要叙述作为三级医院的一名护理管理者,护理部主任的工作职责应该包括哪些方面内容。

三、案例分析

1.王主任是某护理部主任,她把工作分配给各科护士长等管理人员,对于例行性业务按照常规措施和标准执行,她加以必要的监督和指导,只有发生特殊情况时由她来处理。她可以集中精力研究及解决全局管理问题,也调动了下级的工作积极性。

思考:

这种工作方式遵循的组织原则是哪一项?分析原因。

2.某医院护士长聘任实施竞争上岗。护士甲,护理专业大学本科毕业,在普外科病房工作6年,经过这次竞聘,被领导安排到胸外科担任护士长。老护士长在原科室工作了十多年,也很有成绩,深受科室同志的好评,只因一纸文凭被迫下台,心里很有想法。为此在新护士长上任时,她没有交班,就离开了原科室。其他护士也认为她太年轻没有经验,对她的工作极不配合。新护士长面临很大的困难,业务不熟,管理工作不熟,人员不熟,与科主任的关系不熟,但任命已经下来,只好硬着头皮接下了这份本应高兴却实在令人担忧的工作。新护士长所在胸外科现在的情况是:科室里有 4 位比她年长的护士,其他 11 名护士较年轻,她本人性格较为内向,从未干过管理。

思考:

面对这种情况,如果你是这位新护士长,请运用所学的管理学知识,列出目前的主要问题,并尝试提出解决措施。

(王 静 徐 敏)

第四章　护理管理的人力资源管理职能

学习目标

1. 掌握护理人力资源管理原则,护理人员编配的原则,护理人员教育的原则,在职培训的方法,稳定人才队伍的策略。
2. 熟悉护理人力资源管理相关概念,人力资源管理的基本功能及任务,护理人员编配的影响因素,护理人员的排班。
3. 了解护理人才的考核与晋升,人才流动的原因。
4. 能够说出各级护理职称的基本职责范围,能够进行简单的护理人员编配。

【导读案例】

联想集团的人力资源管理经验

　　联想集团从 1984 年创业时的 11 个人、20 万元资金发展到今天,已拥有逾 40 000 名员工,年营业额近 300 亿美元,成为全球 500 强企业和国际化的科技公司。当外界纷纷探索"联想为什么?"的时候,当一大批优秀的年轻人被联想的外部光环吸引加入联想的时候,我们不妨走入联想内部,去看看联想的人力资源管理。

　　从"蜡烛"到"蓄电池":过去联想的人才管理把人视作蜡烛,不停燃烧直至告别社会舞台。现在,他们把人视为资源,好比是蓄电池,可以不断地充电、放电。现在的管理强调人和岗位适配,强调人才的二次开发。对人才的管理不仅是让他为企业创造财富,同时也要让他寻找合适的岗位,最大限度地发挥、体现个人价值,有利于自我成长。

　　把珍珠串成项链:中关村是人才争夺的"重地",而在人才争夺战中,联想并不是被动挨打,而是主动迎战。为此,他们提出自己的崭新理论:项链理论。他们认为,人才竞争不在于把最大、最好的珠子买回来,而是要先理好自己的一条线,形成完善的管理机制,把一颗颗珍珠串起来,串成一条精美的项链。如果没有这条线来形成完善的管理机制,珠子再大再多也是一盘散沙。没有好的管理来形成强大的企业凝聚力,紧紧依赖高薪很难留住人才。

　　在赛马中识别好马:联想大胆启用年轻人,2001 年联想集团管理层的平均年龄只有 31.5 岁。从 1994 年起,每年的 3—4 月都会进行组织机构、业务结构的调整,每次调整管理模式、人员变动都很大。通过"折腾",在工作中崭露头角的年轻人脱颖而出,而那些故步自封、跟不上时代变化的人就会被淘汰——这就是"在赛马中识别好马"。这包括三个方面的含义:① 要有"赛场",即为人才提供合适的岗位。② 要有"跑道"划分,不能乱哄哄挤作一团,必须引导他们有秩序地竞争。③ 要制定比赛规则,即建立一套较为科学的绩效考核和奖励评估系统。

善于学习者善于进步:联想注重向世界知名大公司请教。它参照 CRG 咨询公司的"国际职位评估体系"开展岗位评估,统一工薪项目,推行"适才适岗、适岗适酬"的管理方针。

思考:

1. 联想集团的人力资源管理实践体现了人力资源管理的哪些基本原理?

2. 从联想集团的人力资源管理中你得到哪些启示?

3. 案例中有哪些方面值得护理管理借鉴?

现代管理强调以人为中心,充分发挥人的作用。随着知识经济的发展,人力资源的开发与管理在管理中的核心地位得以确立。护理人力资源的管理是护理管理工作的一项职能。护理人员在卫生服务组织中是一支数量多、工作面广、影响面大的队伍,护理管理者如何做好护理人力资源的规划、开发、发展,充分发挥其作用,直接关系到护理服务的质量和护理专业的发展,而护理质量的优劣则直接影响医院的医疗服务质量。

第一节 概 述

人力资源在所有的资源中是第一资源,它是现代管理的核心。人力资源的管理能够为企事业单位提供竞争优势和竞争力,因而越来越为企事业单位所重视。

一、护理人力资源管理相关概念

1. **资源** 资源是指组织或社会用来进行价值增值的财富,包括自然资源和人力资源。

2. **人力资源** 人力资源又称劳动力资源,是依附于个体的经济资源,用以反映人所拥有的劳动能力,是对组织的效益和发展具有积极作用的劳动能力总和,是能够推动社会发展的、具有智力和体力劳动能力的人的总和。

人力资源结构是一个立体的、有层次的框架结构,一般可划分为三个层次:即人口资源、劳动力资源和人才资源。人口资源层是人力资源最基础而又广泛的层次,指一个地区中具有劳动能力的人口构成。劳动力资源层是遍布社会生产和生活各个领域的社会劳动者,是人力资源中的主体部分,指符合就业年龄、已经参加和尚未参加社会劳动的人口。而在社会劳动者这一层中,有一部分进行创造性劳动、贡献较大的人,即通常所讲的人才,就构成上层,即人才资源层。

3. 人力资源管理　人力资源管理是有效利用人力资源实现组织目标的过程，即对人力这一资源进行有效开发、合理配置、充分利用和科学管理的制度、条例、程序和方法的总和。目的是配备合适人员去充实组织机构中所规定的各项职能，以保证组织工作的正常进行，从而实现组织的既定目标。宏观的人力资源管理是侧重从整体上对人力资源的形成、开发和利用进行管理，如我国的计划生育和人口规划的管理、职业技术培训规划等。微观的人力资源管理是针对一个组织的人力资源开发、利用的管理。

4. 护理人力资源管理　护理人力资源管理是指卫生服务组织为实现目标，提高服务水平，利用护理管理学和相关学科的知识，对组织中的护理人力资源进行规划、培训、开发、利用等活动。它属于人力资源的微观管理。

【管理故事】

索尼公司的"毛遂自荐"式管理

日本索尼公司（Sony Corporation）以"毛遂自荐"式管理保证人才自由发展的空间。他们推行一种独特的用人制度，即允许并鼓励员工按照自己的兴趣、爱好和特长"毛遂自荐"，申请各种研究课题和开发项目，允许他们在公司各部门、各科研组之间自由流动，各部门主管不得加以阻拦。很多新产品就是这样开发出来的，例如笔记本电脑就是工程师平山"毛遂自荐"到英国考察后开发成功的。

二、人力资源管理的基本功能及任务

（一）人力资源管理的基本功能

现代人力资源管理就是人力资源的获取、整合、激励、控制与调整以及开发的过程。其基本功能包括以下四个方面。

1. 激励功能　激励功能是人力资源管理的核心，是其他功能发挥作用的最终目的。激励就是以物质和精神满足员工需要，激发员工的工作动机，通过一系列薪酬、考核、晋升等管理措施，为员工创造安全、健康的工作环境，充分调动广大员工的主观能动性，并保持其创造性，让员工在现有工作岗位上创造出优良的绩效。此外，还应加强文化和信息激励，让员工了解组织文化和最新的信息动态，以提高员工自身综合素质，更有利于提高整个组织的活力和竞争力。

2. 获取与整合功能　人力资源的获取与整合是人力资源管理的基础，为人力资源其他功能的实现提供了条件。根据组织目标、组织的工作要求等，进行规划、招聘、测试、选拔、考核和聘用，为组织获取最适合组织需要的成员。通过合理的人员管理，如文化观、价值观和技能的培训，对已有员工进行有效整合，取长补短，达到动态优化配置的目的，实现人力资源精干和高效，取得最大的使用价值。

3. 开发功能　开发功能是人力资源管理的手段。只有让员工掌握相应的工作技能，激励功能的实现才能具备客观条件。通过组织内部一系列管理活动，提高员工素质和整体效能,并掌握当前与未来工作需要的知识和技能。人力资源管理的最终目标是个人与组织的发展。

4. 维持功能　维持功能是人力资源的保障。只有将已加入组织的员工继续留在组织中,激励功能才具有稳定的对象,激励的作用才能持久,也才能确保组织人才队伍建设的稳步发展。

（二）人力资源管理的基本任务

人力资源管理是由组织的人力资源管理部门(如人事处)和基层主管人员分工合作、共同完成的(如医院护理人力资源管理是由人事处和护理部、护士长合作共同完成的)。其基本任务主要包括以下几方面。

1. 制定人力资源规划　根据组织发展的总体战略目标与计划,对人力资源现状做出评估,依据组织的发展战略、目标和任务,并利用科学方法对未来人力资源供给和需求做出预测,制定人力资源招聘、调配、培训、开发、管理及发展等方面的政策和具体措施。

2. 有效配置各级各类人员　人员配置包括招聘、挑选需要的各级各类人才,以及工作设计与岗位分析、编制工作岗位说明书、招聘、录用、安置、调配、辞退等。

招聘和录用是根据组织内岗位设置的需要,以工作岗位职责说明书为标准,采用各种方法与手段,如刊登广告、到职业介绍所登记、举办人才交流会、接受推荐等,从组织内外吸引应聘者。在这一过程中,需要经过严格审查,从应聘者中选出一定数量的候选人,再经过科学的方法和手段,如面试、笔试、技能考核、情景模拟等方法进行筛选,确定最后录用人选。

工作岗位职责说明书不仅是招聘的依据,也是对员工进行绩效评价、培训、调配与晋升的依据,一般包括两大部分:工作描述和任职条件。工作描述又称工作说明,是对岗位的性质、任务、责任、工作内容、处理方法等与工作相关的环节所做的书面说明。任职条件是根据工作描述拟定的工作资格,主要包括文化程度、工作经验、有关岗位的技术和能力要求、工作态度、工作经历和健康状况,以及特殊工作能力要求等。

3. 劳资关系　员工一旦被聘用,就与组织形成了一种雇佣与被雇佣、相互依存的劳资关系,双方需要就员工的工资福利、工作条件与工作环境等事宜达成协议,并签订劳动合同,以确保双方的合法权益。

4. 工作绩效评价　绩效评价,是对照工作岗位职责说明书,对员工的工作表现及工作态度等进行量化评价,并给予处理的过程。考评涉及每位员工的表现和工作成果,应定期进行,考评结果可以为员工晋升、奖惩、薪酬、接受培训等提供重要依据。其目的在于调动员工积极性,激励其保持积极的行为。

5. 促进员工发展　主要通过开发、培训等方式,为员工目前和将来的工作做好准备,其形式包括岗前教育、在职培训和职业发展等。人力资源管理者有责任关心和鼓励员工的个人发展,帮助其制定职业生涯发展规划,以增强和激发员工的积极性、主动性和创造性。

6. 职业管理　人力资源管理部门与管理人员要关心员工的个人发展,帮助其制定与组织发展计划一致的个人发展计划,对员工实施有效的帮助和指导,并及时进行监督和考察,让员工产生归属感,激发其工作积极性,进而提高组织效益,促进组织的发展。

7. 工资报酬管理　工资报酬体系的设计是否科学合理直接关系到员工队伍的稳定。人力资源管理部门要从员工资历、职务、岗位、工作表现和工作成绩等方面综合考虑,为员工制定相应的、具有吸引力的工资报酬标准和制度,并随着员工工作职务的升降、岗位的变动、工作表现和工作成绩的优劣而进行相应的调整。

8. 福利及劳动保护　根据国家、政府有关条例和规定,人力资源管理部门要落实退休金、医疗保险、工伤事故保险、节假日待遇等规定,这也关系到员工队伍的稳定。还要拟定确保员工在工作岗位上安全和健康的条例和措施,并进行教育和培训,开展相应的检查和监督,确保员工工作安全。

9. 员工档案管理　人力资源管理部门要保管好员工进医院时的简历、表格,进入工作岗位后关于工作积极性、工作表现、工作成绩、薪酬福利、职务升降、奖惩、培训与教育等方面的书面材料,作为个人履历以及工作岗位调整的基本依据。

10. 人力资源成本核算　人力资源管理部门应与财务部门等相关职能部门合作,建立人力资源核算体系,开展人力资源投入成本与产出效益的核算工作,以改进完善人力资源管理工作,并为决策部门提供依据。

三、护理人力资源管理的原则

1. 系统管理原则　人力资源管理是一项复杂的系统工程,应该从全局、整体出发,分析各要素之间的相互作用、相互联系,以便统一领导、统一规划、统一管理,统筹兼顾,发挥各要素优势,以实现最佳管理,取得最好效果。

2. 用人所长原则　一个人只有处在最能发挥其才能的岗位上,才会干得最好。金无足赤、人无完人,管理者要知人善任、用人所长、扬长避短,根据护理人员的特点进行选择,将其安排在最合适的岗位,才能充分发挥护理人员的才能,取得最佳效果,获得最大效益。如有的护士反应敏捷、技术熟练,可安排在急诊科工作;有的护士无菌观念强,具有高度责任心,应变能力强,可安排在手术室工作;有的护士工作踏实肯干,业务能力强,但不善于做管理工作,不宜提拔为护士长。

3. 公平竞争原则　公平、公正、公开、一视同仁,为组织内外人员创造一个平等竞争的环境,才能选出具有真才实学的人才。因为人才只有经过互相比较才能鉴别,而竞争则为人才的比较创造了条件,有利于选择优秀的人才。在选拔人才、考核聘用、利益分配、奖励、晋升职称等环节上都要遵循公平的原则,在所设的岗位和职务备选人之间应鼓励公平竞争、机会均等,才能提高护理人员的积极性。

4. 职责明确原则　各级护理管理和临床护理岗位、职责、职务,应有明确的要求。明确了职责,才能使工作人员了解特定职务的重要性和任务,严格要求自己保质保量地完成工作任务,提高工作效果,同时也才能有目的地培训并依据职责要求考核人员。

5. 责、权、利统一原则　现代管理的职务理论要求：一个健全的职务管理，应该是职责、职权、职酬三位一体、相互对应。

四、护理人力资源管理的发展趋势

(一) 护理人员发展的趋势

1. 培养新型的护理管理人才　护理管理和护理技术是护理专业发展的两大支柱，两者共同推动护理专业的发展。管理者是否有前瞻性、创新性、时代性，是否了解国内外最新护理发展动向，直接关系到护理专业的发展。因此，选拔、培养新型的护理管理人才是非常必要的。

2. 培养高水平的专科护士　这是护理人员目前主要的发展方向。专科护士是指在某护理专业领域具有突出的知识和能力水平，得到人们认可，可以解决临床实际问题并完成难度较大的专职工作的护理人才，如脑外科专科护士、胸外科专科护士、儿科专科护士等。做好专科护理人才队伍的建设工作，培养具有较高水平、掌握专科化知识的专科护士，并充分发挥专科护士在护理实践中的作用，有利于提高护理队伍整体水平。

3. 培养高素质的护理教育人才　护理人才的不断开发，是护理事业发展的前提和保障，因而就需要培养和开发高素质的护理人才。

4. 注重社区全科护士的培养　随着卫生服务体系的改革，社区卫生保健的发展，社区全科护士的培养越来越受重视。社区全科护士必须有一定的临床工作经验，具有医学临床知识、公共卫生学知识及社会科学等方面的知识，经过全科综合培训，才能胜任社区护理工作。

(二) 护理人力资源管理的发展趋势

1. 转变管理理念　转变管理理念最基本的是要求管理人员做到管理人性化。按照社会主义市场经济体制的发展要求，护理管理者必须转变管理理念，把护理人事管理转变为护理人力资源管理，充分认识到引入人才是基础，用人是关键，留人是保障，育人是保证，重视人才的选拔、培养、使用、提高。

2. 创新用人机制　人事制度的改革，使"单位人"变成"社会人"，人事代理和聘用制度将成为护理人力资源管理的必然趋势。护理管理人员的聘用应按照民主、公开、平等、择优的原则引入竞争机制，公开选拔护理管理人员，为护理管理人员创造一个施展才华的舞台，逐渐形成能者上、平者让、庸者下的竞争氛围。

3. 人才竞争加剧　人才竞争已成为护理人力资源管理的突出问题，人力资源管理将更注重高级护理人才的引进与培养。近年来，我国各地纷纷出台了吸引优秀人才的政策和措施，使护理人才的竞争加大了，人才的流动呈上升趋势。

4. 促进人才交流　我国加入WTO，促进了护理服务的国际化和护理人员的国际交流，我国护理人力资源将全面融入国际市场，护理劳务输出势头加大了国内护理人力资源的流动与配置不合理的矛盾。

第二节　护理人员的编配

【导读案例】

绿色化工公司人力资源计划的编制

王某,三天前才调到人力资源部当助理,虽然他进入这家专门从事垃圾再生的公司已经有三年了,但是面对桌上那一大堆文件、报表,他还是有点晕头转向:我哪知道我干的是这种事! 原来副总经理李某直接委派他在10天内拟出一份本公司5年的人力资源计划。

其实,王某已经把这项任务仔细看过好几遍了。他觉得要编制好这个计划,必须考虑以下各项关键因素。

首先,是公司现状。公司共有生产与维修工人826人,行政和文秘性白领职员142人,基层与中层管理干部79人,工程技术人员38人,销售人员22人。

其次,据统计,近5年来员工的平均离职率为4%。不过,不同类型员工的离职率并不一样,生产工人离职率高达8%,而技术和管理干部则只有3%。

再次,按照既定的扩产计划,白领职员和销售员要新增10%~15%,工程技术人员要增加5%~6%,中、基层干部不增也不减,而生产与维修的蓝领工人要增加5%。

最后,有一点特殊情况要考虑:最近本地政府颁布了一项政策,要求当地企业招收新员工时,要优先照顾妇女和下岗职工。公司一直未曾有意地排斥妇女或下岗职工,只要他们来申请,就会按照同一种标准进行选拔,并无歧视,但也未特殊照顾。如今的事实却是,只有一位女销售员,中、基层管理干部中也只有两人是妇女或原来的下岗职工。

王某还有7天就得交出计划,其中包括各类干部和员工的人数,要从外界招聘的各类人员的人数以及如何贯彻政府关于照顾妇女与下岗职工政策的计划。

此外,绿色化工公司刚开发出几种有吸引力的新产品,所以预计公司销售额5年内会翻一番,他还得提出一项应变计划以备应付这种快速的增长。

思考:

1. 王某在编制这项计划时要考虑哪些情况和因素?

2. 他该制定一个什么样的招聘方案?

3. 在预测公司人力资源需求时,他可以采取哪些技术?

护理人员编配是为具体护理单元提供合理数量和质量的护理人员,以满足病人护理需要,保障护理安全的过程。根据医院类型、等级、规模、病人数量、护理工作方法、护理工作量的不同,所编配的护理人员数量和质量也有所不同。编配是否合理,直接关系到整体护理的质量和护理人才的稳定。

一、护理人员编配的影响因素与原则

（一）护理人员编配的影响因素

1. 护理工作质量和工作数量　护理工作质量和工作数量是影响护理人员编配的主要因素。工作量的大小取决于病床的使用率、床位周转率、危重病人比例的高低，也取决于护理业务范围的广狭和技术要求的繁简。医院的类型、级别、护理工作方式等不同，所要求的护理质量标准也不同。

2. 护理人员素质　护理人员素质高、训练有素，编配可少而精，而且有利于提高工作质量和效率。若护理人员素质差、能力低，不仅需要的人数多，而且影响工作质量和效率。

3. 工作环境和条件　医院房屋建筑、医疗设备、自然条件好，自动化程度高，可节约人力，反之则耗费人力。

4. 人员结构比例和管理水平　医院各类卫生技术人员的比例是否合理，特别是医护比例是否恰当，对护理人员编配的影响也较大。如果医护比例不当，护理质量会受到影响。如果年龄上的老、中、青，职称上的高、中、初，学历上的高、中、低比例结构失调，不能适应护理专业的科学性、服务性、连续性特点，就会影响护理人员的编配。医院支持系统的建立、护理系统的管理水平，也直接影响护理工作的效果和对护理人员的编配。

5. 社会因素　医疗保险制度的改革、人们健康观念的转变、医院在社会上的地位和护理对象的经济状况、社会背景、文化层次等特征都对护理人员的编配有影响。

6. 政策法规　我国现行政策和法规，如公休日、产假、病事假、教育培训等方面的政策法规也可直接影响护理人员的编配。如现在护理人员还是以女性居多，产假、哺乳期的延长，会影响护理人员的编配。

（二）护理人员编配的原则

1. 满足护理对象需要原则　满足护理对象的需要是确定护理人员编配的主要依据。在考虑护理人员编配时，首先要根据医院的性质（级别）、规模（床位）、任务（综合性、专科性）、科室设置、护理工作量的大小、技术装备等实际情况制定出护理人员的数量和结构（年龄、学历、职称）。医院规模及功能不同，需要的人员编配也各异，如有的医院危重病人多，ICU、CCU 护理工作任务较繁重，需要的护理人员也相对增多。

2. 优化组合原则　护理人员的编配应注意群体结构的优化组合，这是体现科学管理的基本要求。不仅要注意护理人员群体在年龄、资历、性格、气质、学历等因素上的互补作用，还要做到在组合护理人员时，充分考虑专业、技能、体力上的互补，选择能使群体效能得到正常发挥和提高的人才，做到最少的投入达到最大的效益。

3. 结构合理原则　应根据临床科室的工作性质和任务合理编配护理人员。合理编配护理人员，体现在护士群体的结构比例，包括护理人员的分类比例（即从事行政管理、教学科研、临床护理的人员数量所占的比例）和质量比例（即护理人员所具有的不同学历和专业职务所占的比例）。我国医院分级管理标准规定，二、三级医院护理人员占卫生技术人员总数的 50%，医师与护理人员之比为 1：2，病房床位与病房护理人员

之比为 1∶0.4。合理编配护理人员,要保持职称、年龄、学历结构合理。

4. 经济效能原则　医院管理体制的改革和自身发展,要求护理管理者对护理人员的配置主要根据工作需要,同时也要考虑经济效能,应在保证优质、高效的基础上减少人力成本的投入。

5. 动态发展原则　护理专业的发展,服务对象的变化,医疗设备的不断更新,医院在管理体制、制度、机构等方面的不断改革,客观上要求护理人员编配应注意专业分工与组合的调整。为了适应社会发展的需要,对编配要有预见性,留有余地,能上能下,能进能出,才能避免处于被动地位。

6. 适当流动原则　流动才会产生活力或动力。通过流动,护理人才重新组合,化不利因素为有利因素,才有利于经验交流,提高护理工作质量和效率。有的护士变更工作环境后,原来存在的毛病克服了,积极性也调动了,因此在统一安排下,有适当的内部流动和外部流动,做到管而不死、活而不乱,有利于护理工作的顺利开展。

二、护理人员编配的方法

(一) 按卫生部《综合医院组织编制原则(试行草案)》计算法

我国目前医院人员的编配方案,主要参照卫生部 1978 年颁布的《综合医院组织编制原则(试行草案)》。该试行草案对城市综合医院、医学院校的综合性附属医院和县医院的人员编配做出了明确规定。

1. 护理人员编制比例　综合医院病床与工作人员之比,根据各医院规模和所承担的任务分为三类:

(1) 300 张床位以下的医院,按 1∶1.30～1∶1.40 计算。

(2) 300～500 张床位的,按 1∶1.40～1∶1.50 计算。

(3) 500 张床位以上的,按 1∶1.60～1∶1.70 计算(表 4-1)。

表 4-1　护理人员编制比例

适用范围(床)	计算基数(床)	床位与工作人员之比	护理人员数(人)
80～150	100	1∶1.30～1∶1.40	46～49
151～250	200	1∶1.30～1∶1.40	91～97
251～350	300	1∶1.40～1∶1.50	149～160
351～450	400	1∶1.40～1∶1.50	201～216
451 以上	500	1∶1.60～1∶1.70	288～306

2. 各类人员的比例

(1) 卫生技术人员占医院总编制的 70%～72%,其中,护理人员占 50%,各级医师占 25%,其他卫生技术人员占 25%。

(2) 行政管理和工勤人员占总编制的 28%～30%,其中,行政管理人员占总编制的 8％～10％(表 4 - 2)。

表 4 - 2　医院各类人员比例

卫生技术人员	其中						行政管理人员	工勤人员
	医师	护理人员	药剂人员	检验人员	放射人员	其他医技		
70％～72％	25％	50％	8％	4.6％	4.4％	8％	8％～10％	18％～22％

3. 各科室护理人员的编制比例　一般情况下,各科室护理人员的比例为:

(1) 床位数与护士之比为 1∶0.4。

(2) 床位数与护工之比为 10∶1。

(3) 重症监护室床位数与护士之比 1∶(2.5～3)。

(4) 门诊护理人员与门诊医师之比为 1∶2。

(5) 住院处护理人员与病床之比为(1～1.2)∶100。

(6) 婴儿室护理人员与病床之比为 1∶(3～6)。

(7) 注射室护理人员与病床之比为(1.2～1.4)∶100。

(8) 供应室护理人员与病床之比为(2～2.5)∶100。

(9) 急诊室护理人员与医院总床位之比为(1～1.5)∶100。

(10) 急诊观察室护理人员与观察床位之比为 1∶(2～3)。

(11) 手术室护理人员与手术台之比为(2～3)∶1。

(12) 助产士与妇产科病床之比为 1∶(8～10)。

(13) 病房护理人员担当的工作量不包括发药及治疗工作在内,发药及治疗工作每 40～50 床位配备护士 3～4 名。

(14) 以上各部门每 6 名护理人员(助产士)另增加替班 1 名。

4. 特种科室　随着新的医疗技术的开展和护理职能的扩大,某些特种科室,如血液透析室、内窥镜室等部门也要进行护理人员的配备。

5. 护理管理人员配备　300 张床位以上的医院设护理副院长兼护理部主任 1 人,副主任 2～3 人;床位不足 300 张,但医、教、研任务繁重的专科医院,设护理部主任 1人,副主任 1～2 人;300 张床位以下的医院设总护士长 1 人;100 张床位以上的科室设科护士长 1 人,门诊部、急诊室、手术室等任务重、工作量大的科室设科护士长 1 人。

6. 护师以上专业技术职务的岗位设置及编设比例　1985 年,卫生部在试行专业技术职务聘任制中,对护师以上专业技术职务的岗位设置做出如下规定。

(1) 一般病房

1) 护师与病床(张)之比为 1∶(15～20)。

2) 主管护师与病床(张)之比为 1∶(30～40)。

3) 正副主任护师:在医、教、研任务较重,护理专业技术要求较高,具有 3 种专业和床位在 150 张以上的大科,设 1～2 名。

（2）手术室

1）护师与手术台之比为 1：2。

2）主管护师与手术台之比为 1：（6～8）；适用于开展 4 种以上专科（普外、胸外、脑外、泌尿科、骨科、妇产科、五官科等）手术的手术室。

（3）特种病房（ICU、CCU、血液透析、烧伤等）

1）护师与病床（张）之比为（1～2）：1。

2）主管护师与病床（张）之比为 1：4。

3）副主任护师：重症监护中心设 1 名。

（4）门诊各科 应根据不同科别的护理任务来确定。凡具有较复杂的护理、治疗技术，开展卫生宣教咨询和护理管理任务较重的科别，可设：

1）护师与护士之比为 1：（3～4）。

2）主管护师与护师之比为 1：（3～4）。

3）副主任护师与主管护师之比为 1：（2～3）。

（5）保健科 包括家庭病床、社区保健等。根据工作任务和所需护理专业技术水平，适当设置各级护师。

（6）供应室、营养科（室） 300 张床以上的医院，任务繁重，设备复杂，开展多种消毒灭菌业务及卫生监测和营养技术工作，设护师或主管护师 1～3 名。300 张床以下的医院，仅完成一般消毒灭菌、供应和营养技术工作，设护师 1～2 名。

（7）护理部 护理部管理人员与床位数之比为 1：（150～200）（《上海市各级各类医院组织机构及人员编制标准暂行规定》），护理部管理人员中配置正、副主任护师 1～3 名和主管护师若干。

（二）按卫生部《医院分级管理标准（试行草案）》计算法

卫生部于 1989 年颁布了《医院分级管理办法（试行草案）》和《综合医院分级管理标准（试行草案）》，提出各级医院各类人员编设标准（表 4-3）。

表 4-3 各级医院人员编设基本标准

项目	其中		
	一级医院	二级医院	三级医院
总人员编制（床：职工）	1：（1～1.4）	1：1.4	1：1.6
卫生技术人员比例（%）	80	75	72～75
护理人员占卫技人员比例（%）	38	50	50
医师（含医士）与护理人员之比	1：1	1：2	1：2
病床与病区护理人员之比	—	不少于 1：0.4	1：0.4
护师以上职称人员比例（%）（占护理人员总数）	≥10	≥20	≥30
护理员占护理人员总数（%）	≤33	≤25	≤20

（三）按护理工作量和工时单位计算法

护理人员的配置主要依据其所承担的工作量及完成这些工作量所需要消耗的时间。常用的方法是工时测定法。

工时测定法是指对完成某项工作任务全过程的每一环节必须进行的程序和动作所耗费的时间的测定。

工时单位是指完成某项工作任务所消耗的平均工时，通常以"分钟"计算。

工时单位值是指每小时完成的工时单位，用"工时单位/每小时"表示。它是分析人员劳动效率的单位值。日常工作中最理想的工时单位值为 45 工时单位/每小时，即每小时内个人最有效的劳动效率为 45 分钟。护理人员每天工作八小时，达到有效劳动六小时，是较理想的劳动效率。

通过直接或间接的工时测定确定实际工作量，再进一步计算出编制人数和比例设置。按工作量编配护理人员是一项复杂而具有科学性的工作，特别是开展整体护理后，如何计算护理人员的工作量，如何衡量心理护理、患者评估等工作的时间等问题都有待在实践中探索。按工作量计算法编配护理人员的计算公式很多，且各有特点。

公式 I：　　应编护士数 $= \dfrac{\text{各级护理所需时间总和}}{\text{每名护士每天工作时间}} + \text{机动数}$

例如：某病房患者总数为 40 人，其中一级护理 4 人，二级护理 12 人，三级护理 24 人。

根据江苏省护理学会 1980 年护理工作量的测算结果，一级护理每名患者每日直接护理所需时间为 4.5 h，二级护理为 2.5 h，三级护理为 0.5 h。间接护理时间每一位患者每日约 20 min（如间接护理 40 张床日均护理时间为 13.3 h）。机动数一般按 20%～50%计算。

$$\text{应编护士数} = \frac{4.5 \times 4 + 2.5 \times 12 + 0.5 \times 24 + 13.3}{8} \times (1 + 20\%) = 11（\text{人}）$$

公式 II：应编护士数 $= \dfrac{\text{病房床位数} \times \text{床位使用率} \times \text{平均护理时数（分钟）}}{\text{每名护士每天工作时间（分钟）}} + \text{机动}$

数（机动数按 20%计算）

公式中：平均护理时数＝各级患者护理时数的总和÷该病房患者总数

$$\text{床位使用率} = \frac{\text{占用床位数}}{\text{开放床位数}} \times 100\%（\text{一般按 93\%计算}）$$

每名护士每天工作时间以有效服务时间计算，即除去法定公休和学习时间，一般按每名护士每天工作时间约 400 min 计算。

上述举例按公式 II 计算如下：

$$\text{平均护理时数} = \frac{4.5 \times 4 + 2.5 \times 12 + 0.5 \times 24 + 13.3}{40} = 1.83（\text{h}）= 110（\text{min}）$$

$$\text{应编护士数} = \frac{40 \times 93\% \times 110}{400} \times (1 + 20\%) = 12.3（\text{人}）$$

三、护理人员的排班

(一) 排班的原则

护理工作中的排班是护理人员分工的具体体现,病房排班是基层护理管理者的重要职能之一。病房护士长需要根据本科室专业特点、护理目标、护理工作量和不同年龄、技术职务的护理人员数量等因素进行系统、科学的安排,采取不同的排班方式,科学合理安排人力,以确保患者安全,为护理对象提供满意的服务,力求达到护理工作优质、高效和惯性运行。

1. 满足患者需要　护理排班以满足患者需要为中心,以达到护理服务目标为准则,并遵循护理工作 24 小时不能间断的连续性原则。

2. 科学合理排班　掌握工作规律,科学合理地排班,保持各班工作量的均衡,根据护理工作量日间多、夜间少,工作日多、节假日少的特点和规律,合理安排人力,使各班次工作量基本均衡,必要时适当调配,使人人发挥工作效能。

3. 确保患者安全　掌握护理工作规律,分清轻重缓急,合理搭配各层次人员。对各班次人员进行有效组合,新老搭配、优势互补,避免由排班不当出现的薄弱环节,提高护理质量,保证患者安全。

4. 保持公平　排班公平对加强组织凝聚力,调动护理人员工作积极性具有直接影响。护士长应根据护理工作需要,合理安排各班次和节假日值班护理人员,做到一视同仁。

【管理故事】

责任重于泰山

1920 年的一天,美国一位 12 岁的小男孩正与他的伙伴们踢足球,一不小心,他将足球踢到了邻近一户人家的窗户上,一块窗玻璃被击碎了。

一位老人立即从屋里跑出来,勃然大怒,大声责问是谁干的。伙伴们纷纷逃跑了,小男孩却走到老人跟前,低着头向老人认错,并请求老人原谅。然而,老人却十分固执,小男孩委屈地哭了。最后,老人同意小男孩回家拿钱赔偿。

回到家,闯了祸的小男孩怯生生地将事情的经过告诉了父亲。父亲并没有因为其年龄还小而开恩,却是板着脸沉思着,一言不发。坐在一旁的母亲一直为儿子说情,开导着父亲。过了不知多久,父亲才冷冰冰地说道:"家里虽然有钱,但是他闯的祸,就应该由他自己对过失行为负责。"停了一下,父亲还是掏出了钱,严肃地对小男孩说:"这 15 美元我暂时借给你去赔偿人家,不过,你必须想办法还给我。"小男孩从父亲手中接过钱,飞快跑过去赔给了老人。

从此,小男孩一边刻苦读书,一边用空闲时间打工挣钱还给父亲。由于人小,不能干重活,他就到餐馆帮别人洗盘子刷碗,有时还捡破烂。经过几个月的努力,他终于挣到了 15 美元,并自豪地交给了父亲。父亲欣然拍着他的肩膀说:"一个能为自己的过失行为负责的人,将来一定是会有出息的。"

许多年以后,这位男孩成为美利坚合众国的总统,他就是里根。后来,里根在回忆往事时,深有感触地说:"那一次闯祸之后,使我懂得了做人的责任。"

（二）影响排班的因素

在实际工作中,排班要做到科学、合理、公平、有弹性,是非常不容易的,要受到诸多因素的影响。

1. 医院政策 护理人员的排班与医院人力资源编制政策有密切关系。卫生部在医院分级管理文件中规定有各级人员编制的比例,但各医院的人力配置政策,还必须考虑护理工作量和患者的护理需要。有的医院按专科分工,新技术、新业务的开展程度,医院特色来进行人员编排。

2. 护理人员数量和素质 护理人员的数量和素质,将直接影响排班。如果没有考虑护理人员的编制人数,将会造成人力不足或结构不合理,则不易搭配。护理人员受教育的程度、心理素质、健康状况、工作能力、临床经验、家庭状况等均会影响其工作绩效和工作压力承受度,是排班时需考虑的因素。

3. 护理工作模式 不同的护理工作模式,排班的方法亦不同。责任制护理、整体护理和个案护理的人力需求比功能制护理要多,不同技术职称的人员要求也不相同。

4. 排班方法 不同的排班方法对排班有不同的要求,如轮班制、周班制或每日三班制、二班制等。

5. 特殊部门的需求 医院的监护病房、急诊科、门诊部、手术室等均有其特殊的需求,在人员需求和排班方法上,均不同于普通病房。

6. 不同班次工作特点 全天 24 小时内护理工作量不同,白天工作负荷最大,小夜班、大夜班依次减轻,周六、周日和节假日的护理工作量相对较少。排班时要考虑以上情况,适当调配,使各班次工作量基本均等。

（三）排班的种类

1. 分权式排班 这是目前最常用的排班方式,是由病区护士长直接排班的一种方式。其优点是护理管理者能充分了解本部门的人力需求状况,依据患者的需要,合理考虑护理人员的愿望和特殊要求做有效的安排;缺点是因护士长的职责范围的限制,当本部门人力缺乏时,无法灵活合理地调派其他部门的人力资源。

2. 集权式排班 集权式排班是指一般由护理部或科护士长排班的一种方式。其优点为护理管理者能掌握护理人员的整体情况,可根据各部门工作情况,随时调整各部门的人数,比较公平客观地安排人力。其缺点为管理者对各部门的人力需求了解不全面,没法满足护理人员的个别需要,人性化程度低,易降低工作士气。此种排班方法在临床上已很少应用,只适用于护理总值班的排班。

3. 自我排班法 由护理人员自行排班,是护理管理者激发下属自主性与工作满意度的有效方法之一。先制定排班原则,集体讨论排班方案,运行中不断修订,完善排班方案。其优点是可以改善护理管理者和护理人员的合作关系,体现管理人性化,促进人际关系,提高护理人员积极性、主动性和凝聚力;排班后护士调班减少,有利于护理工作的稳定性。其缺点与分权式排班类似,而且各班次的护理人员层次结构有不均衡的现象。

(四) 排班的方法

1. 周期性排班法　又称循环排班法。排班的模式固定一定的时间,一般以四周为一个周期,依次循环。将 24 小时按班次时间做出计划,然后再将各班次固定轮转,周期长短根据部门的护理人力资源配置情况和护理工作规律而决定。其优点是排班模式相对固定,班次与时间变化小,方便护理人员熟悉排班规律和休假时间,会让护理人员感到既有规律性、约束性,又有灵活性、周期性,便于提早做好个人安排,而且可以为护士长节约大量排班时间。此外,还有省时省力的特点。其缺点是班次固定,临时有事时(如进修、培训、病事假等),不方便调度。这种排班方法适用于病房护理人员结构合理稳定,病人数量和危重程度变化不大的护理单元。

2. 每日二班制排班法　将每天的 24 小时分为二个基本班次,按白班、夜班排班,每班安排一个或多个护士,工作 12 小时,同时上下班,由 6～8 名护士进行轮换,必要时增加白班人数,白班与夜班之间交接班。其优点是节约人力,上班与休息时间集中,便于路途较远的护士上下班,也便于护士参加学习。其缺点是连续工作时间过长,易出现精力不充沛的现象。这种排班方法主要适用于产房、手术室、眼科等科室。

3. 每日三班制排班法　这种排班法目前在医院使用较广泛,按照日班、小夜班、大夜班等进行安排,每班工作 8 小时,一般至少由 7～8 名护士进行轮班,人员多时可增加白班的力量,也可设定固定的排班模式(见表 4－4)。其优点在于适应护理工作的特殊性,比较有规律性,也可随时调整,有计划地保证护士轮休,上班人力相对固定,班次与时间变化不大,利于相互之间的配合,又便于安排个人生活;管理者实施起来比较方便,排班所花费时间较少。其缺点是缺乏弹性,人力与工作需要不能较好匹配。

表 4－4　每日三班单人制排班

星期	一	二	三	四	五	六	日	一	二	三	四	五	六	日
护士 1	白班	白班	下夜	上夜	休息	休息	白班	白班	下夜	上夜	休息	休息	白班	白班
护士 2	休息	白班	白班	下夜	上夜	休息	休息	白班	白班	下夜	上夜	休息	休息	白班
护士 3	休息	休息	白班	白班	下夜	上夜	休息	休息	白班	白班	下夜	上夜	休息	休息
护士 4	夜班	休息	休息	白班	白班	下夜	上夜	休息	休息	白班	白班	下夜	上夜	休息
护士 5	下夜	上夜	休息	休息	白班	白班	下夜	上夜	休息	休息	白班	白班	下夜	上夜
护士 6	白班	下夜	上夜	休息	休息	白班	白班	下夜	上夜	休息	休息	白班	白班	下夜

总之,护理管理人员在具体排班时,既要考虑医院用人计划规定和满足患者的需求,又要让护理人员乐于接受。应将各种排班方法的优点结合起来,最大限度发挥医院人力资源的潜力。

第三节 护理人力资源的管理

【导读案例】

为什么,怎么办

在一次公司中层干部会议的休息期间,几个人聊起工作难做。生产部经理 A 某说:"我最不痛快的事,就是安排任务和发放奖金。平时安排任务时,每个人都显得莫测高深、深谋远虑,没个痛快劲儿。可到涨工资和发放奖金时,你再看吧,大家都自信得多、也爽快得多了:'凭什么他涨我不涨?''凭什么他的奖金比我高?'凭什么? 当然是凭你们的工作情况,可每个人都觉得自己不比别人差,我能说得过几十张嘴吗?"

财务处长 Y 某深表同情:"确实是这样,不仅你,我也有同感。一到涨工资、提职称的时候,我最打怵的是向他们解释'为什么'。为什么? 只能说名额少,人数多,上面卡得严。可是,名额再多,也不能全员都上,那还有什么激励先进的意义呢? 可他们不这么想,就像都不想努力工作一样,大家都认为自己是加薪晋升的必然人选。"

这时人力资源部主管 D 某说道:"你们俩太片面了,这不是员工的错。你们说人家不努力工作,有证据吗? 没有。实际上他们没有偷懒。你们也知道,现实工作多么枯燥、多么辛苦。人家在安排工作时的慎重,不过是希望在有限范围内使付出与回报尽量合理一点,其实挑来挑去,还不都是那么些事。事情的关键不在这里,而在于考评。我们没有一套科学的考评体系,无法准确地说明究竟谁干得最好,谁干得不太好。"

思考:

1. 案例中出现的问题,你认为应该如何解决?

2. 你认为绩效考评在一个企业的人力资源管理中扮演着什么样的角色?

事业的发展离不开人员的培养和发展。人才资源,即优质的人力资源是人力资源的重要组成部分。但是,人才本身是一个相对的概念,如院士相对于其他教授是人才,而教授相对于一般知识分子也是人才。

一、护理人才的识别与选用

(一) 人才的概念

人才是指为社会发展和人类进步进行了创造性的劳动,在某一行业、某一领域或某个岗位上做出较大贡献的人。更广泛意义是指有一定能力和专长的人,可分为显人才和潜人才。显人才是指事业上取得成就,其创造性得到社会公认并在继续发展的人才。潜人才是指尚未得到社会公认,而目前正在继续努力工作,或正在做出成绩的、有发展前途的人才。

医院的职责是救死扶伤、治病救人,其工作性质决定它必然是由多种人才有机组合的一个人才密集型的组织。护理人才是其重要组成部分,是指具有系统的现代护理学知识及较强的专业才能和业务专长,并能以其创造性劳动对护理事业做出一定贡献的护理专业人员。护理人才包括护理管理人才、护理教育人才、临床护理专家三个不同类型及普通人才、优秀人才、杰出人才三个不同层次的人才。

(二)医院护理人才的识别

对于护理人才的识别,必须善于发现,而人才的发现是人才培养、选拔和使用的前提。识别人才是不容易的,管理者要了解护理人才特点,才能发现和识别人才。总的来说,现代护理人才一般具有以下特征。

1. 创新 勇于弃旧图新,不墨守成规,能联系实际,举一反三,触类旁通。不盲从,不依靠,富有想象力,透过现象看本质,能预见事物发展趋势,敢负责任。并且能根据患者的不同要求,摸索不同的护理服务模式,提供多元化护理服务,随之转变和延伸护理角色,进行思维判断,形成独特创新的见解。

2. 自信 工作主动、积极进取,对服务对象充满事业的信念,对护理工作具有很高的社会价值观。能抓住目标,坚持到底,能从很多提案中,决定最佳方案,坚持实施,随时提供主动服务,用现代护理观对患者进行高质量的整体护理。

3. 奉献 坚持认真勤恳、任劳任怨、一丝不苟的护理工作态度和奉献精神,运用专业知识,加强实践观察,为提高服务效果,付出很大的脑体劳动。

一个人的学历和资历,对成才起着重要作用,在实践中考察其分析问题和解决问题的能力是管理者识才的根本。

【管理故事】

佛祖的用人之道

去过寺庙的人都知道,一进庙门,首先是弥勒佛,笑脸迎客,而在他的北面,则是黑口黑脸的韦陀佛。但相传在很久以前,他们并不在同一个庙里,而是分别掌管不同的庙。

弥勒佛热情快乐,所以来的人非常多,但他什么都不在乎,丢三落四,没有好好地管理账务,所以依然入不敷出。而韦陀佛虽然管账是一把好手,但成天阴着个脸,太过严肃,搞得人越来越少,最后香火断绝。

佛祖在查香火的时候发现了这个问题,就将他们俩放在同一个庙里,由弥勒佛负责公关,笑迎八方客,于是香火大旺。而韦陀佛铁面无私,锱铢必较,则让他负责财务,严格把关。在两人的分工合作中,庙里一派欣欣向荣的景象。

其实在用人大师的眼里,人人都是人才,正如武功高手,不需名贵宝剑,摘花飞叶即可伤人,关键看如何运用。

（三）医院护理人才的选用

医院护理人才的选用主要考虑三大因素，即每日病床使用率、患者照顾的需要和护理人员的能力。计算所需护理人员数，预测护理的工作量，分析与此有关的外界因素后，再选用不同年龄、不同智力结构、不同层次的护理人员。

1. 年龄结构　护理队伍年龄的合理比例十分重要，要注意老、中、青在生理、心理与智力水平上各自的特点，才能使其在护理集体中发挥最佳效能。

2. 素质因素　护理人员应具有创新实干、坚强毅力、应变判断、善于思维分析的综合素质，特别是对护理事业的热爱和献身精神。另外，要注意护理群体中的智能因素，注意个人之间智能水平的发挥和配合，做到相互协调、取长补短。

3. 专业知识结构　医院护理人才的选用，是为了选择与岗位要求相适应的人，要考虑其专业知识结构的合理性，如初、中、高专业技术人才按一定比例构成完整的结构，并在护理学科发展过程中不断调整，使不同水平的人才各尽所能，保持动态平衡。

护理人才的选用是在实践动态中完成的，护理管理者要善于识别人才，把合适的护理人才放在合适的工作岗位上，以调动护理人才的工作积极性，发挥其才能，为医院的建设和发展贡献力量。

二、护理人才的培养与教育

护理人才的教育管理是指护理人员毕业后的在职教育和继续教育，是培养人才、更新知识、进行护理研究的重要途径，也是人才管理的重要内容。

（一）医院护理人才成长的特点

人才培养是人员管理的一大工程，医院人力资源管理部门要根据医院发展规划，预测医院对各级人才的需求，制定相应的培训计划，加强人才队伍建设。护理专业具有较强的实践性、探索性、学术性。管理者要熟悉护理人才成长的特点，才有利于针对性培养。护理人才的成长具有以下特点。

1. 实践性　临床实践是护理人才的成长基础和重要途径。护理人员从护理院校毕业以后，只是具有了一定的专业基础和专业技能，还必须通过临床锻炼，使理论和实际结合，加深对理论的理解，增长解决实际问题的能力，才能成为人才。

2. 群体性　护理质量的提高，护理学科的发展，离不开护理人才群体的努力。群体性包括：① 就个人来说，护理人才的成长与发展除了个人努力，更需要领导帮、扶、带、教和许多相关人员的支持和帮助。② 任何一所医院都需要建设一支护理人才队伍。

3. 晚熟性　护理人才不仅要掌握基础医学、护理学理论和技能以及相关的人文、社会科学方面的知识，还需经过长时间的实践，取得丰富的临床经验，将经验升华，逐步发展成熟。因此对毕业后的护理人员，需按规范化培训和继续教育的要求，注意考核和选拔，帮助其成长。

4. 终身性　社会、科技、医学的发展影响到护理人员的个人专业发展。知识更新周期的缩短，要求护理人员不断地进行知识更新、自我完善，才能跟上护理学科的发展。

国际医学教育界把医学院校教育——毕业后医学教育——继续医学教育称为教育联合统一体。现代教育观强调教育是一个终身学习的过程。

（二）医院护理人才培养教育内容

培养人才和教育人才是使用人才的前提。人才培养要有计划、按比例进行，不同层次的护理人员要有不同的培训要求和内容，管理者应从实际出发，因人施教。

1. 基本功训练　基本功训练即"三基"训练，包括基本理论、基本知识、基本技能。基本功训练阶段是护理人才成长的重要阶段，刚毕业的护理人员，抓紧对基本功的训练，是为进一步深造打好基础。

2. 专科知识及技能教育　在具有扎实的基本功基础上，对护理人员进行专科定向培养，如脑外科、神经内科、妇产科、儿科、骨科、呼吸内科、肿瘤科、肝胆外科等，使其掌握护理专科理论知识和专科技能，适应现代医院发展所拓展的新业务、新技术，是培养专科护士的教育途径。

3. 专业骨干人才培养　在群体培养基础上，对思想作风好、心理素质佳、身体健康、专业基础扎实的人才进行专业重点培养，使其成为掌握现代护理理论和护理技术的专业骨干人才，承担临床护理、教育科研的学科带头人。

4. 管理人才培养　科学技术人才队伍和管理人才队伍，是医院发展的两支基本队伍。培养护理管理人才行政管理的基本概念与技巧，包括管理理论、领导艺术、经费预算、决策、沟通以及解决问题技巧等内容，建立一支护理的科学管理队伍，以促进医院科学化管理。

（三）医院护理人才教育的原则

1. 基础护理与专科护理培训相结合　基础护理技术培训的主要内容是基本知识、基本技能、基本态度和相关的人文科学知识；在强化基本功培训的同时，有目的、有计划地培养具有专科理论知识和技能的专科护理人才。

2. 一般培养与重点培养相结合　针对不同学历、资历、职称、能力的护理人员确定不同的培养目标，在全员培养的基础上，选拔和重点培养优秀的护理人才，特别是有专科特长的护理技术骨干。

3. 当前需要与长远需要相结合　护理人才的培训计划和目标，在考虑立足于当前需要进行培训的基础上，还要根据护理专业的发展趋势，结合本院的实际情况长远规划、统筹安排，使当前需要和长远需要相统一。

（四）医院护理人才培养与教育的方法

对护理人才培养教育的途径和方法很多，管理者应组织不同类别的护理人员接受不同的教育。

1. 医院内教育的方法　医院内教育的方法多种多样，主要包括以下几种。

（1）科室轮转：护理部制定计划，使护理人员分期、分批在内、外、妇、儿等科室进行轮转，通过有关科室的实践，可拓宽专业知识和技能的范围，增强解决临床护理问题的能力，掌握专科技能，使其胜任护理工作，为今后的职业发展打下良好的基础。

（2）临床实践：通过床边教学、病例讨论、护理查房、各种业务活动及参加科研，在临床实践工作中培养和提高护理人员运用护理程序的能力,提高分析和处理实际问题的能力。

（3）学术讲座:可定期或不定期地开展学术讲座。通过学术讲座,护理人员可了解护理新知识、新业务、新技术的发展,并交流个人心得,达到护理群体的提高。

（4）定期查房:结合病例讨论护理诊断、治疗原则、护理目标,并做出护理计划,实施护理措施。

（5）高年资护士指导:由高年资护士分工负责对新护士的传、帮、带,让新护士尽快适应医院工作环境和工作性质。

（6）实际操作训练:可采取示范、练习、定期考核的形式,不断提高护士的操作技能,保证护理质量。

（7）个人自学:护理人员可根据自己的需要选择学习的内容,做到缺什么就补什么。也可由护理带教者制定学习内容,示范辅导,提出学习要求,明确学习目的,让护理人员个人学习、总结,定期组织考试。

（8）短期培训:针对某一专题,开展集理论、操作于一体的院内短期培训,如整体护理、急救护理、形体训练、带教培训班、新护理仪器的使用与保管培训班、护士长管理学习班等。

2. 外出接受教育方式　护理管理者应根据医院的具体情况,组织不同层次的护理人员参加院外学习培训,以培养临床护理人才,提高医院护理水平。

（1）半脱产或不脱产学习:鼓励护士参加成人教育、电视大学、网络教育、自学考试等不脱产或半脱产的学历教育,取得相应证书,提高护士的教育层次,提升护理的地位。

（2）全脱产学习:根据工作需要,有计划地安排表现优秀、上进心强的护士经成人高考合格,参加高等院校或成人教育学院脱产学习,取得大专、本科、硕士等学历证书。

（五）护理人员的在职培训

1. 岗前培训　岗前培训包括新护士的岗前培训和护士转岗前的新岗位培训。

新护士的岗前培训是对护理专业毕业生上岗前的训练和教育。培训的目的是帮助新护士转换角色,即由护生角色转换为护士角色,尽快熟悉工作环境、工作内容和工作要求,减轻环境和工作产生的压力,以便顺利地开展护理工作。

护士转岗前的新岗位培训主要是对已经走上工作岗位但需转换工作单位、工作岗位的护理人员进行就任新岗位前的培训,帮助其适应新岗位的工作,熟悉新的工作环境、内容、要求,掌握必要的专业知识和专业技能。

（1）岗前培训的内容:包括公共部分和专科部分。

1）公共部分:医院环境、规模、目标、任务、职责、各职能部门简介;职业道德教育,包括医德规范、护理理念、护士的行为礼仪规范等基本道德教育;医院的规章制度及组织人事管理要求介绍;法律法规及护理纠纷的防范;常用护理操作技术、急救技术、院内感染预防;护理文书书写要求;新护士的授帽仪式等。由护理部制定培训计划并组织实施,一般为1～2周。

2）专科部分：包括熟悉科室人员结构、科室环境、护理排班、各班工作流程、工作标准、工作重点、各类人员职责、质量控制标准、患者常规护理措施及要求等。由各临床科室护士长分别制定培训计划并负责落实，普通科室一般为3～4周。

（2）岗前培训的方法：岗前培训的方法多种多样，主要采取集中式、分散式、集中与分散相结合的方式进行。集中式适合于公共内容的培训。分散式适合于各部门的护士长组织短暂集中学习后，安排高年资护师进行针对性的专科培训，主要方法有以下几种。

1）讲课：是常用的方法，可用于职业道德、规章制度、专科护理技术、法律法规、护理纠纷的防范、护士文明礼貌服务等内容的培训。

2）技能练习：由带教老师进行示教、指导，规范护理操作技能的练习，通过护理人员自己练习、试验，掌握护理的各项操作规则，学会护理文书的书写、院内感染的预防、急救技术等。

3）临床带教：临床带教是岗前培训的重要方法，由护士长指定临床师资进行带教，帮助新护士尽快适应护理工作。

4）视听：通过运用多媒体、幻灯片等现代化教具进行，帮助护理人员了解和应用那些看得见或听得到的现象或事件。

5）实地参观：参观医院的总体布局、工作流程、各科室的工作环境，这样有利于新护士尽快适应新的环境，顺利开展护理工作。

以上方法也可以结合起来使用。各医院可根据培训目标、任务、内容、设施等的不同而选择合适的培训方法。

（3）岗前培训的考核：岗前培训考核的目的是为管理者选拔、使用、培养护理人才提供依据；激发新护士对岗前培训的积极性，鼓励他们努力学习，圆满完成岗前培训的各项内容。考核内容分为公共部分和专科部分。

1）公共部分：由护理部统一考试，分为理论和技能两部分。

2）专科部分：由专科护士长组织考核，以理论考试为主。

2. 临床护士的规范化培训　护士的规范化培训是指在完成护理专业院校基础教育后，为培养临床合格的护理专业人才，护士在职接受规范的护理专业化培训。护理人员的培养，将是不断参加继续教育和终身教育的过程。

（1）培训内容：1998年国家卫生部《临床护士规范化培训试行方法》中规定的培训内容包括政治思想、职业素质、医德医风、专业理论知识、临床操作技能、外语。业务培训方式以临床实践为主，理论知识和外语以讲座和自学为主。

（2）培训时间：依据不同学历层次（大学本科、大专、中专）分阶段进行。

1）大学本科毕业生：培训时间为1年。主要是轮回参加本学科的各大主要临床科室的临床护理工作，进行严格的临床护理基本操作技能和有关的专业理论知识培训，从而能独立运用护理程序为患者实施整体护理。

2）专科毕业生：培训时间为3年（分两个阶段）。第一阶段（1年）：主要是轮回参加本学科的各主要临床科室的临床护理工作，巩固学校期间学习的理论知识，学习大学本科的护理专业教材,注重临床护理基本操作技能训练,同时学习有关专业理论知识,掌握常见病的护理措施。第二阶段(2年):深入学习和掌握本专业理论知识和临床操作技能,掌握危急重症病人的抢救配合及护理,能运用护理程序为病人实施整体护理,了解专业进展状况,完成一篇综述或论文。

3) 中专毕业生:培训时间为5年(分三个阶段)。第一阶段(1年):轮回参加本学科的各主要科室的临床护理工作,进行各项基础护理技术操作训练,巩固在校期间学习的专业理论知识,做到融会贯通,加深印象,奠定工作基础,达到国家执业护士的合格标准。第二阶段(2年):继续进行各项基础护理技术操作训练和部分专科临床护理技能操作训练,学习有关专业知识和人文学科知识,并能运用于临床实践;基本掌握急重症病人的抢救配合及护理;掌握本专科护理技术操作及各项护理常规;了解本专业的进展状况。第三阶段(2年):深入学习和掌握本专业理论知识和操作技能,能运用护理程序对病人实施整体护理;掌握急重症病人的抢救配合及护理;参加成人大学或本科学历教育,适时进行外语培训。

(3) 培训考核:由护理部主任主持,科护士长和病区护士长负责全面考核。可根据政治思想、医德医风、操作技能、实践时间、理论知识、工作能力等不同内容,采取评分和学分积累形式。

3. 护师培训　达到护士规范化培训的要求后,能熟练运用护理程序为患者服务,应具有开展护理新业务、新技术和使用新设备的能力、临床教学能力,以及掌握护理理论、急救护理的知识。能借助词典阅读本专业外文书刊,每年完成一篇护理论文,了解国内外护理新进展。

4. 主管护师培训　较全面地掌握基础医学、护理理论知识;具有较强的护理教学、科学管理和科研能力。充分发挥专业特长,掌握本科室疾病的诊疗原则,能解决本科室护理工作的疑难问题;掌握一门外语,每年能写出一篇具有一定水平的论文。

5. 副主任护师及主任护师培训　熟练掌握基础医学和临床医学的理论,精通本专业护理理论和护理知识,指导下级护理人员解决本科室护理工作中的疑难问题;能指导下级各类护理人员进行专业培训,并指导科研、论文写作或专著的写作,能顺利阅读一种外文的专业刊物;通过国内外考察,掌握国内外护理新进展,及时引进并应用于临床实际工作中。

(六) 护理实习生教育的管理

护理专业的学生(简称护生)到医院进行临床实习是从学校走向社会、从课堂走向病房、从理论到实践的重要阶段。如何加强护生实习教育,培养其临床思维、加强其临床技能,帮助他们顺利完成角色转变,培养合格的护理人才,是学校与医院教学管理的一项重要内容。

1. 护生实习前的准备　护生实习前要做好各种准备,才能适应实习过程。

(1) 强化技能操作训练:在学校实训室认真参加实习前的强化训练,掌握扎实的基本功,为进入临床实践打下良好的基础。同时也要学习良好的沟通技巧。

（2）做好心理及服装准备：护生要做好控制紧张情绪，增加自信心，端正学习态度的心理准备。应统一着装，包括胸牌、护士帽、袜子等，符合医院工作要求。

（3）养成健康的生活方式：护生实习时，由于要跟带教老师轮班工作，可能日夜颠倒，生活习惯将被打乱，因此要养成规律的、健康的生活方式，保证充足的睡眠与营养，才能以饱满的精神状态履行护生职责。

2. 医院对护生的岗前教育　护理部对护生安排专人进行岗前教育，做到岗前教育有学习计划、有内容、有方法、有考核评价，目的是让护生熟悉实习单位的环境、规章制度等。

（1）介绍医院基本情况：介绍医院环境、规模、目标等基本情况，可采取讲课或视听的方法。

（2）学习相关制度：主要是学习护士行为规范、医德规范、医院的规章制度，重点学习查对制度、交接班制度等；学习相关的法律、法规，进行护理安全教育及医疗纠纷的防范教育。

3. 医院对护生的要求　医院对护生提出明确要求，才能使护生在实习过程中严格要求自己，防止差错事故的发生，保证实习安全。

（1）尊重老师，虚心好学：按照实习安排，护生需到各科室轮转，要求护生尊重老师，虚心好学，坚持理论联系实际，必须写实习日记或周记；每个科室实习结束时进行出科考试，并写好实习小结交带教老师签署意见再由护士长签字。

（2）遵守制度，服务病人：护生要自觉遵守医院及科室各项规章制度，服从医院的管理。端正态度、文明礼貌、举止得体，主动为病人服务，杜绝与病人发生争执。

（3）操作规范，杜绝差错：护生要严格执行"三查七对"的制度，遵守各项护理操作规程，遇到不懂的问题要及时请示报告，不允许不懂装懂，不允许自作主张，要严防差错事故的发生。

（4）刻苦练习，掌握技能：熟练的操作能给患者减少痛苦，护生要刻苦练习，尽快掌握护理的各种技能操作，定期参加医院的理论考试和操作考试，圆满完成实习任务。

三、护理人才的绩效考核与晋升

考核是控制功能的工具，护理人才考核是护理人力资源管理的重要工作。护理人才的考核，是对其工作表现、业务水平以及操作技能等全面的综合评价。护理人才的选拔、职称评定、聘任使用、奖惩晋升等人事管理都是以护理人才的绩效考核结果为依据的。

（一）护理人才绩效考核的原则

绩效即个体能力在一定环境中表现的程度和效果。护理人才的绩效就是在护理活动中所做出的成绩和贡献，如护理工作的业绩、工作能力和工作态度等。

绩效考核是指通过多种途径和方法收集被考核人员在工作岗位上的工作行为和效果的信息，并对其结果进行总结、分析、反馈的过程。护理人才绩效考核就是对各级护理人员德、能、勤、绩、廉的系统调查、分析、描述的过程。护理人才绩效考核的原则包括以下六个方面。

1. 标准明确原则　工作绩效考核标准不明确是造成绩效考核工具失效的主要原因。制定考核标准的依据是具体的岗位职责,不同的岗位职责的标准也不一样,制定考核标准时应事先公布于众,因为考核标准是护理工作的指南。考核指标应客观,尽可能量化,具有操作性;考核标准应适度,是通过护理人员的努力可以实现的。完成工作的目标和绩效测量的程序和方法也均应让被考核者知晓。

2. 全面考核原则　对护理人才的绩效考核内容是全面的,包括思想政治方面、道德品质方面、工作态度方面、爱岗敬业方面、遵纪守法方面、专业理论知识方面、专业技术能力方面等,进行全面综合的考核评定。

3. 公平、公正和公开原则　在绩效考核活动中,对各级护理人员的考核从内容标准上应该与岗位职责和要求相一致,并且对考核对象应该有统一的标准。为了保证考核工作的公平、客观及考核的可靠性、准确性和连贯性,参与考核的人员应接受必要的培训,掌握考核的标准、基本方法等知识,提高考核人员的能力。绩效考核制度的制定和实施应该是公开的,考核活动的结果也应是公开的,这样才能得到该组织中从上到下的认可。在考核中一定要做到客观、公平、公正、公开,严防宽容、偏袒倾向。

4. 工作实绩为主原则　护理人才的业务技术水平和实际工作成绩,体现在护理活动过程之中。业务技术和工作实绩,是人才综合能力的反映,它包括工作质量和数量。对护理人才的考核应包括人员素质、护理行为和护理工作效果,从德、绩、能、勤、廉五个方面进行考核,尤其以工作实绩为主。

5. 考核要经常化和制度化的原则　应该把对各级护理人才的考核工作经常化和制度化,采取定期和不定期相结合、直接和间接相结合、重点和全面相结合、日常和随机相结合、口头和书面相结合,在平时考核的基础上,择期做一次综合指标考核,这样能做到准确、合理评价,有规律地全面考核。

6. 考核重视结果反馈原则　考核工作结束后,护理管理者要将考核结果告诉护理人员。护理人员通过面谈可以了解考核结果,也有助于管理者根据护理人员的表现分析出对考核结果的态度。在交谈过程中护理管理者要做好充分准备,把谈话重点放在护理人员的工作表现和今后的发展方面,对考核结果给予具体解释,对成绩给予充分肯定,确定今后发展所需采取的具体措施,重点强调未来的工作改进和发展。

(二) 护理人才绩效考核的内容

绩效考核的内容,就是每一个护理人员工作成绩最主要的方面。目前我国医院对护理人才绩效考核,要从德、能、勤、绩、廉五个方面来对护理人才的素质、行为、工作结果等方面综合地进行业绩的考核。绩效考核的内容主要包括:"德"即政治素质、思想品德、职业修养、职业道德、工作作风、工作态度等。"能"是指知识与技能,即具备护理工作要求的知识、技能和实际工作能力。"勤"主要指勤奋精神,包括工作态度、勤奋好学、敬业奉献、团队精神和创新意识、工作积极性和出勤率。"绩"主要指工作质量、工作数量、工作效率和成绩。"廉"是指廉洁自律等方面的表现,如遵守医德规范、廉洁行医等情况。

绩效考核中的"绩"是护理人才工作的成果对组织目标的贡献。"德"、"能"、"勤"、"廉"是行为特点的表现。"绩"能综合体现"德"、"能"、"勤"、"廉"四方面,所以应以考核"绩"为主。

（三）护理人才绩效考核的种类

1. 按考核主体划分　有上级考核、同级考核、下级考核和自我考核。

2. 按考核形式划分　有书面考核与口头考核、直接考核与间接考核、个别考核与集体考核。

3. 按考核时间划分　有日常考核、定期考核、长期考核和不定期考核。

4. 按考核性质划分　有定量考核和定性考核。

（四）护理人才绩效考核的方法

1. 自我考核　由被考核者对自己进行考核。在护理人员充分了解组织对自己工作岗位的期望目标和具体的绩效考核标准的基础上自我评价工作业绩,提供本人在业务和技能方面的各种依据,如书面总结、发表论文、获奖情况等。

2. 同事考核　征求同事对考核对象的意见。同事之间对彼此的业绩都非常了解,同事能够观察到上级无法观察到的某些方面,能客观地做出评价。但由于人际关系复杂,容易影响到考核的公正性。

3. 下级考核　由被考核者的下级依据一定的标准对管理者进行考核。下级考核不但能发现上级工作中所存在的问题,也有利于改善上下级关系。

4. 领导考核　由被考核者的上级领导和人事部门负责进行考核。护理人员的绩效考核一般由所在护理单元的护士长负责。

5. 评价量表法　这种方法是最为常用的方法,其具体操作是将岗位要求及各类相关的行为表现作为考核项目,对照被考核人的具体业绩进行判断并记录,是比较客观、信度和效度较高的方法。考核表所选择的指标一般具有两种:① 与工作相关的指标,如工作质量、工作数量;② 与个人特征相关的指标,如积极性、主动性、工作态度、合作精神等。评价量表法需分级明确,每一项目划分等级,常见的是划分五个等级:很好、较好、中等、较差、很差。在绩效考核中,运用此量表可以实现量化考评,并且最后评分值可作为奖金指数,比较有操作性。

6. 排序法　排序法又称排队法,是指考核者把一组中所有护理人员总业绩从最好到最差的顺序进行名次排序,适用于从事同一性质的工作,如同一项护理操作的考核等。特点是简单方便、省时、省力、便于操作,考核结果一目了然。其主要缺陷是过于笼统,当护士业绩水平相近时难以进行排序。

7. 考试考查评分法　通过口试、笔试、操作等考核,考核护理人员的理论知识、业务技术操作水平,所得到的考试成绩可作为考核的资料。因为统一标准,统一内容,比较公平合理,缺点是不能反映其实际的工作能力。

8. 目标管理法　目标管理法是指管理者与护理人员共同讨论制定工作绩效目标,定时按目标考核。运用目标管理考核可以将考核关注的重点从护理人员的工作态度转移到工作业绩方面,它是一种考核护理人员业绩的有效方法。

9. 关键事件法　关键事件法是将护理人员的成功或失败的工作成效、重大差错事故事实经过记录下来作为考核依据的方法。这种方法必须保持对被考核者的日常绩效记录。应该记录具体的事件和行为,尤其是突出与工作绩效直接相关的事件和行为。如由于护理人员不严格执行查对制度或违反操作程序而给患者带来痛苦;或是护理人员在抢救重危患者工作中表现非常出色等,都可为考评活动提供重要的客观依据。这种方法的优点是促使考核者多接触下属,了解实际情况;缺点是需要考核者记录被考核者每件关键事件,比较费时间。

10. 360 度绩效评价法　360 度绩效评价又称为全视角评价,是由被考评人的上级、同级、下级和(或)内部客户、外部客户甚至本人担任考评者,从多个角度对被评价者工作业绩进行全方位的评价并反馈的方法。考评的内容涉及方方面面,如员工的任务绩效、周边绩效、管理绩效、态度和能力等,考评结束,再通过反馈,将考评结果反馈给本人,达到改变行为、提高绩效的目的。

(五)护理专业技术职务任职条件

根据国家卫生部 1986 年发布的《卫生技术人员职务试行条例》(职改字〔1986〕20 号文件)的规定,目前医院实行专业技术职务聘任制,实行职务分类,包括西医类、中医类、药剂类、医技类、护理类、卫生防疫等(表 4-5)。卫生技术职务有明确的职责和履行相应职责必须具备的任职基本条件,在定编定员的基础上,高、中、初级专业技术职务有合理结构比例。对护理专业技术职务的评审工作,包括评审标准、晋升办法、评审委员会的组成和评审细则等,由医院人事部门按国家有关评审程序的规定组织实施。

表 4-5　卫生专业技术职务名称分级表

类别	职务分类	专业技术职务名称				
		高级		中级	初级	
		正高	副高		师	士
卫生技术人员	西医	主任医师	副主任医师	主治医师	医师	医士
	中医	主任中医师	副主任中医师	主治中医师	中医师	中医士
	护理	主任护师	副主任护师	主管护师	护师	护士
	药剂	主任药师	副主任药师	主管药师	药师	药士
	医技	主任技师	副主任技师	主管技师	技师	技士
	防疫	主任医师	副主任医师	主治医师	医师	医士

1. 护士的任职条件　护理中专毕业,见习期满考核成绩合格、通过国家护士执业考试。了解本专业基础理论,具有一定专业知识和技能。在上级护理人员指导下,能胜任基础护理工作和一般的技术操作。

2. 护师的任职条件　熟悉本专业的基础理论,具有一定的专业知识和技能。能独立处理本专业常见的专业技术问题,具备以人为中心的整体护理能力。护理中专毕业,从事护士工作 5～7 年,考核合格者;或大学专科毕业见习一年期满后从事护理工作 2 年以上者;或大学本科毕业见习一年期满者;或取得硕士学位,经考核能胜任护师工作者。借助工具书,能阅读一种外文的专业书刊。

3. 主管护师的任职条件 熟悉本专业的基础理论,具有较系统的专业技能,能处理较复杂的专业技术问题,能对下一级护理人员进行业务指导。具有较丰富的临床或技术工作经验,能熟练地掌握本专业技术操作,掌握国内本专业先进技术并能在实际工作中应用。护理大专毕业,从事护师工作 5 年以上;或大学本科毕业从事护师工作 4 年以上;或护理专业硕士毕业,担任护师工作 2 年以上;或取得博士学位经考核能胜任主管护师者。在临床工作或技术工作中,取得较好成绩,或具有一定水平的科学论文或经验总结,能较顺利地应用一种外文阅读专业书刊。

4. 副主任护师的任职条件 具有本专业较系统的基础理论和专业知识,了解本专业国内外的现状和发展趋势,能吸取最新科研成果并应用于实际工作。工作成绩突出,具有较丰富的临床或工作经验,能解决本专业内的复杂疑难护理问题,或具有较高水平的科学论文或经验总结,能顺利阅读一种外文专业书刊。具有大学本科以上学历,从事主管护师 5 年以上;或取得博士学位,从事主管护师工作 2 年以上。具有指导和组织本专业技术工作和科学研究的能力,具有指导和培养下一级护理人员工作和学习的能力。

5. 主任护师的任职条件 精通本专业基础理论和护理专业知识,掌握护理专业国内外的发展趋势、最新信息和最新技术。工作成绩突出,具有丰富的临床或技术工作经验,能解决复杂疑难护理问题。具有独立开展护理课题研究的能力,为本专业的学术、技术带头人。具有大学本科以上学历,从事副主任护师工作 5 年以上。有较高水平的科学论著、论文或经验总结。

第四节 护理人才的流动与稳定

【导读案例】

人才流失的困惑

某二级甲等综合性医院,近几年来,为培养医院的护理人才队伍,每年从全国各大高等院校直接引进大专、本科毕业生,还从社会上招聘有丰富工作经验的护士作为合同护士,结果却陷入了不断地招聘引进护理人才,又不断地流失护理人才的尴尬境地,医院"变相"成了人才的锻炼场所和教育培训基地。

医院为护士提供的薪资报酬并不比同等级医院的低,事业发展的机会也很多,但是护士的稳定性却很差,往往不到 3 年,护士就换了 1/3,医院在如何留住技术骨干护士这个问题上陷入了深深的困惑中。

思考：

1. 你认为医院发生这种情况的主要原因是什么？
2. 如果你是该医院的护理部主任，你会采取什么措施解决这个问题？

随着知识经济向纵深发展，人才资源与资金、技术资源一样，日益呈现全球化趋势。而另一方面，随着我国加入 WTO 以及医疗市场的开放，外资医院的用人制度、管理理念和高收入、高福利对我国医院人才队伍建设必然产生重大影响。

一、人才流动的概念

人才流动是指人才根据经济和社会发展需要及本人工作兴趣、特长等，主动从一个地域、单位或部门转移到另一个地域、单位或部门，人才的行政隶属关系或工作场所、服务对象发生变化的一种社会现象。

护理人才流动是指在现有医疗机构中工作的护理人才为实现自身价值，最大化地发挥自身潜能，根据卫生事业发展和护理人才市场的需求情况，依据自身条件，对行业内或行业外的职业或岗位进行选择与再选择的一种社会现象。

人才流动有合理与非合理、正向与逆向流动之分。原则上，合理、正向的流动是指符合社会经济发展需要的人才流动，反之则是非合理、逆向的流动。人才流动包括人才流入和人才流出，人才流入主要是吸引人才、留住人才。人才流出其实质是指一种超常规的人才流动，是指人才非合理的流动，从微观个体来说，即所谓人才流失。

二、护理人才流动的意义

合理的人才流动可以在市场机制的作用下，使人力资源达到合理配置，人员结构得到优化组织。

1. 护理人才流动是卫生体制改革的必然结果　随着我国社会经济的持续发展，计划经济时代的医疗护理服务已不能适应和满足人民群众不断增长的卫生服务需求，必须对医疗卫生体制进行全面改革。而其改革的重要内容之一就是用人制度的改革。特别是随着我国加入 WTO，医疗市场的进一步开放，使得医疗行业的竞争日趋激烈，高级医疗护理人才的流动不断增强，人才在国家、地区和组织之间的流动也将成为一种普遍的社会现象。

2. 护理人才流动是合理使用和发挥人才作用的重要条件　人才流动使护理人才可以找到适合自己专长与特点的最佳岗位，有利于调动人才的积极性和创造性，充分发挥自身潜能和实现自我价值。

3. 护理人才流动是调整人才结构与分布的重要手段　人才流动可以使不同地区、不同医院、不同风格的人才互相交流、取长补短，各得其所，逐步消除不合理的人才结构和人才分布。

三、护理人才流动的原因

1. 社会因素　随着改革开放政策的进一步深化,在市场经济条件下,人才市场的建立、配置和人才流动机制的逐步完善,打破了人才流动的地域、单位及身份界限,为护理人才提供了充分展示自己才能和参与外部竞争的环境和条件。另外,经济发达国家的成功经验使国内许多医院越来越认识到人才的重要性。为了使自己能够立于不败之地,他们不惜以优厚的薪金待遇、优越的工作条件、先进的设备设施和诱人的培训计划吸引人才,这无疑对国有医院人才队伍的稳定,产生强烈的冲击。全球护士短缺,以及发达国家优厚的待遇对国内护士是一种吸引因素。

2. 组织因素　首先,对优秀人才重引进,轻培养。一些医院把人才队伍建设的重点置于引进高学历、高职称的人员上,大住房、高安家费、高工资、高科研扶持费成为他们吸引人才的筹码。相反,他们对院内在职职工的培养却缺乏热情,投入的精力和财力都不足。这种现象造成了"外来和尚好念经"的假象,使一些优秀的护理人才产生了另择高枝的想法。其次,对人才重管理,轻激励。一些医院在管理方法上,注重"硬管理",过多地以行政条例、法规方法、规章制度等进行行为控制,而忽略"软管理",如晋升、奖励、福利、精神鼓励等对护士的激励作用,从而降低了护士的积极性、创新性、主观能动性,限制了人才自我价值的实现。因此,为了更好地实现自我价值,护士有可能会寻找较宽松的工作环境。

3. 个人因素　由于各种原因造成个人需要得不到满足,人才就会另谋高就。心理学认为,需要产生动机,动机支配行为,人从事活动的目的是为了满足某种需要。根据马斯洛需求层次理论,在满足了低层次需求之后,人会产生较高层次的需求。如果组织不能为人才提供相应的发展空间,满足其更高层次的需求,将会导致人才流失。

【知识视窗】

美的集团董事会主席何享健曾说:"我宁愿放弃100万元的利润,而不愿失去一个工程技术人员。"

微软总裁比尔·盖茨曾说:"如果把我们公司最优秀的20位员工挖走,我可以说微软将变成一个无足轻重的公司。"

可见,优秀的管理者都是爱才如命的。

四、护理人才流动的损失

医疗市场的竞争归根到底是人才的竞争,医院的优秀人才越多,所占医疗护理市场份额就越大。由于我国地区经济、社会发展不平衡,医院间发展不平衡,使得护理人才流动处于不规范、无序化的状态。不合理的护理人才流动对医院来说既造成经济损失,又造成人才损失。

1. 经济损失

（1）医院损失了多年来对这些人才进行培养的投入，如给他们创造条件进修，为他们开展新技术、新业务、科研活动提供经济支持等。

（2）由于人才流失破坏了正常工作计划，导致空缺职位在新人员填补之前的空缺成本以及新聘人员的培训费用。

（3）人才在流失之前，由于即将离去，不安心工作而造成的效率损失。

2. 人才损失　人才损失是指逐渐成为医院护理技术骨干的人才的流失，使得一些已经成熟的业务及项目难以运行。此外，优秀护理人才流动到竞争医院也无疑会对本院产生相当大的威胁。最后，人才的流失还可能会影响在岗人员的士气，增加其流失的可能性。

因此，医院要认真分析引起人才流动的原因，并不断探索、寻求培养和留住人才的办法，才能在激烈的医疗市场竞争中站稳脚跟，持续发展。

【管理故事】

"金手铐"与"金降落伞"

1988年，微软公司总裁比尔·盖茨为吸引一批优秀的软件开发人才，决定让员工拥有公司股票，使员工的经济收入主要来源于股票升值，以唤起员工对期望目标的向往和追求，让员工在辛勤工作中既为企业的成长骄傲，又可以带来自身财富的增长，从而更大地激发员工的积极性。政策实施后，加盟微软公司的软件开发人员中至少有2 200名在短短两年内就变成了百万富翁。由于这种制度体现了激励与约束并重的特点，在西方被形容为职业经理人的"金手铐"。据统计，在《财富》排名前1 000家的美国公司中，已有90%以上推行了股票期权制度。

与之相似，为了有效留住高层人才，日美的许多企业制定了"金降落伞"制度，包括一笔可观的退职金和其他特殊福利。

有了这两"金"，优秀人才如果中途离职，无疑是半途而废，为此对于离职他们不得不三思而后行。

五、稳定人才队伍的策略

人才的流出有三种形式：自愿流出、被动流出、自然流出。自愿流出如辞职、双方合同解约等；被动流出有开除、裁员、辞退等；自然流出有退休、伤残、死亡等。对组织而言，影响最大的是自愿流出，护理管理中所要稳定的正是这部分自愿流出的人才。一般认为可以采取下列措施降低人才流失的速度。

（一）构建组织文化

有位企业家说过，一流的企业靠文化留人，二流的企业靠人留人，三流的企业靠钱留人。

首先，组织文化要以人为本。关注人、理解人、尊重人、信任人，才能使组织成员获得认同感和归属感。

其次，给予人才正确的价值定位。正确的人才价值定位要求人才的努力、良好的业绩与其得到的薪酬、福利、个人发展等两者之间相对平衡，才能充分发挥激励作用。

最后，设立共同愿景并融入组织文化。管理者要有爱才之心、识才之眼、求才之渴、用人之能、容人之量、护才之魂、育才之责，要认识到人力资源在未来的价值。

（二）建立激励机制

薪酬常常是人才流动的直接原因，有竞争力的薪酬常常是留住人才的直接因素。在薪酬的组成中不仅要重视外在报酬如工资、奖金等，更要重视内在报酬，如胜任感、成就感、赏识感、责任感、认同感等。薪酬水平体现人才的劳动价值和个人价值，如果目前的薪酬不能满足其需求，体现其价值，人才往往会选择离开。因此，为人才提供有竞争力的薪酬，才能使他们感到自己的价值得到组织的承认，从而珍惜这份工作，竭尽全力，把自己的才能全部贡献给组织。

（三）实施情感管理

情感是人对客观事物好恶倾向的内在反映，情感管理要以人为本。事实上，并非人人都只追求薪酬，如果管理者和蔼可亲、体贴下属，尊重人才，关心人才的自我实现，注重发挥人才的作用，采用健康的竞争机制和用人机制，为员工创造和谐、融洽、舒心的工作环境，使人才得到较高的工作满意度，这样有"知遇之恩"，才能留住人才的心。

有效沟通是情感管理的基础。管理的一大误区是：忽视了员工之间的沟通。跳槽者中几乎有一半的人都称"沟通不好"，这个数据是令人惊讶的。沟通可以形成一个健全、迅速、有效的信息传递系统，以使组织内部的各个成员在适当的时候，用适当的方法，传递适当的信息给适当的人，这就直接为组织广纳贤言、听取正确意见以及更好地做出决策提供了可能或基础。

（四）合理事业是留住人才的最有效手段

人才与岗位匹配是第一步。安排职位时通常要考虑到许多因素，如人才的技能、追求的价值、经验和知识、生活中的兴趣等，以期待人才与岗位相匹配。

挖掘人才潜能，制定个人职业生涯发展规划是第二步。人才都期望所在组织能够不断发展，具有广阔的发展前景，借以施展个人的才能，实现自我价值。内部晋升是对人才的尊重，是满足人才自我价值实现的重要途径。

工作内容的挑战性及丰富化是第三步。工作内容的挑战性是指工作能够为人才使用自己的技术和能力提供机会，能为他们提供各式各样的任务，有一定的自由度，并能对他们工作的好坏提供反馈。工作内容的丰富化是指给人才授权，让其对自己工作的计划、组织、执行、控制和评价等环节承担更多的责任。

总之，在卫生事业快速发展的今天，医疗机构能否在人才的竞争中留住人才、稳定人才，将成为医院能否健康发展的一个关键。

思考题

一、名词解释

人力资源　人力资源管理　护理人力资源管理　绩效考核　工时测定
人才　人才流动

二、简答题

1. 现代管理发展趋势的特点体现在哪些方面?

2. 简述护理人力资源管理的原则。

3. 护理人员编配的影响因素有哪些?

4. 简述护理人员的排班原则。

5. 稳定人才队伍的策略有哪些?

三、案例分析

年终奖发放,如何才能留人留心?

拿到 6 000 元年终奖后,研发部工程师 C 对公司彻底失去了信心。新年刚过,C 就立刻向部门经理 A 提交了辞职信。A 十分惊讶,C 在部门内属于核心员工,能力很强,来公司还不到一年,就已经承担部门近七成任务的研发工作。公司也很看好 C,对他未来的发展也有很大的期望。

经过和 C 沟通后得知,C 是不满意公司给他的年终奖,他认为太少了。A 得知后和人力资源经理进行沟通,原来公司在年终奖发放上采取的是年功制并结合职位制。即不管工作成绩大小,一律从公司的长远利益出发,为公司服务时限长的和职别高的,年终奖就多拿一点。C 尽管工作成绩很大,但因为入职未满一年,职位是工程师,所以给的年终奖就少了。

虽然后来又和总经理沟通过这个问题,但是由于公司的规定,不能调整,部门经理 A 也很无奈,最后接受了 C 的辞职,也很无奈地接下 C 留下来的一大摊子工作。结果,所有工作都得向后推。虽然研发部还有 6 位工程师,但能够承担研发任务的也只有 C。最后,由于 C 的离职,公司的损失难以衡量。

思考:

1. 这家企业的年终奖分配方式是否存在问题? 是什么问题?

2. 如果你是这家企业的人力资源经理,你会如何调整企业年终奖的分配?

(段艮芳　柳建梅)

第五章 护理管理的领导职能

学习目标

1. 掌握领导的概念、作用,领导的影响力。
2. 掌握授权的原则。
3. 掌握有效沟通的原则和方法,处理冲突的方法,协调的原则与要求。
4. 理解各种领导理论及领导艺术。
5. 理解沟通在护理管理实践中的应用。
6. 理解冲突过程及协调的具体方法。
7. 了解各种激励理论、授权易出现的问题、冲突概述。

【导读案例】

某医院多次进行护理质量检查,结果为:脑外科、神经内科等5个护理单元与其他护理单元比较,有较大的差距,究其原因是护士长工作不力,科室护士工作热情低。医院重新提拔了几名个人综合素质高、业务能力强和富有感召力的护士长替代了以前的护士长。新护士长上任后,积极组织科室护士学习业务知识,强化服务意识,鼓励大家团结协作,对待科室护士公平公正,半年之后,病房的护理质量有了明显的提高。

思考:

1. 护士长是如何发挥她们的领导力的?
2. 护士长需运用哪些领导艺术激励护士们提高工作热情?

领导工作是管理的重要职能之一,是管理过程中计划、组织、人员配备及控制等职能进行有效运行的纽带。领导为管理各项职能的运行提供保证,统一组织成员的思想,充分发挥组织成员的潜力,从而保证组织目标的实现。因此,如何发挥领导作用,提高领导能力和效果是任何组织都十分关心的问题。

第一节 概　　述

一、领导与领导者概念

(一)领导

不同的学者对领导有着不同的理解。过去,人们更多地把领导与拥有某种职务联系在一起,认为领导就是统治和指挥别人。现代领导观念认为,领导是指管理者通过影响下属来实现组织目标和集体目标的行为过程。美国著名管理学家孔茨等人将领导定义为:"领导是一种影响力,是引导人们行为,从而使人们情愿地、热心地实现组织或群体目标的艺术过程。"管理学家戴维斯将领导定义为"一种说服他人专心于一定目标的能力"。作为管理职能之一的领导是指引和影响个体、群体或组织以实现预定目标的一种活动过程,是影响人们走向目标的能力。

(二)领导者

领导是一种活动过程,而领导者是一种社会角色,其职位是经上级任命或是由群体内部自然产生的。领导者运用其影响力、人际关系、领导才能与艺术,指导、帮助群众完成组织目标,并不需要以正式职位为基础,是致力于实现领导过程的人。现代管理学家德鲁克认为:"领导者的唯一定义就是其后面有追随者。"领导是一个双向的动态过程。在领导工作中,领导者是行为的主体,被领导者是领导者执行的对象,二者相互依存,相互影响。在领导过程中,领导者与被领导者的关系需要不断修正,行为要及时调整,以实现组织和集体的目标。

(三)领导与管理

目前对于领导与管理之间关系的认识主要有两种:一种认为管理是领导的一部分且是领导的延伸;一种认为领导是管理的一部分但不是全部。事实上这两种意见都不够完整,因为领导是从管理中分化出来的相对独立的组织行为,两者具有不同的功能和特点。领导与管理的区别是深刻而广泛的,领导具有务虚性,注重目标和方向;管理具有务实性,注重贯彻和落实。领导具有全局性,注重整个组织和社会的利益;管理具有局部性,注重某一局部和某项工作的利益。领导具有超脱性,不管具体事务;管理具有操作性,必须事无巨细。领导具有战略性,注重组织长期和宏观的目标;管理具有战术性,注重短期内的和具体的任务的完成。领导的功能是推进变革,管理的功能是维持秩序。领导善于激发下属创新,管理习惯告诉下属按部就班。领导者乐于追求风险,管理者则往往回避风险。领导者富于感情,管理者注重平衡。领导者善于授权和扩张,管理者乐于限定和控制。领导者善于思考并产生新的思想,管理者善于行动并进行新的验证性实践。二者的高度统一和密切配合,是完成人类群体性社会实践的根本的组织保证。

领导与管理具有高度的互补性、相容性和复合性。首先,在一个组织中,领导活动的目标只有通过有效的管理才能实现,而管理也只有在正确的领导之下才能产生效益;其次,一个组织的负责人常常是双重身份,既从事领导工作也承担管理工作,对上级他以领导者的角色出现,对下级他以领导者的角色出现。也有一些人具有领导才能但不是领导者,如医院中的护理部主任、科护士长、护士长都是护理管理者,但都不一定是领导者。一个组织无论是领导不力还是管理不力,都会产生严重的后果,要想成为高效的护理管理者,就要成为有领导才能的管理者。

【知识视窗】

美国著名学者史蒂芬·柯维曾形象地做了这样一个比喻:一群工人在丛林里清除低矮灌木,他们是生产者,解决的是实际问题。管理者在他们的后面拟定政策,引进技术,确定工作进程和补贴计划。领导者则爬上最高的那棵树,巡视全貌,然后大声嚷嚷道:"不是这块丛林"。

二、护理领导者的素质要求

1. 政治素质　领导者的政治素质是指作为一个政治角色的领导者对政治尤其是对自己所承担的政治权利和政治义务的理解、把握、反应以及见诸行动等情况的总和。良好的品德有助于有效领导的实现。孔子讲:"己身正,不令而行;己身不正,令而不从。"只有道德上被人认可,才能行使有效的领导。领导者要自觉提高个人的政治理论水平,保持清醒而坚定的政治立场,严格遵守政纪国法,有较强的事业心和责任感,做到正直诚实、清正廉洁、奉公守法、严于律己、谦虚谨慎、豁达大度、平易近人、扬善弃恶、助优扶弱;还要以身作则,以实际行动影响和团结下属。

2. 文化素质　领导者应具有扎实的文化基础和广博的知识面。江泽民同志曾指出:"做一名合格的领导者,哲学、政治学、经济学、法学、历史学、文学和科学技术等方面的知识都要学,特别要注重学习反映当代世界政治、经济、文化新发展的各种新知识,努力使自己的思想水平和知识水平适应时代前进的需要。"

【知识视窗】

西奥多·罗斯福除了是美国第二十六任总统外,还是位历史学家、作家。他毕业于著名的哈佛大学,一生出版了近40本书。据1970年的民意测验表明,这位总统排在美国历史上几位最伟大总统中的第五位。威尔逊则是美国历史上第一位戴过博士帽的总统,46岁时即就任普林斯顿大学的校长。作为一名学者,他一登上总统宝座就显示出了改革精神和理想主义精神,立法涉及范围甚广。在对外关系上,他因在一战后极力倡导建立国际联盟,最终获得诺贝尔和平奖。

3. 业务素质　业务素质是领导者对完成本职工作所需要的业务知识和技能的精深程度和造诣的反映。每位领导者都要努力成为所领导领域的内行(专业干部也要学习相关领域的专业知识),还要通晓与本专业相关的各种知识,拥有"T"型知识结构,而且能够灵活应用知识去解决工作中的实际问题。如护理管理者不仅要具备护理专业知识,还要有相关医学、心理学、管理学、经济学、计算机应用等方面的知识,才能提高自己的非权力影响力,实现有效领导。

4. **智能素质** 领导者要具有敏锐的观察力、良好的记忆力、深入透彻的理解力、丰富的想象力、敏捷的思维力,具备认识问题、分析问题、解决问题的能力,有一定的自学能力、研究能力、表达能力、组织管理能力、协调能力等。

5. **身体心理素质** 在第一线工作的护理领导者,还要参与一些护理操作,脑子要想、眼睛要看、嘴里要讲,若没有良好的身体素质和心理素质是难以胜任的。良好的身体素质,能够抵抗疾病,适应各种艰苦环境,保持充沛的精力,以满足不断汲取知识和承担繁重的体力劳动和脑力工作的需要。心理素质包括普通心理素质(普通人须具备的精神机能)和职业心理素质(作为领导者须具备的特定心理素质)。具备良好的心理素质,能够自觉进行心理调节,应对各种压力,既能经受得住荣誉、地位、利益等各种诱惑的考验,又能经得住各种挫折的考验,以乐观积极的心态对待工作中的各种困难,取得良好的领导效果。

6. **领导者威信与形象塑造** 领导形象是指领导者在其领导活动中,在下属和公众心目中留下的综合印象以及得到的总体评价。树立管理者威信,完善个人形象越来越成为领导者应当具备的基本素质之一。良好的形象有利于树立威信。所谓威信,是指在社会交往中影响与改变他人心理和行为的能力。威信是"无言的召唤,无声的命令"。一个领导者要想充分发挥自己的领导功能,威信的高低是一个关键的因素。然而,威信既不能向上级要,又不能靠别人吹,必须由自己的非权力性影响力去赢得。领导者要靠高尚品德立威,靠广博知识立威,靠领导能力立威,靠正确用权立威,靠率先垂范立威,靠平易近人立威,靠民主协商立威,靠宽容相济立威。只有这样,下属才会敬重你、信赖你,把你当成知心人,否则,不管你地位多高,官衔多大,人们也会疏远你、戒备你,对你嗤之以鼻。

三、护理领导者的影响力

影响力指一个人在人际交往中,影响和改变他人心理与行为的能力。领导者的影响力是领导者有效地影响和改变被领导者的心理和行为的能力。影响力的基础是指挥下级的权和促使下级服从的力,主要来源于两个方面:一是来自职位的权力。这种权力因领导者处于组织中的某一管理层次,由上级和组织赋予,并随职务变动而变动。一般出于压力和习惯,人们不得不服从这种职位权力。二是来自个人的权力,这种权力是因自身的某些特殊条件才具有的。

(一)领导者影响力的来源

领导工作是指领导者运用其拥有的权力,以一定的方式对他人施加影响的过程。权力是领导者对他人施加影响的基础。

一个领导者获得影响力的途径是多样的。法定权力、奖赏权力和强制权力等统称为职位权力(或制度权力),而与个人因素相关的专家权力、感召和参考权力统称为个人权力。正式组织中的有效的领导者应该是兼具职位权力和个人权力的领导。

(二)领导者影响力的种类与构成要素

1. 权力影响力　权力影响力是指领导者运用上级授予的权力强制下属服从的一种能力,核心是"权力",属于硬性影响力。管理学家认为这种影响力是由组织赋予的,主要由以下三种因素构成。

(1)职位因素:处于某一职位的领导者由于组织授权,使其具有强制下级的力量,能使下属产生敬畏感。领导者的职位越高,权力越大,下属对他的敬畏感越强,其影响力越大。如护理部主任比科护士长的影响力大,科护士长的影响力比病区护士长的影响力大。由职位因素而获得的影响力是组织赋予领导者的力量,任何人只要处于领导职位,都能获得相应的影响力。

(2)传统因素:指长期以来人们对领导者所形成的一种历史观念,认为领导者不同于普通人,他们有权、有才干,比普通人强,使下级产生服从感。这些观念逐步成为某种约定俗成的规范,影响着下级的思想和行为。这种影响力在领导者还没确定之前就已经存在,只要成为领导者就自然获得了这种影响力。

(3)资历因素:资历指领导者的资格和经历。资历的深浅在一定程度上决定着领导者的影响力。如一位经验丰富的护士长在一线管理职位上资历较深,易使护士产生敬重感。她的言行容易使下级从心理上信服,其影响力比年轻护士长的要大。

权力影响力的核心是权力的拥有,其特点是:对他人的影响带有强制性,在这种影响力作用下,被影响者的心理与行为主要表现为被动服从。因此,权力影响力对下属的心理和行为是一种外在的因素,其影响程度是有限的。

2. 非权力影响力　非权力影响力是领导者自身特点产生的效果,是由领导者自身素质和现实行为产生的自然影响力。它既没有正式规定,也没有合法权力形式的命令与服从的约束力。非权力影响力由以下几种因素构成。

(1)品格因素:这是非权力影响力的重要前提。品格是指反映在人的一切言行中的道德、品行、人格、作风等的总和。这是非权力影响力的本质要素。优良的品格会给领导者带来巨大的影响力,使群体成员对其产生敬爱感。一个适应社会的好的品格,常被人们作为典范来效仿。品格优良、作风正派的领导,必然带出一大批正直的下属。通常说:"榜样的力量是无穷的。"一个领导应该懂得无论他(她)职位有多高,倘若在品格上出了问题,其政治威望(感召力或亲和力)就会荡然无存。有影响力的护士长往往是要求护士做到一分,自己就做到十分,以获得更大的影响力。

(2)能力因素:这是非权力影响力产生的重要内容。能力是指能够胜任某项工作的主观条件,这是非权力影响力的实践性要素。人的能力是多方面的,如果一个领导能够在安排下属的工作中,避其所短,扬其所长,使下属的专长得到充分的发挥,使本群体的各项工作更加井然有序,这就是领导者识人、用人的本领和能力。古人曰:"有才者不难,能善用其才则难。"说的就是这个道理。

(3)知识因素:这是非权力影响力产生的重要依据。知识是指人们在改造客观世界的实践活动中所获得的直接经验和间接经验的总和。这是非权力影响力的科学性要素。知识是一个人的宝贵财富,是领导者领导群体成员实现群体目标的重要依据。丰富的知识会给领导者带来良好的影响力,会使下属对其产生依赖感。领导者如果具有某种专业知识,那么,必然会对他人产生影响,具备这种素质的领导要比不具备这种素质的领导,在行使权力上要顺利得多。护士长在病房的管理活动中,会遇到行政管理与业务技术方面的问题,若她拥有丰富的知识,则能够对问题做出正确的判断,采取正确的处理措施,使护士更信任护士长,使得自己具有较高的威信。这种威信与护士长职权发挥协同作用,能提高护士长的工作效能。

(4) 感情因素:这是非权力影响力产生的重要纽带。情感是人对客观事物(包括人)主观态度的一种反映。这是非权力影响力的精神性要素。领导者深入基层,平易近人,时时体贴关心下属,和下属同甘共苦,与下属建立良好的情感,就容易使下属对其产生亲切感,下属的意见也容易反映到领导处,从而在领导做决策时可以根据群众的工作情况和思想状况作出更科学、合理的决策。

任何一个在位的现职领导者都同时拥有两种影响力——强制性影响力和自然性影响力。强制性影响力来源于领导者的地位权力,下级被动接受其影响,影响力持续的时间是短暂的;自然性影响力来源于领导者的个人条件,下级主动接受其影响,影响力持续的时间是持久的。

第二节 领导理论

在组织行为学中,有关领导理论的研究众多。从 20 世纪 40 年代起,学者们从领导者的特征入手,对领导的行为和领导环境因素等方面做了大量研究。按其发展阶段大致分成三种类型:领导特质理论、领导行为理论和领导权变理论。

一、领导特质理论

领导特质理论是从领导者的性格、生理、智力及社会因素等方面寻找领导者特有的或应有的素质,也称素质理论。领导特质理论可分为传统特质理论和现代特质理论两大类别。

(一) 吉赛利的领导品质论

20 世纪 60 年代,美国学者吉塞利研究了领导者的个性因素与领导效率的关系。他认为,凡是自信心强而魄力大的领导者,成功的概率较大。到了 20 世纪 70 年代吉塞利又进一步指出影响领导效率的五种激励特征和八种品质特征。

五种激励特征是:对工作稳定性的需要;对金钱奖励的需要;对指挥权力的需要;对自我实现的需要;对职业成就的需要。

八种品质特征是:创造与开拓;指挥能力的大小;自信心强弱;是否受下级爱戴和亲近;判断能力强弱;成熟程度高低;才能大小;男性或女性。

吉塞利认为,影响领导效率最重要的因素是指挥能力、职业成就与自我实现的需要,才能、自信心、判断能力等;其次是对工作稳定性和金钱奖励不重视、同下级亲近、创造与开拓、成熟程度等,至于性别则关系不大。

（二）鲍莫尔领导品质论

美国普林斯顿大学的鲍莫尔提出了作为一个领导应具备的十个条件:合作精神、决策能力、组织能力、精于授权、善于应变、敢于求新、勇于负责、敢担风险、尊重他人和品德高尚。

（三）斯托格迪尔的领导个人因素论

美国管理学家斯托格迪尔在全面研究了关于有效领导者应具备的素质要求的文献后,总结了有效领导者应具备的素质。

1. 五种身体特征　如精力、外貌、身高、年龄、体重等。

2. 两种社会性特征　如社会经济地位、学历等。

3. 四种智力特征　如果断性、说话流利、知识渊博、判断分析能力强等。

4. 十六种个性特征　如适应性、进取心、热心、自信、独立性、外向、机警、支配力、有主见、急性、慢性、见解独到、情绪稳定、作风民主、不随波逐流、智慧等。

5. 六种与工作有关的特征　如责任感、事业心、毅力、首创性、坚持、对人关心等。

6. 九种社交特征　如能力、合作、声誉、人际关系、老练程度、正直、诚实、权力的需要、与人共事的技巧等。

领导特质理论试图从领导者的先天因素中找到成功领导的答案,忽视了领导者与环境因素的互动,所以,领导特质理论有其局限性。但是如果护理管理者具备了以上的领导特质,是有利于护理管理工作开展的。

二、领导行为理论

20 世纪 50 年代到 60 年代,行为科学家和心理学家将重点转向了领导行为的研究,试图从领导者的行为方式中探索有效的领导模式。领导行为理论研究领导者的风格和领导方式,将领导者的行为划分为不同的类型,将各类领导行为、领导方式进行比较。以下主要介绍三种有代表性的理论。

（一）领导方式论

德国心理学家库尔特·卢因(Kurt Lewin)最早提出领导方式理论。该理论认为领导者们通常使用不同的领导风格,这些不同的领导风格对团队成员的工作绩效和工作满意度有着不同的影响。卢因力图用科学的实验方法识别出最有效的领导行为。为此,他于 1939 年区分出三种不同的领导风格,即专制型、民主型和放任型。

1. 专制型　团队的权力定位于领导者个人手中,领导者只注重工作的目标,只关心工作任务的完成和工作效率的高低,对团队成员个人不太关心。在这种团队中,团队成员均处于一种无权参与决策的从属地位。团队的目标和工作方针都由领导者自行制定,具体的工作安排和人员调配也由领导者个人决定。团队成员对团队工作的意见不受领导者欢迎,也很少会被采纳。领导者根据个人的了解与判断来监督和控制团队成员的工作。这种家长式的作风导致了上级与下级之间存在较大的社会心理距离和隔阂,领导者对被领导者缺乏敏感性,被领导者对领导者存有戒心和敌意,下级只是被动、盲目、消极地遵守制度,执行指令。团队中缺乏创新与合作精神,而且易于产生成员之间的攻击性行为。

2. 民主型　团队的权力定位于全体成员,领导者只起到一个指导者或委员会主持人的作用,其主要任务就是在成员之间进行调解和仲裁。团队的目标和工作方针要尽量公诸于众,并征求大家的意见并尽量获得大家的赞同,具体的工作安排和人员调配等问题,均要经共同协商决定。有关团队工作的各种意见和建议将会受到领导者鼓励,而且很可能会得到采纳,一切重要决策都会经过充分协商讨论后做出。民主型的领导者注重对团队成员的工作加以鼓励和协助,关心并满足团队成员的需要,能够在组织中营造一种民主与平等的氛围。在这种领导风格下,被领导者与领导者之间的社会心理距离较近,团队成员的工作动机和自主完成任务的能力较强,责任心也比较强。

3. 放任型　团队的权力定位于每一个成员,领导者置身于团队工作之外,只起到一种被动服务的作用,其扮演的角色有点像一个情报传递员和后勤服务员。领导者缺乏关于团队目标和工作方针的指示,对具体工作安排和人员调配也不作明确指导。领导者满足于任务布置和物质条件的提供,对团队成员的具体执行情况既不主动协助,也不进行主动的监督和控制,听任团队成员各行其是,自主进行决定,对工作成果不作任何评价和奖惩,以免产生诱导效应。在这种团队中,非生产性的活动很多,工作的进展不稳定,效率不高,成员之间存在过多的与工作无关的争辩和讨论,人际关系淡薄,但很少发生冲突。

（二）领导行为四分图理论

美国俄亥俄州立大学于 1945 年提出了领导行为四分图理论。他们经过调查研究列出了一千多种刻画领导行为的因素,通过逐步概括,最后把影响领导行为的因素概括为"抓组织"和"关心人"两大类,领导行为本质上是这两种行为的具体组合。

"抓组织"主要包括组织机构的设置、明确职责和相互关系、确定工作目标、设立意见交流渠道和工作程序等。

"关心人"主要包括建立相互信任的气氛,尊重团队成员的意见,注重团队成员的感情和问题等。按照"抓组织"和"关心人"的不同内容,他们设计了"领导行为描述答卷",每项内容列出了 15 个问题,发给有关领导者进行调查。

根据调查结果,发现领导行为从总体上可分为四大类,不同类型的领导行为表现出不同的表征。在管理思想史上,这是以二度空间表示领导行为的首次尝试,为以后领导行为的研究开辟了一条新的途径。这就是所谓的"领导行为四分图"理论,如图 5 - 1所示。

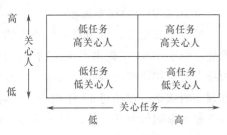

图 5 - 1　领导行为四分图

（三）管理方格理论

在俄亥俄州立大学提出的四分图基础上,美国心理学家布莱克和莫顿提出了管理方格理论。他们将四分图中以人为重改为对人的关心度,将以工作为重改为对生产的关心度,将关心度各划分为九个等分,形成 81 个方格,从而将领导者的领导行为划分成许多不同的类型,如图 5-2 所示。在评价管理人员的领导行为时,就按他们这两方面的行为寻找交叉点,这个交叉点就是其领导行为类型。纵轴的积分越高,表示他越重视人的因素,横轴上的积分越高,就表示他越重视生产。

布莱克和莫顿在管理方格图中列出了五种典型的领导行为,如图 5-2 所示。

这就是所谓"管理方格",其中有 5 种典型的组合,表示典型的领导方式。其中,"1.1"方格表示对人和工作都很少关心,这种领导必然失败。"9.1"方格表示重点放在工作上,而对人很少关心。领导者的权力很大,指挥和控制下属的活动,而下属只能奉命行事,不能发挥积极性和创造性。"1.9"方格表示重点放在满足职工的需要上,而对指挥监督、规章制度却重视不够。"5.5"方格表示领导者对人的关心和对工作的关心保持中间状态,只求维持一般的工作效率与士气,不积极促使下属发扬创造革新的精

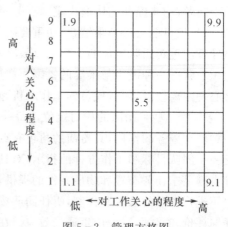

图 5-2 管理方格图

神。只有"9.9"方格表示对人和工作都很关心,能使员工和生产两个方面最理想、最有效地结合起来。这种领导方式要求创造出这样一种管理状况:职工能了解组织的目标并关心其结果,从而自我控制、自我指挥,充分发挥生产积极性,为实现组织的目标而努力工作。

三、领导权变理论

权变理论认为,领导是一种动态的过程,领导的有效性依赖于领导行为与情境的匹配和协调一致。许多理论家企图找出影响领导有效性的关键情境因素。研究表明,常见的影响因素包括:任务结构、上下级关系、领导者职权、下属角色明确性、团体规范明确性、组织内沟通渠道畅通程度、下属的成熟度等。

（一）费德勒的权变理论

最早对权变理论做出理论性评价的人是美国华盛顿大学心理学家和管理学家费德勒。他于 1962 年提出了一个"有效领导的权变模式",即费德勒模式。这个模式把领导人的特质研究与领导行为的研究有机地结合起来,并将其与情境分类联系起来研究领导的效果。他通过 15 年调查之后,提出:有效的领导行为,依赖于领导者与被领导者相互影响的方式及情境给予领导者的控制和影响程度的一致性。费德勒认为,并不存在一种普通适用各种情境的领导模式,然而在不同的情况下都可以找到一种与特定情境相适应的有效领导模式。他指出了一个"有效领导的权变模型",其中包含了两种基本领导风格和三种情境因素,三种情境因素又分别可组成八个明显不同的环境,

领导方式与环境类型相适应,才能获得有效的领导。

费德勒确认的两种领导风格:一种为任务导向型,另一种为关系导向型。他还认为,领导行为的方式是领导者个性的反映,基本上不太会改变。所以,一个领导者的领导风格究竟是任务导向还是关系导向是可以确定的。

费德勒确认的三种情境因素:

1. 职位权力　职位权力指的是与领导者职位相关联的正式职权和从上级以及整个组织各个方面所得到的支持程度,这一职位权力由领导者对下属所拥有的实有权力所决定。领导者拥有这种明确的职位权力时,则组织成员将会更顺从他的领导,有利于提高工作效率。

2. 任务结构　任务结构是指工作任务明确程度和有关人员对工作任务的职责明确程度。当工作任务本身十分明确,组织成员对工作任务的职责明确时,领导者对工作过程易于控制,整个组织完成工作任务的方向就更加明确。

3. 上下级关系　上下级关系是指下属对一位领导者的信任、爱戴和拥护程度,以及领导者对下属的关心、爱护程度。这一点对履行领导职能是很重要的。因为职位权力和任务结构可以由组织控制,而上下级关系是组织无法控制的。

根据两种领导风格和三种情境条件的不同组合,形成八种不同的环境类型(图5-3),只要领导风格与之相适应,都能取得良好的领导效果。处于有利的情境(1、2、3)及最为不利的情境(8)时,采用"任务导向型"(指令型)的领导方式,效果较好;对处于中间状态的情境(4、5、6、7),则采用"关系导向型"(宽容型)的领导方式,效果较好。由于领导行为是和该领导的个性相联系的,所以领导者的风格或领导方式基本上是固定不变的。当一个领导者的领导风格与情境不相适应时,费德勒认为解决办法是应改变情境,使之与领导的风格相适应。

对领导的有利性	有利			中间状态				不利
上下级关系	好	好	好	好	差	差	差	差
工作任务结构	明确	明确	不明确	不明确	明确	明确	不明确	不明确
领导者职权	强	弱	强	弱	强	弱	强	弱
领导方式	指令型			宽容型				指令型

图 5-3　费德勒的权变理论模型

(二) 情境领导理论

组织行为学家保罗·赫塞(paul Hersey)和管理学家布兰查德(Kenneth Blanchard)在20世纪60年代提出了情境领导理论。该理论认为,领导者的行为要与被领导者的成熟度相适应才能取得有效的领导效果。

成熟度是由能力和意愿两个部分组成的。能力是个人或组织在某一项特定的工作或活动中所表现出的知识、经验、技能与才干。意愿是指个人或组织完成某一项特定的工作或活动而表现出的信心、承诺和动机。保罗·赫塞发现，按能力和意愿的高低程度，同一人常常表现出四种不同的成熟度水平：① M1：没能力，没意愿；② M2：没能力，有意愿；③ M3：有能力，没意愿；④ M4：有能力，有意愿。根据下属的成熟度，情境理论确定了四种相对应的领导风格。

1. 命令型（S1）　对于低成熟度（M1）的下属，他们通常由于缺少工作经验，因此不能也不会对工作自觉承担责任，要使用 S1 的领导风格，领导采取单向沟通的方式，明确规定其工作目标和工作规程。

2. 说服型（S2）　对于较不成熟（M2）的下属，虽然他们已经开始熟悉工作，并愿担负起工作责任，但他们尚缺乏工作技能，不能完全胜任工作，S2 的领导方式更为有效，领导人应以双向沟通的方式给予直接的指导，并对他们的意愿和热情在感情上加以支持。这种领导方式通常仍由领导者对绝大多数工作作出决定，但领导需把这些决定推销给下属，通过解释和说服以获得下属心理上的支持。

3. 参与型（S3）　当下属比较成熟（M3）时，他们不仅具备了工作所需的技术和经验，而且也有完成任务的主动性并乐于承担责任，由于他们已能胜任工作，因此不希望领导者对他们有过多的控制与约束。这时，领导者应减少过多的工作行为，以双向沟通和耐心倾听的方式，加强交流，鼓励下属共同参与决策，继续提高对下属感情上的支持。高关系、低工作的领导方式 S3 是恰当的。

4. 授权型（S4）　授权型领导风格，即低工作、低关系则适用于高度成熟（M4）的下属。由于下属不仅具备了独立工作的能力，而且也愿意并具有充分的自信来主动完成任务并承担责任，此时领导人应充分授权下属，放手让下属"自行其是"，由下属自己决定何时、何地和如何做的问题。

情境领导理论被誉为本世纪的重大领导理论之一。有别于传统的领导特质理论，不只重视领导者行为能力的修炼，情境领导理论还特别强调领导要因人而异，因材施教。情境领导理论能改善领导与下属间的沟通，增加默契的培养，并使领导能够了解下属的发展需求，给予必要的协助。就个人角度而言，影响人员绩效的因素有能力问题与意愿问题，一种是不会做，一种是不愿做，也有交错变化的不同发展状况。情境领导理论提出了领导除了要正确诊断掌握下属的发展阶段外，也要学习采用正确的领导行为，包括处理能力问题的命令行为，及处理意愿问题的支持行为，这是领导最重要的两项领导行为，运用得宜谓之弹性。

【情境案例】

三位领导，三种风格

刚刚大学毕业的吴君通过学校推荐来到钢材集团总公司下属的第三分公司，给张总经理做秘书。张总经理可谓日理万机，因为公司的大小事情都必须要向他汇报，得到他的指示才能行事。尽管如此，吴君感到工作还是比较轻松，因为任何事情她只是需要交给张总经理,再把张总经理的答复转给相关负责人,就算完成任务了。可是好景不长,因为张总经理每日太过奔波劳碌,终于病倒了,新上任了王总经理。王总经理开始对吴君每日无论大小事宜都要请示提出了批评,让她慢慢学会分清轻重缓急,有些事情可以直接转给其他副总经理处理。这样,王总经理每日有更多的时间去考虑公司的长远目标,确立组织发展方向,然后在高层领导者之间召开会议,进行研讨。自王总经理上任以来,公司出台了新的发展战略、市场定位及公司内部的规章制度。公司的业绩也在短期内有了很大的提高。同时,吴君也很忙碌,有时需要跑很多的部门去协调一件工作,让她觉得学到了很多东西,也充实了不少。因为业绩突出,王总经理干了一年就被调到总公司去了。之后又来了李总经理。相对于张总经理的事必躬亲以及王总经理的有张有弛,李总经理就要随意得多了。她到任之后,先是了解了一下公司的总体情况,感到非常满意,就对下面的经理说:"公司目前的运营一切顺利。我看大家都做得比较到位,总经理嘛,关键时刻把把关就可以了,不是很重要的事情你们就看着办吧。"这样一来,吴君享受到了工作以来从没有过的轻松,因为一周也没有几件事情要找李总经理。吴君现在有时间了,她对比、思考着这几位领导,真是各有各的特点。

思考:

1. 你认为三位领导的风格有区别吗?请按照所学的情境领导理论进行归类。

2. 你认为哪一位领导的管理风格更可取?

(三)路径—目标理论

领导方式的路径—目标理论是领导权变理论的一种,是由加拿大多伦多大学伊凡斯教授于 1986 年提出的,并由其同事、多伦多大学的组织行为学教授罗伯特·豪斯作了进一步的补充和发展,后来华盛顿大学的管理学教授特伦斯·米切尔也参与了这一理论的完善。

路径—目标理论目前已经成为最受人们关注的领导观点之一。路径—目标理论来源于激励理论中的期待学说。期待学说(即期望理论,这一理论以弗罗姆的研究最有代表性)认为,个人的态度,取决于他的期望值的大小(目标效价)以及通过自己努力得到这一期望值的概率高低(期望概率)。该理论认为,领导者的工作是帮助下属达到他们的目标,并提供必要的指导和支持以确保各自的目标与群体或组织的总体目标相一致。"路径—目标"的概念来自于这种信念,即有效领导者通过明确指明实现工作目标的途径来帮助下属,并为下属清理各项障碍和危险,从而使下属的这一履行更为容易。

这一理论认为,有四种领导方式可供同一领导者在不同环境下选择使用。

1. 指示型领导行为　让下属明确任务的具体要求、工作方法、工作日程,决策都由领导者做出。

2. 支持型领导方式　与下属友善相处,领导者平易近人,关心下属的福利,公平待人。

3. 参与型领导方式　与下属商量,征求下属的建议,允许下属参与决策。

4. 成就导向型领导方式　提出有挑战性的目标,要求下属有高水平的表现,鼓励下属并对下属的能力表示充分的信心。

第三节　护理领导者的领导艺术

一、授权艺术

授权是指在不影响个人原来的工作责任的情形下,将自己的某些工作任务分派给其他人,并给予执行过程中所需要的职务上的权力。护理管理者可通过适当授权来增加自己的工作时间。

（一）授权的意义

1. 授权是贯彻分级管理原则的需要　组织的总体目标常常需要分解为岗位目标,由各层次人员共同努力才能得以实现。管理者将实现各层次目标要完成的工作交给相应层次的人员,同时授予其相应的权力,做到明责授权、事权分清,使得各层次之间的关系合理有序,即可实现分级管理。

2. 授权是管理者合理分配精力的需要　管理者要把握全局,把精力放在主要问题和关键问题的处理上,通过适当授权将一些常规性、有章可循的工作交给胜任的下级去做,可以较好地避免管理者精力分散,以免顾此失彼。能否把握主次缓急,有无勇气大胆授权,是领导工作有无成效和成效大小的关键所在。

3. 授权是调动下属积极性的需要　授权会使下属感到自己被信任,会积极地把握机会,发挥下属的主动性、积极性和创造性,努力地工作,充分展示自己的才华,为共同目标奋斗。

（二）授权的原则

1. 授权适当原则　授权要适当,首先对下属的授权既不能过轻,也不能过重。过轻,达不到充分激发下属积极性的目的,不利于下属尽职尽责;过重,就会大权旁落,出现难以收拾的局面。下级的权力过大,超出了合理范围,制度法规就不能顺利贯彻执行。其次,不能超负荷授权,要看下属的承受能力。换言之,授权者必须向被授权者明确所授事项的目标、任务、职责和范围。对被授权者所授的工作量不要超过被授权者的能力、体力所能承受的限度。若授权没有明确的目标职务,被授权者在工作中摸不着边际,无所适从,整个组织就会失去战斗力,甚至造成混乱。有的权力尽管不重,也不能把许许多多权力一股脑儿推给下属,使下属顾此失彼,手足无措。最后,视组织大小、任务轻重、业务性质授权。单位大、任务重、工作距离远、专业性强的应该多授权,但要能弄清问题、把握局面、做出正确决策。

2. 授权可控原则　授权不仅要适当,还要可控。正确的授权,不是放任、撒手不管,而是保留某种控制权。没有可控性的授权是弃权。授权之后必须能够控制。授权者必须有效地对被授权者实施指导、检查、监督,真正做到权力能放、能控、能收。

3. 带责授权原则　授权的同时明确下属的责任,这就是带责授权的原则。若能明确地将权与责同时授予下属,不仅可以促使下属完成工作任务,而且还可以堵塞有权不负责或滥用权力的漏洞。

带责授权,应向下属交代清楚权限范围,这样做有利于下属正确行使自己的职权,更好地实现授权的目的。带责授权时,要注意不能授出最终权力和责任。要明确自己的职责范围,凡是属于自己职权范围的事、涉及有关组织的全局性问题,比如管理全局的集中指挥权、总的经济预算审批以及决定组织的目标、任务和发展方向等,不可轻易授权。

另外,就同一方面或系统的工作,向两个或两个以上下属授权,必须注意使后果责任落在一个人身上,让其中领受权力较高的那个人承担后果责任。这样可使下属各司其职,各守其位,各负其责,避免扯皮和争功诿过。

4. 信任原则　管理者对于将要被授权的下属一定要有全面了解和考察。考察的方式可以让他当助理或其他"代理职务"试用一段时间,以便继续观察了解后再决定是否可以授权,以避免授权后不合适而造成不必要的损失。认为可以信任者,则"疑人不用,用人不疑"。一旦相信下属,就不要零零碎碎地授权,应一次授予的权力,就一次授权。授权后,就不能大事小事都干预,事无巨细都过问。

贯彻信任原则,要做到下属职权范围内的事让被授权者说了算,只要不违背大的原则,就要支持下属工作。对于出现的小失误,要采取宽容态度,允许失败,允许有小的差错。管理者一旦选中得力的部下,就不要为其他声音所困扰,应倚重有加,无所顾忌。人们感到最扫兴的就是"吃力不讨好",只要下级忠心一片,即使方法效果欠佳,也要多加鼓励,而不要迁怒于人。这样下属才会更加努力做事,否则就会失去人心。

5. 整体原则　授权的目的在于让下属分担更多的责任。授权后,管理者要尽力发挥统帅综合才能,协调各方面力量,使各局部的发展更好地服从于整体目标。为此,要把最大限度地向下级授权和保证指挥全局的权力高度集中辩证地结合起来。不能把有关全局的最后决策权、管理全局的集中指挥权、主要部门的人事任免权和财权随意授权下属。否则,管理者就会对整个组织系统失去控制,导致另一种失察。高明管理者应做到"大权独揽,小权分散,办也有决,不离原则",在处理大权与小权、集权与分权的关系上,能真正显示出一个管理者的授权艺术的高低。

6. 考绩原则　权力授出后,就要留心定期对下属进行考核,对下属的用权情况做出恰如其分的评价,并与下属的利益结合起来。考绩不要急于求成,也不要求全责备,要看工作的质量,是否扎扎实实、认真细致,是否有实效。考绩既要看近期的业绩,也要看远期的业绩;既看全局,又看局部。对于近期得实惠、长远招灾祸的工作不能予以肯定,这是短期的行为。只要不是下属故意为之,就要耐心帮助下属纠正。

7. 量力授权原则　管理者向下属授权,应当依自己的权力范围和下属的承受能力而定。既不能超越自己的权力范围,又不能负荷过重或授权不足,否则会影响被授权者能力的发挥。

【管理故事】

一个人去买鹦鹉，看到一只鹦鹉前标着：此鹦鹉会两门语言，售价 200 元一只。另一只鹦鹉前标着：此鹦鹉会四门语言，售价 400 元。该买哪只呢？两只都毛色光鲜，非常灵活可爱。这人转啊转，拿不定主意。结果突然发现一只老掉了牙的鹦鹉，毛色暗淡散乱，标价 800 元。这人赶紧将老板叫来："这只鹦鹉是不是会说八门语言？"店主说："不。"这人奇怪了："那为什么又老又丑，又没有能力，会值这个价格呢？"店主回答："因为另外两只鹦鹉都叫这只鹦鹉老板。"

真正的领导，不一定自己能力要多强，只要懂得信任，懂得放权，懂得珍惜，就能团结比自己更强的力量，从而提升自己的身价。相反，许多能力非常强的人却因为过于完美主义，事必躬亲，认为什么人都不如自己，最后只能做最好的业务员、销售代表，却成不了优秀的领导人。

总之，授权要紧紧围绕着形成"领导气候"进行。

（三）授权的步骤与方法

1. 分析并确定需要授权的工作　在工作中有些适宜授权，有些不适宜授权，要注意加以区分。

2. 筛选授权对象　领导者在考虑授权人选时应该注意：准备授权的工作需要被授权者具备什么样的知识、技能？哪些下属具备这些条件？谁有兴趣做这项工作？

3. 明确授权的内容　在对下属进行授权时，应该明确工作的任务、权力和职责。

4. 为被授权者排除工作障碍　授权前，应提醒被授权者在工作过程中可能遇到的困难，使其做好充分的心理准备。授权时，要充分考虑授权的原则，按原则进行授权。授权后，要进行必要的控制与监督。

5. 授权后的跟踪与监督　即要建立执行授权工作情况的反馈系统，以监控被授权者的工作进度，当发现其偏离工作目标时，应及时进行纠正。

6. 授权效果评估　按预定的工作标准对授权工作的完成情况进行评估，被授权人完成任务后要进行验收，并将评价结果与奖罚、晋升等联系起来。

（四）授权的注意事项

1. 授权规范化　授权之前将下属需要的职、权、责、利规范化、制度化，既保持相对的稳定，也要根据形势变化和工作需要进行适当调整，防止下属的越权或滥用职权。

2. 充分调动下属的积极性　授权后管理者要引导树立上下级共同对工作负责的观念，鼓励下属大胆用权，充分发挥自己的能动性，积极主动地工作，最大限度地发挥人才优势。

3. 保持沟通渠道畅通　授权后要及时监督、指导，反馈下属的工作状况，保证信息传递渠道通畅,使下属明确要求、责任和权力范围。上级能及时得到下属的意见和想法,使工作顺利开展。

4. 积极承担责任　授权不等于推卸责任,在充分信任下属的基础上勇于承担责任,解除下属的后顾之忧,才能让下属放心大胆工作。

二、激励艺术

领导之所以是一项非常重要的管理活动,一个重要原因在于有效的领导能调动员工的积极性,使个人目标和集体目标统一于组织的工作绩效。激励是领导工作的重要方面。激励能使人的潜力得到最大限度的发挥,如果管理是有效的,领导的结果应当是受到高度激发的劳动者群体。成功的管理者必须知道用什么方式有效地调动下属的积极性。

（一）激励的概念

"激励"一词作为心理学术语,指的是持续激发人的动机的心理过程。激励是管理心理学的一个重要课题。广义而言,激励就是激发鼓励,即激发人的动机,诱导人的行为,调动人的积极性、主动性、创造性,实现目标的心理活动过程。美国管理学家贝雷尔森和斯坦尼尔给激励下了如下定义:"一切内心要争取的条件、希望、愿望、动力都构成了对人的激励,它是人类活动的一种内心状态。"人的一切行动都是由某种动机引起的,动机是一种精神状态,它对人的行动起激发、推动、加强的作用。如何在工作中调动员工的积极性,激发全体员工的创造力,是开发人力资源的最高层次目标。作为组织,需要塑造激发组织成员创造力的环境和机制:一是创造一个鼓励组织成员开拓创新精神和冒险精神的宽松环境以及思想活跃和倡导自由探索的氛围;二是建立正确的评价和激励机制,重奖重用有突出业绩的开拓创新者;三是强化组织内的竞争机制,激励人们去研究新动向、新问题,并明确规定适应时代要求的技术创新和管理创新的具体目标;四是要求组织必须组织员工不断学习以更新知识,并好好地引导他们面对现实去研究技术的新动向。同时做到在组织成员心里,使他们知道工作行为的实际效果,产生组织成员高效工作、高满足的结果。

（二）激励的模式

需要是激励的起点和基础,是个体在生活中感到某种欠缺而力求获得满足的一种内心状态。动机原意是引起动作,心理学上把引起个人行为、维持该行为并将此行为导向于满足某种需要的欲望、愿望、信念等心理因素称为动机。行为是人类有意识的活动,是人类对外界刺激做出的反应,也是人类通过一连串动作实现其预定目标的过程。反馈是根据需要是否被满足而判断个体的行为是否起作用,是否会被再次应用的过程。激励的基本模式为:需要—动机—行为—目标—需要被满足,通过反馈构成循环。从这个基本模式看,激励的过程就是满足需要的过程。通过满足人的需要,激发个体发挥高水平的主观能动性,向着预定目标奋斗。

（三）激励的原则

1. 目标结合原则　在激励机制中,设置目标是一个关键环节。目标设置必须同时体现组织目标和员工需要的要求。

2. 物质激励和精神激励相结合的原则　物质激励是基础,精神激励是根本。在两者结合的基础上,逐步过渡到以精神激励为主。

3. 引导性原则　外在的激励措施只有转化为被激励者的自觉意愿,才能取得激励效果。因此,引导性原则是激励过程的内在要求。

4. 合理性原则　激励的合理性原则包括两层含义:其一,激励的措施要适度,要根据所实现目标本身的价值大小确定适当的激励量;其二,奖惩要公平。

5. 明确性原则　激励的明确性原则包括三层含义:其一,明确。激励的目的是需要做什么和必须怎么做。其二,公开。特别是处理分配奖金等众多员工关注的问题时,更为重要。其三,直观。实施物质奖励和精神奖励时都需要直观地表达它们的指标。直观性与激励影响的心理效应成正比。

6. 时效性原则　要把握激励的时机,"雪中送炭"和"雨后送伞"的效果是不一样的。激励越及时,越有利于将人们的激情推向高潮,使其创造力连续有效地发挥出来。

7. 正激励与负激励相结合的原则　所谓正激励就是对员工的符合组织目标的期望行为进行奖励。所谓负激励就是对员工违背组织目标的非期望行为进行惩罚。正负激励都是必要而有效的,不仅作用于当事人,而且会间接地影响周围其他人。

8. 按需激励原则　激励的起点是满足员工的需要,但员工的需要因人而异、因时而异,并且只有满足最迫切需要(主导需要)的措施,其效价才高,其激励强度才大。因此,领导者必须深入地进行调查研究,不断了解员工需要层次和需要结构的变化趋势,有针对性地采取激励措施,才能收到实效。

(四) 激励理论

长期以来,西方国家的许多心理学家和管理学家从不同的角度研究人的激励问题,提出了各种各样的激励理论。根据这些理论的不同特征,可以把它们区分为三大类:内容型激励理论、过程型激励理论和行为型激励理论。

1. 内容型激励理论　它着重对人的需要做出分析,试图找出能够对人产生激励作用的因素有哪些,如何设置能满足人的需要的目标来激励人。这一类激励理论主要有需要层次理论、双因素理论和成就需要理论。

(1) 马斯洛的需要层次理论:需要层次理论是美国心理学家马斯洛1943年在其《人的动机理论》一文中提出的,是提出最早、影响最大的一种激励理论。他认为,人有五个层次的需要,即生理需要、安全需要、社交需要、尊重需要和自我实现需要(表5-1)。这五种需要呈阶梯形分布,马斯洛认为,人的需要是由低到高逐级上升的,只有未得到满足的需要才起激励生理的需要作用。人在某一特定时期,总有一种需要处于最主要、最优势的地位。管理者要了解被管理者未满足的需要和优势的需要是什么,设置最有吸引力的目标,去激励员工。

表 5-1　根据需要层次理论解释护士的需要

需要层次	护士的需求	管理手段
自我实现需要	能发挥个人特长的环境具有挑战性的工作	决策参与制度、提案制度、破格晋升制度、目标管理、工作自主权
尊重需要	名誉和地位 权力和责任	人事考核制度、职衔、表彰制度、责任制度、授权、得到护士长表扬
社交需要	友谊 团体的接纳 组织的认同	建立和谐的护理团队、建立协商和对话制度、互助金制度、联谊小组、教育培养制度、社会对护士职业的认可
安全需要	职业保障 意外事故的防止	雇佣保证、退休养老金制度、意外保险制度、安全生产制度、危险工种营养福利制度
生理需要	工资和奖金、各种福利、工作环境	足够的薪金、舒适的工作环境、适度的工作时间、住房和福利设施、医疗保险等

在护理管理工作中,护理管理者应该从了解护士的需要着手,通过满足护士的需要来激发其工作积极性。在应用需要层次理论时,护理管理者尤其要注意三点:第一是认真了解分析护士的需要;第二是采用多种方式方法满足护士的需要;第三是满足护士需要时注重需要的序列性和潜在性。

【情境案例】

　　护士小张,工作认真负责,态度踏实积极,真诚对待每一位患者,受到患者及家属、同事们的一致好评。小张在学校期间表现并不出众,所以她从没想过自己会有一天做领导的可能。而护士长观察小张后发现,小张工作有热情、认真,沟通协调能力比较强。在征求小张的意见后,让小张担任护理专业组长。小张感觉意外,但仍高兴地接受了任务。小张在担任组长后,工作更加积极主动,表现十分出色。小张对自己目前的状态感觉很满意。通过角色的转变,护士长成功地引导出了小张的尊重需要和自我实现需要,为病房选出了一名优秀的专业组长,而小张也因此获得了一定的发展机会。

　　思考:

　　该案例中护士长运用了哪些激励方法?

　　(2) 赫兹伯格的双因素理论:这一理论是美国心理学家赫兹伯格在 20 世纪 50 年代后期提出来的。他在大量调查研究基础上,在员工激励的问题上提出了"保健因素-激励因素理论",又叫双因素理论。这一理论认为,激发动机的因素有两类,一类为保健因素,另一类为激励因素。

保健因素是指工作环境和条件因素,如企业组织的政策和行政管理、基层人员管理的质量、与主管人员的关系、工作的环境与条件、薪金、与同级的关系、个人生活、与下级的关系和安全十个方面。这一类因素如果缺少,就会引起不满和消极情绪,如果改进则能预防和消除员工的不满,但不能使人满意,不能直接起激励作用,就像卫生保健对身体健康所起的作用一样,因而称这些因素为保健因素。激励因素则往往与工作本身的特点和工作内容有关,如工作成就、工作成绩得到承认、工作本身具有挑战性、责任感、个人得到成长、发展和提升六个方面。这类因素对员工能起到直接的激励效果。它们的改善,或者说这类需要的满足,往往能给员工以很大程度的激励,产生工作的满意感,有助于充分、有效、持久地调动他们的积极性。

双因素理论有一定的创见,但也受到不少人的批评。有人认为人是非常复杂的,当他感到满意时,并不等于提高工作效率,而不满意时也不等于降低工作效率。人因为种种考虑,可以在不满意的条件下达到高的生产率。而赫兹伯格在讨论双因素理论时,只重在满意不满意而没有联系与实际生产效率的关系。还有人认为赫兹伯格进行调查时的对象只是工程师、会计师等专业人员,他们不能代表其他专业的情况,因而双因素理论是否有普遍意义是值得怀疑的。但是双因素理论可有效运用于护理管理工作:重视保健因素对护士情绪的影响,从个性化的角度出发,尽力满足护士保健因素方面的需要,建立和谐的人际关系、公平的分配制度、良好的工作环境等;利用激励因素引发护士的内在动力,管理者要善于肯定护士的工作成绩,适当授权等;建立合理的奖金分配制度,可以将保健因素转换为激励因素。

(3)麦克利兰的成就需要理论:这一理论是美国管理学家大卫·麦克利兰在研究了人的后天需要的基础上提出的。他认为,人的需要并非都是与生俱来的,有些需要是在后天的个人生活经历中获取的。人在后天形成的需要主要有三种:权力的需要、友谊的需要和成就的需要。权力的需要,是指渴望影响或控制他人、为他人负责,对他人具有权威;友谊的需要,是指渴望与他人形成密切的关系,避免冲突,建立友谊;成就的需要,是指具有追求高成就的强烈愿望,他们敢于迎接挑战,为自己设置一些有一定难度的目标,掌握复杂的技能以及超越其他人。不同的人,这三种需要排列的顺序和比重不同。这些差别,跟个人早期的生活阅历有很大关系。麦克利兰根据他长期的研究得出:那些有着高成就欲望的人,往往成长为企业家。他们敢于冒商业风险,争取比竞争者把事情做得更好。有着强烈友谊需求的人一般是成功的"人际关系调节者",他们的专长是可以将一个组织内部几个不同部门的人员团结在一起。而对权力有着强烈需求的人有较多的机会晋升到组织的高级管理层。

成就需要理论在护理管理中的应用:适当授权,在一定程度上满足权力需要比较强的护士的欲望;营造一个拥有良好人际关系的环境对于友谊需要比较强的护士很重要;对于成就需要比较强的护士让其承担具有一定挑战性的工作。

2. 过程型激励理论 它主要从行为的发生到最终结果的过程有关因素之间的联系去研究激励问题。这一类激励理论主要有期望理论和公平理论。

(1)期望理论:期望理论是美国心理学家弗洛姆在1964年出版的《工作与激励》

一书中提出的。它主要研究需要与目标之间的规律,不同于内容型激励理论以优势需要或内部需要的满足来达到激励作用,而是着重分析使"激励因素"起到更大作用所必需的条件。它认为,人的固定要求决定了他的行为和行为方式。要调动一个人的积极性,应该从其所追求目标的价值或吸引力与其实现的可能性来考虑。行为动机水平等于期望值和效价的乘积,用公式表示:

$$动机水平＝期望值×效价$$

所谓动机水平,即激励程度,是指一个人工作积极性的高低和持久程度,它决定着人们在工作中会付出多大的努力。所谓期望值,也叫期望概率,是指一个人根据过去的经验判断自己能达到某种结果(目标)的可能性大小的预先估计。所谓效价,是指一个人对他所从事的工作或要达到的目标的价值进行的评价,也就是达到目标对于满足个人需要的价值。如果一个人把目标的价值看得越大,估计能实现的概率越高,那么,激发的动机就越强烈,积极性就越高。如果期望值和效价有一项为零,激励作用也将消失。因此,管理者既要考虑目标的效价,又要考虑期望值,而且两者都要高,才能有效激发员工的积极性。根据这一理论的研究,员工对待工作的态度依赖于对下列三种联系的判断:努力与绩效的联系、绩效与奖酬的联系、奖酬与个人需要的联系。

(2) 公平理论:公平理论认为,人能否受到激励,不但由他们得到了什么而定,还要由他们所得与别人所得是否公平而定。公平理论是由美国心理学家亚当斯提出的,这种理论的心理学依据,就是认为人的知觉对人的动机的影响关系很大。公平理论指出,一个人不仅关心自己所得所失本身,而且还关心与别人所得所失的关系。他们是以相对付出和相对报酬全面衡量自己的得失。如果得失比例和他人相比大致相当时,就会心理平静,认为公平合理,心情舒畅。比别人高则令其兴奋,是最有效的激励,但有时过高会带来心虚,不安全感激增。低于别人时产生不安全感,心理不平静,甚至满腹怨气,工作不努力,消极怠工。因此,分配合理性常是激发人在组织中工作动机的动力。当人们感到受到不公平待遇时,在心里会产生苦恼,呈现紧张不安,导致行为动机下降,工作效率下降,甚至出现逆反行为。个体为了消除不安,一般会出现以下一些行为措施:通过自我解释达到自我安慰,造成一种公平的假象,以消除不安;更换对比对象,以获得主观的公平;采取一定行为,改变自己或他人的得失状况;发泄怨气,制造矛盾;暂时忍耐或逃避。判断公平与否受个人的知识、修养、判断标准的差异性等因素的影响。

公平理论用于组织的奖惩制度,工资调整,奖金分配,职务晋升等。管理者应综合考虑多方面因素,制定大多数人认可的分配细则,让护士清楚什么样的行为会得到什么样的奖励。在强调按劳取酬的基础上,管理者应培养护士的奉献精神,管理者一定要明白公平不是平均主义,在工作中贡献较大的护士应该得到更多的报酬。

期望理论在护理管理中的应用:强调期望行为,护士长应让护士清楚什么样的行为是组织期望的,并且让护士了解组织将以怎样的标准来评价她们的行为;强调工作绩效与奖励的一致性;重视护士的个人效价。

期望理论在护理管理中的应用:强调期望行为,护士长应让护士清楚什么样的行为是组织期望的,并且让护士了解组织将以怎样的标准来评价她们的行为;强调工作绩效与奖励的一致性;重视护士的个人效价。

3. 行为型激励理论　行为型激励理论认为激励的目的是改造和修正人的行为。这类理论研究如何通过外界刺激对人的行为进行影响和控制,包括强化理论和归因理论。

（1）强化理论:强化理论是从人的行为与其结果之间的联系去研究如何改变人的行为。强化理论是由美国心理学家斯金纳首先提出的。强化理论认为,人的行为是个体对外界刺激所做出的反应。这种反应如何,取决于特定行为的结果。当行为的结果对他有利时,这种行为会重复出现。当行为的结果不利时,个体可能会改变自己的行为以避免这种结果。因此,管理者通过控制外部的环境条件(外部刺激),可以改变人的行为。这称为强化,也称行为修正。例如,对于个别护士的迟到现象,管理者如果不闻不问,员工的迟到现象就有可能蔓延;如果对按时到达者表示赞赏,而对迟到者表示强烈的不满,迟到现象有可能被制止。强化方法有以下几种。

1）正强化:这是指对人的某种行为给予肯定和奖赏,以使其重复这种行为。在管理过程中,给予对组织的发展做出贡献和成绩的人和事以肯定和奖励,就等于良好行为被组织承认而得到强化,使良好行为得以持续。正强化的形式多种多样,如表扬、赞赏、晋升、提级、授予名誉、授予责任和权力、增加工资、奖金和奖品等。

2）负强化:这是指对人的某种行为给予否定或惩罚,使之减弱与消退,以防止类似的行为再度发生。在管理中,对不符合组织和社会期望的行为进行批评或惩罚,促使不良行为受到削弱或抑制,也间接地加强良好行为的形成和巩固。

3）自然消退:这是指管理者对员工的不良行为不予理睬,采取视而不见的态度,让行为者感到自己的行为得不到承认,慢慢终止该行为。例如,对于那些喜欢打小报告的人,领导者故意不加理会,久而久之,这类人会因自讨没趣而自动放弃这种不良行为。

（2）归因理论:归因理论是在美国心理学家海德的社会认知理论和人际关系理论的基础上,经过美国斯坦福大学教授罗斯和澳大利亚心理学家安德鲁斯等人的推动而发展壮大起来的。归因理论是说明和分析人们活动因果关系的理论,人们用它来解释、控制和预测相关的环境,以及随这种环境而出现的行为,因而也称"认知理论",即通过改变人们的自我感觉、自我认识来改变和调整人的行为的理论。例如,某位护士毕业后主动要求去新疆工作,有人会说她真高尚,有人会认为她是为了出风头。这就是归因。护理管理者应当引导护士将成功归因于个人的能力和努力,引导护士将关注焦点集中于内部的可控因素上。

强化理论和归因理论从行为的解释、履行、反馈、预测等角度对激励理论进行了阐述,对激励的操作有很重要的指导意义。

三、创新艺术

创新是一个民族进步的灵魂,是国家兴旺发达的不竭动力。许多新的理念的引入,使得护理专业面临着改革创新的挑战。

（一）创新的含义

企业家将创新定义为生产要素的新组合。管理学家德鲁克将创新定义为"改革资源产出量或从资源中获得的价值和满足"。创新不同于发明和创造,是把发明或创造引入经济之中,从而给经济带来较大的影响或发生较大变革。因此,创新是形成一种创造性思想并将其转换为有用的产品、服务或作业方法的过程,创新具有新颖性和适用性。创新包含两类情况:一类是在旧事物的基础上进行改良革新,另一类是通过创造灵感产生独特的新事物。组织创新既要求对组织的各种经济要素进行新的、科学的优化组合,又要有利于提高经济效益,追求资源支配的最优化和收益最大化。

（二）创新的内容

组织的创新大致可以归纳为制度创新、技术创新、市场创新、管理创新和文化创新。

1. 制度创新　制度创新是为了适应生产力的不断发展变化的需要,适应社会发展水平、国家制度等多方面因素的变化而进行的对组织形式的相应变革。组织的制度创新主要从产权制度、组织制度、领导制度三个方面入手。制度创新是否能实现取决于创新者是否有预期的潜在利益。制度创新是一个复杂的过程,需要新旧制度和上下制度的协调。

2. 技术创新　技术创新是组织把新技术创造性地应用于生产经营活动,以获得预期的经济效益和社会效益的过程。技术创新在组织中最为普遍,占有举足轻重的地位。随着科学技术的不断发展和市场竞争的日趋激烈,技术创新成为构成组织核心竞争力的首要因素,包括引进新技术、改进旧技术等。

3. 市场创新　市场创新是在市场经济条件下,组织通过引入各种新市场要素,并使之商品化和市场化,以开拓、占领新的市场,从而更好地满足市场需求的市场研究、组织与管理活动。

4. 管理创新　管理创新是将更有效的、尚未被采用的新管理要素或管理要素的新组合引入组织的生产经营过程,从而使组织管理系统具有更高的管理效能。也就是把各种生产要素整合起来,创造一种更新、更高效的资源组合模式,以此来对组织中的各种活动进行合理、协调的指挥。

5. 文化创新　文化创新是对构成组织文化的各种要素,如组织的价值观念、行为规范、精神、道德、风尚、习惯等进行必要的创新,使之成为推动组织发展的重要力量。充满生机的组织文化是组织宝贵的无形资产,对组织的各个方面都有影响。

（三）创新的过程

多年来,许多专家致力于创新的研究,提出了五步创新过程。

1. 收集素材　这是一个积累的过程。在该阶段,需要广泛地探索,研究与问题有关的一切事物。积累和收集各种有用的信息与素材是进行创新的必要前提。

2. 深思熟虑　在此阶段要克服各种思想障碍,发挥思维的灵活性,运用多种思维方法,如演绎、归纳、移植、侧向思维、分析与综合等进行思考。此阶段也会闪现灵感,经过时间的孕育,也能发展为创新思想。

3. **酝酿储备** 新思想偶尔出现时,有可能比较粗糙,需要进一步琢磨、充实、完善。在该阶段需要把原始数据信息和一些新资料进行加工整理,酝酿构思。

4. **领悟发现** 这是做出创造性发现的阶段。在该阶段,直觉、灵感、想象等非逻辑思维起着决定性作用。在继续深思熟虑和酝酿储备的基础上,一旦出现了思维的飞跃,则新的认识和见解就产生了。

5. **确立完善** 通过修正、扩充、提炼对创新思想加以完善,并运用评估能力加以检验与抉择。

在实践中,创新过程通常是一个不太规则的过程,各个阶段并非截然分开、刻板的固定模式。有时酝酿期很长,可能在较长的实践中无明显进展。有时又会在不曾预料的时机突然出现飞跃。作为未来的管理者,理解创新过程既有助于充分发挥自身的创造性,也有助于激发他人的创造能力。

（四）常用的创新技术

创新既是一个宏观的社会实践过程,又是一个微观的心理反应过程,如果没有正确的创新原理指导和创新技法提示,创新活动有可能陷入漫无头绪的境地。

1. **头脑风暴法** 头脑风暴法由美国的奥斯本首创,是一种有特殊规则和方法技巧的小组会。即根据需要解决的问题,或创新的对象列出有关问题,一个一个地核对、讨论,从中找到解决问题的方法或创新的设想。这种方法是一种启发创新思维的有效方法,它强制人去思考,有利于突破一些人不愿提问题或不善于提问题的心理障碍。提问,尤其是提出有创见的新问题本身就是一种创新。它又是一种多向发散的思考,使人的思维角度、思维目标更丰富。另外提供了创新活动最基本的思路,可以使创新者尽快集中精力,朝提示的目标方向去构想、去创造、去创新。

2. **综摄法** 综摄法是以类比思考为核心的著名创新技术,由美国麻省理工大学教授威廉·戈登于1944年最早提出。这种方法主要运用两大操作机制:一是对不熟悉的事物用熟悉的事物和知识去分析;二是对熟悉的事物和知识以不熟悉的态度来观察分析,从而启迪出创造性的设想来。分析问题和提出问题可能的答案运用类比和隐喻。

【情境案例】

侏儒巧言斗武士

从前,日本的萨摩国有个聪明的孩子。因为他长得又矮又小,人们就叫他侏儒。那时候,武士势力很大,一般的人都惹不起武士。有一天,侏儒带着自己心爱的小狗,在河边散步,正好遇到一个武士在那里钓鱼。小狗出来的时间长了,需要撒尿,看看四周没有依傍,就跑到武士跟前,以武士的大腿作为依傍,抬起后边的一条腿,"唰"地撒了一泡尿。武士大发雷霆,把手按到了刀把上:"不懂规矩的家伙,你不想活了吗?""请原谅,这只小狗把你的腿误认为是棵树了,我要好好教训它!"侏儒说着就悄悄地向狗

"说话",算是在"教训"狗。武士哪肯善罢甘休:"狗既然能听懂你的话,你就让它来向我赔礼道歉!"这可把侏儒难住了,他跟狗"讲话",原是装模作样来敷衍武士的,现在要让狗"赔礼道歉"怎么可能呢? 于是,侏儒装样装到底,他又同狗"讲"了几句"话",回过头来,对武士说:"小狗说了,它不肯向你道歉!"

思考:

如何培养我们的创新意识?

3. 形态方格法　形态方格法亦称形态综合法或棋盘格法。它是美籍瑞士人、加州理工学院天体物理学家弗里兹·茨维基提出的一种具有系列组合特征的思考方法,以"旧因素的新组合"作为核心思想。他发现,很多创新成果并非都是全新的东西,而只是旧因素的新组合。进而想到,如能将旧有事物加以系统的分解组合,定能大大提高创新的可能性。形态方格法是一种推导新的备选方案的好方法,它可以促使决策人思考、推导和分析所有的可行方案,以免失去更好的方案。它已成为新产品开发决策中非常通用的方法,其基本思想也可应用到其他方面的决策中。

四、决策艺术

著名的经济学家赫伯特·西蒙指出,"决策是管理的心脏;管理是由一系列决策组成的;管理就是决策"。这充分说明,决策在管理活动中的重要地位和作用,也充分说明决策对领导者的重要意义。

(一)决策的概念

不同的理论学派从不同的角度对决策进行解释。管理学中的决策一词的意思是为了达到一定目标,采用一定的科学方法和手段,从两个以上的方案中选择一个满意方案的分析判断过程。

(二)决策的理论基础

决策理论是在系统理论的基础上,吸收了行为科学、运筹学和计算机科学等研究成果而发展起来的,主要代表人物是美国人赫伯特·西蒙。决策理论的观点主要表现在三个方面。

1. 突出决策在管理中的地位　决策理论认为:管理的实质是决策,决策贯穿于管理的全过程,决定了整个管理活动的成败。如果决策失误,组织的资源再丰富、技术再先进,也是无济于事的。

2. 系统阐述了决策原理　西蒙对于决策的程序、准则、类型及决策技术等做了科学的分析,并提出用"满意原则"来代替传统决策理论的"最优原则",研究了决策过程中冲突的解决方法。

3. 强调了决策者的作用　西蒙认为组织是决策者个人所组成的系统,因此,强调不仅要注意在决策中应用定量方法、计算技术等新的科学方法,而且要重视心理因素、人际关系等社会因素在决策中的作用。

（三）决策的原则

1. 客观原则　客观原则是科学决策的首要原则，下列的其他原则都从不同的方面体现了决策的客观原则。决策是人们设计和选择行动的活动，是同决策者的世界观、价值观、进取心、责任感紧密联系的。

2. 信息原则　信息是决策的基础。只有掌握了充分信息的领导者，才能在激烈的竞争中，掌握决策的主动权。

3. 预测原则　科学的预测是科学决策的前提。决策的实施是在决策之后，所以决策就必须事先预测未来的各种情况和趋势，这样才能做出科学的决策。科学的预测为决策提供了社会、经济、科技等各方面的发展趋势，从而为领导的正确决策提供了客观的依据。

4. 程序原则　严格遵循科学的决策程序，是科学决策的又一条重要原则，这是区别于传统的经验决策方式的一个重要方面。通常说来决策的基本程序是：① 明确问题，确立目标；② 集思广益，拟订方案；③ 分析评估，选择方案；④ 实施方案，完善决策。

5. 可行原则　科学决策的可行原则，要求对决策方案进行充分的可行性研究，只有在决策方案经过可行性分析论证的基础上，才能进行最终选择，这是科学决策的又一重要原则。

6. 选优原则　科学决策要求遵循选优原则，要求在各种方案之中对比选择。多方案选择是现代决策的一个重要特点，方案的优与劣，要经过比较才能鉴别，因此必须制定一定数量和质量的备选方案，从中对比选优。

7. "外脑"原则　科学决策强调建立合理的决策体制，在决策过程中，充分发挥智囊团的"外脑"作用。由各种专家组成的智囊系统，运用各种现代化的科学技术和方法，为决策提供参谋咨询服务，在决策过程中负责设计各种可行性方案，对各种问题进行系统的定性分析和精确的定量分析，保证决策方案的客观性。

（四）决策的程序

正确决策，需要按照一定的程序进行。决策的程序实际上是一个提出问题、分析问题、解决问题的分析、判断过程，可具体概括为如下几个步骤：第一步，提出决策问题，确定决策目标。因为决策是为了解决问题，实现某项预期目标，所以首先要弄清楚一项决策要解决什么问题，要达到什么目的。第二步，为了做出最优的决策，必须拟定达到目标的各种可能的行动方案，以便进行比较，从中选择最佳的方案。第三步，广泛地搜集与决策有关的信息。为了正确进行决策，所搜集的信息必须符合决策所需的质量要求。第四步，对与各种可能行动方案有关的资料进行分析、评价与对比。第五步，选定最优方案。这是决策的关键环节，选优的标准主要是指在一定条件下，经济效益最佳的方案，为此就要全面权衡有关因素的影响，比如企业的资源条件、市场需求、国家有关的方针政策等。第六步，组织与监督方案的实施。在方案实施过程中，要建立信息反馈系统。决策者要根据反馈信息，采取各种相应的措施。在执行中，如果由于主客观条件发生了变化，就要对原定方案进行必要的修正，以尽量防止或减少失误。

思考题

一、名词解释

领导　领导者　激励　决策

二、简答题

1. 领导理论对护理管理实践有何指导意义？

2. 你最推崇的领导风格是哪种？为什么？

3. 根据马斯洛的需要层次理论，分析自己各种层次的需要，以及希望护理管理以怎样的方式来满足自己的需要。

三、案例分析

诸葛亮第 6 次出祁山时，派人到魏营下战书。司马懿问下战书的蜀使："诸葛亮饮食起居如何？"信使说："丞相起得早，睡得晚。处罚 20 棍以上的事都亲自处理，说得多，吃得少。"司马懿听说后大笑说："诸葛亮食少事多，哪能活太久？"蜀使回报诸葛亮，诸葛亮感叹说："司马深知我也！"不久，诸葛亮谢世。

思考：

诸葛亮作为一名管理者在管理的过程中有哪些方面的不足？

（刘全荣）

第六章 护理管理的控制职能

学习目标

1. 掌握控制职能的概念、基本原则及三种基本类型。
2. 熟悉控制的重要性，以及控制的基本过程和方法。
3. 了解护理风险管理、护理成本管理。
4. 能够运用控制职能原理分析案例，并能将控制职能原理运用到护理实践中。

【导读案例】

经过长达 15 年的精心准备，耗资 15 亿美元的哈勃太空望远镜最后终于在 1990 年 4 月发射升空。但是，美国国家航天局(NASA)发现望远镜的主镜片仍然存在缺陷。由于直径达 94.5 英寸的主镜片的中心过于平坦，导致成像模糊，因此望远镜对遥远的星体无法像预期那样清晰地聚焦，结果造成一半以上的实验和许多观察项目无法进行。

更让人觉得可悲的是，镜片的生产商珀金埃尔默公司，使用了一个有缺陷的光学模板来生产如此精密的镜片。具体原因是，在镜片生产过程中，进行检验的一种无反射校正装置没设置好。校正装置上的 1.3 毫米的误差导致镜片研磨、抛光成了误差形状。但是没有人发现这个错误。具有讽刺意味的是，与其他许多 NASA 项目所不同的是，这一次并没有时间上的压力，而是有足够充分的时间来发现望远镜上的错误。实际上，镜片的粗磨在 1978 年就开始了，直到 1981 年才抛光完毕，此后，由于"挑战者号"航天飞机的失事，完工后望远镜又在地上待了两年。

NASA 中负责哈勃项目的官员对望远镜制造中的细节根本不关心。事后一个 6 人组成的调查委员会的负责人说："至少有三次明显的证据说明问题的存在，但这三次机会都失去了。"如果有一点更细心的控制，这些是完全可以避免的。

思考：

你从案例中得到了什么启示？

在管理工作中，控制是一项非常重要的职能，也是每一位管理者都要执行的一项基本工作内容。它对组织开展活动及其效果进行衡量、校正，及时发现偏差，立即采取相应纠正措施,从而保障整个管理过程得以正常运转,进而实现组织预定的目标。

第一节 概 述

一、控制的概念

"控制"一词最早出现在古希腊文中,其原意是"驾船术",即掌握驾船的方法和技术。后来在拉丁文中这一词还被广泛引用为"调节器"。1948年美国数学家诺伯特·维纳(Nobert Wiener)出版了《控制论》一书,标志着控制论的正式诞生。

所谓控制是指管理者监督和规范组织行为,使其与组织计划、目标和预期的绩效标准一致的系统行动过程。换言之,控制是管理者监督组织的各项活动,及时采取措施以预防或纠正偏差。它包含三层含义:① 控制是一个过程;② 控制是通过监督和纠偏来实现的;③ 控制的目的是保证组织实现目标。

二、控制的重要性

任何组织活动都离不开控制,控制工作始终贯穿于管理活动的全过程。

(一) 在执行组织计划中的保障作用

计划都是针对未来制定的,但环境和条件总在不断变化,由于管理者自身素质、知识、技能、经验等限制,制订计划时可能不完全准确、全面;计划在执行过程中也会出现变化,甚至发生难以预料的情况。因此,进行控制是非常必要的。控制可以对计划进行检测,发现偏差时进行纠正,或修正计划、目标,或指定新的控制标准。这样控制在执行和完成计划中就起到了保障作用。控制与计划相互联系,密不可分,就像一把剪刀的两个刃,缺少任何一个刃,剪刀就失去了作用。

(二) 在管理职能中的关键作用

管理的各项职能构成一个相对封闭的循环,控制作为管理职能循环中最后的一环,它通过纠正偏差的行动与其他四项职能紧密结合,使管理循环过程顺利进行。控制贯穿于管理活动的全过程,它不仅可以维持其他职能的正确活动,而且在必要时可以改变其他职能的活动。因此,控制在管理的五项职能中起关键作用。例如,当护理质量控制发现原定目标和标准不能实现时,管理者可能采取调整计划、重新确定目标或标准的行动;可能调整组织机构;可能重新配备合适人选;或采取加强领导和指导的重大改变,以便纠正偏差,完成工作任务。

(三) 有利于实施合理授权

有效的管理者应该注意合理授权给下属,然而经常会有管理者因为害怕下属犯错误而自己要承担责任,出现不愿意授权的情况。如果形成一种有效的控制系统,可以提供被授予权力的下属工作成效的信息和反馈;同时管理者可以监督权力是否被滥用,也可以督促下属,以保证其采取相应的行动及达到相应的目标。

（四）使组织超越现状

通过控制可以在计划完成、目标和标准实现的基础上，发现问题，总结经验，制定出继续改进和提高的目标和标准，使组织超越现状，以达到更完美、更卓越。因此，在管理工作中，控制不仅是监督、纠偏，还有持续改进的意义。

三、控制的类型

由于管理对象、管理目标、系统状态的不同，所运用的控制方式也不同，因此形成了不同的控制类型。例如，按控制的业务范围不同，可分为技术控制、质量控制、资金控制、人力资源控制等；按控制源划分，可分为正式组织控制、非正式组织控制、自我控制；按控制的对象划分，可分为局部控制和全面控制；按控制内容的覆盖面不同，可分为专题控制、专项控制和全面控制；按控制点位于整个活动过程中的位置，可分为前馈控制、同期控制和反馈控制。

管理控制的类型是多种多样的，各种控制类型也不是相互排斥的，为有效地实现管理的目标，往往是多种控制类型交叉使用。对于同一个管理系统，可以从不同的角度划分控制的类型。如医院对医务人员严格实行准入制度，杜绝无资质人员上岗，这一控制措施既是正式组织控制，也是前馈控制。

由于任何系统的运行过程均表现为输入—转换—输出的过程，故现将根据控制点位于整个活动过程中的位置不同而分为前馈控制、同期控制和反馈控制做一重点介绍（图6-1）。

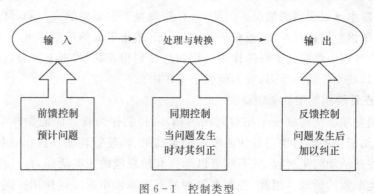

图6-1 控制类型

（一）前馈控制

前馈控制也称事先控制或预防控制，是面向未来的控制，是计划实施前采取预防措施防止问题的发生，而不是在实施中出现问题后的补救。管理人员常运用所能得到的最新信息，包括上一个控制循环中所产生的经验教训，反复认真地对可能出现的结果进行预测，并与计划要求相对比，必要时调整计划或控制影响因素，保证目标的实现。

前馈控制的工作重点是防止所使用的各种资源在质和量上产生偏差，是通过对人、财、物等各种资源的控制来实现的，如在现实生活中的司机驾车上坡前加速、学生上课前预习、新产品上市前大做广告宣传等。在护理管理中前馈控制称为基础质量控制，如急救物品完好率、常规器械消毒灭菌合格率及护理人员素质标准和指标均属此类控制。

【管理故事】

《三国演义》中诸葛亮就是一位"前馈控制"的高手。当时刘备去江东招亲，危险重重。临行前诸葛亮交给保驾的赵子龙三个锦囊，嘱咐他在不同的时间打开，赵子龙依计行事，保证刘备娶得佳人，全胜而退，让周瑜"赔了夫人又折兵"。

(二) 同期控制

同期控制又称现场控制或过程控制，此类控制的纠正措施是在计划执行过程中进行的。管理者通过现场监督检查、指导和控制下属人员的活动，对执行计划的各个环节质量进行控制，当发现不符合标准的偏差时立即采取纠正措施。如各级护理管理人员的现场检查、督导，尤其是科室护士长一日五查房、护理部组织的午间、夜间及节假日查房。同期控制也适用于员工的自我控制。例如，护士在为病人进行导尿时，发现无菌手套破损，立即更换。

(三) 反馈控制

反馈控制也称事后控制，这类控制作用发生在活动结束之后。主要将工作结果与控制标准相比较，对出现的偏差进行纠正，防止偏差的继续发展或再度发生。如护理部每月的护理质量检查结果反馈，护理差错、事故的分析等。反馈控制的目的在于避免已发生的不良结果继续发展或防止其再度发生。

以上三种控制虽然各有特点，但在实际工作中往往是交叉使用的。前馈控制虽然可以预先做好准备，防患于未然，但有些突发事件是防不胜防的，这时必须辅以同期控制，否则将前功尽弃。同样，不论是前馈控制还是同期控制，都需要反馈控制来检验。另外，在系统发展过程中，对前一个阶段来说是反馈控制，但对后一阶段往往是前馈控制。

四、控制的基本原则

(一) 目的性原则

控制的目的一方面是使组织的实际工作按预定的计划进行并实现预期目标，另一方面，是使组织的活动有所创新、有所前进，以达到一个新的高度，即持续改进，追求卓越。为此，控制工作应紧紧围绕上述目的展开，采用各种手段和措施也是为了实现上述目的。

(二) 客观性原则

控制活动是通过人来实现的，即便是再好的管理者也难免受到主观因素的影响。为了能客观地、准确地评价工作成果，需依据相应的定量或定性的标准进行控制，只有这样，才能避免主观因素的干扰。

（三）重点性原则

对组织的整体控制做到面面俱到是不可能的，也是没有必要的。这是因为各部分、各环节、各因素在实现控制目标中的地位和所起的作用不同。因此，要选择那些对全局影响大的重点因素、重点部分或关键环节进行控制。

（四）灵活性原则

在现实管理活动中，可能会出现原计划是错误的，或因突发事件改变了原来的条件，使下属无法执行原计划的情况，这就要求管理者灵活地控制，立即修改计划，采取特殊措施，避免造成更大的损失和严重的后果。

（五）及时性原则

控制的及时性体现在及时发现偏差和及时纠正偏差两个方面，其目的是减少时滞，避免更大失误。及时性原则一方面要求及时准确地收集和传递所需的信息，避免时过境迁；另一方面要求估计可能发生的变化，只有采取的措施与已变化了的情况相适应，才能保证组织的目标实现。

第二节　控制的基本过程与方法

一、控制的基本过程

控制同其他管理活动一样具有一定的程序。各种不同类型的控制其具体工作程序可能各有区别，但其控制的过程是相同的，基本上是按照确定标准、衡量绩效、纠正偏差三个步骤进行的。

（一）确定标准

标准是人们检查和衡量工作及其结果的规范。制定标准是控制的基础，它为衡量绩效和纠正偏差提供了客观依据。控制的全过程也是确立标准和执行标准的过程。建立标准首先应明确能体现目标特性及影响目标实现的对象或要素，然后根据计划需要建立专门的标准。

1. 确定控制对象　控制标准的具体内容因控制对象而异，因此在确定标准的时候应当首先确定控制对象。如护理质量控制对象是护理工作和提供护理的人员，控制标准应针对这两方面来制定。

2. 选择控制重点　因为控制不可能面面俱到，不可能事无巨细、同等对待，因此在控制过程中管理者必须选择需要特别关注的地方，即关键环节作为重点控制对象，不仅可以保证计划目标的实现，还能够大大提高控制的效率。如对于卧床患者应首先明确皮肤护理是控制的重点之一，然后建立压疮发生率的控制标准。

【知识视窗】

护理管理控制的关键点：① 制度：消毒隔离、查对、抢救、安全管理等制度；② 护士：护理骨干、新上岗的护士、进修护士、实习护士以及近期遭遇重大生活变故的护士等；③ 病人：疑难危重病人、新入院病人、手术后病人、接受特殊检查和治疗的病人、有自杀倾向的病人；④ 器材设备和药品：特殊耗材、监护仪器设备、急救器材与药品等；⑤ 部门：急诊科、手术室、供应室、监护室、产婴室、血液透析室等；⑥ 时间：交接班时间、节假日、午间、夜间、工作繁忙时。

3. 分解目标并确立控制标准　将某一计划中的目标分解为一系列具体可操作的控制标准，是确立标准的关键环节。控制标准有定量和定性两种(图6-2)。

常用的制定标准的方法有三种：① 利用统计方法来确定预期结果；② 根据经验和判断来估计预期结果；③ 在客观的定量发现的基础上建立工程(工作)标准。

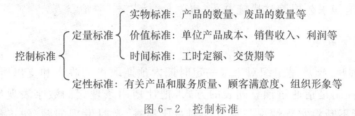

图6-2　控制标准

(二) 衡量绩效

对照标准衡量实际工作绩效，是控制过程的第二步，是管理者按照控制标准，对受控系统的资源配置、运行情况、工作成果等进行检测，并把计划执行结果与计划预期目标进行比较，从而确定是否存在偏差，以便提供纠正措施所需的最适当的根据。

1. 确定衡量方式　管理者进行绩效衡量前应对衡量项目、衡量对象、衡量方法和衡量频率做出具体的、合理的安排。选择好衡量项目，针对决定实际工作好坏的重要特征进行衡量；选择好衡量对象，包括工作者本人、下级、同事、上级或者职能部门的人员等；选择好衡量方法，可通过观察、报表和报告、抽样调查、召开会议等方法获取全面、真实的信息；选择好衡量频率，衡量过少，不能及时发现偏差，衡量过多，会增加控制成本。

2. 建立信息反馈系统　建立信息反馈系统是非常重要的。通过有效的信息网络将实际工作情况的信息迅速地收集上来，经过分类、比较、判断、加工后，实时地传递给有关的管理人员，并且能够将纠偏措施指令迅速地传达到有关操作人员，以便对问题做出及时的处理。这样既能减轻主要管理人员的工作负担，又能提高控制效率，从而保证计划的顺利实施。

3. 通过衡量绩效检验标准的客观性和有效性　以预定标准为依据衡量工作成效的过程，也是对标准客观性和有效性进行检验的过程。在衡量过程中对标准本身进行检验，辨别并剔除不能为有效控制提供信息并易产生误导作用的不适宜的标准，从而制定最适宜的标准。

(三) 纠正偏差

纠正偏差是控制职能的关键。其重要性就在于体现了控制职能的目的，并通过纠正偏差,可以把控制和其他管理职能结合,共同处理。为保证纠偏措施的针对性和有效性,必须在制定和实施纠偏措施的过程中注意以下几方面。

1. 找出偏差产生的主要原因　首先管理者需要判断偏差的严重程度,是否会对组织目标产生影响,是否需要予以纠正;其次寻找偏差产生的原因,为纠偏措施的制定指引方向。

2. 确定纠正措施的实施对象　在纠偏过程中,需要纠正的可能是实际活动,也可能是指导这些活动的计划或衡量活动的标准。因此,纠偏的对象可能是进行的活动,也可能是衡量的标准,甚至是指导活动的计划。

3. 选择恰当的纠偏措施　以追加投入最少、成本最小、解决偏差效果最好为目的,同时充分考虑纠偏措施对原先计划实施的影响,注意消除人们对纠偏措施的疑虑,临时应急性措施和永久根治性措施并重,也就是"标""本"兼治。

二、控制的基本方法

1. 预算控制　预算是组织对未来一定时期内预期取得的收入和支出所进行的计划工作。预算控制是指通过预算列表的方式,把计划用条理化的数字表现出来,在此基础上,管理者不断将实际情况与预算计划对比检查,及时发现问题、纠正偏差,以达到控制目的的一种控制方法。

2. 质量控制　质量控制的基础是各类质量标准。质量控制主要采取数理统计方法将各种统计资料汇总、加工、整理,得出供控制使用的有关统计指标、数据,衡量工作进展情况和计划完成情况,然后经过对比分析,找出偏差及其发生的原因,采取措施,达到控制的目的。常用的方法有分组法、排列图法、因果分析图法等。

3. 进度控制　进度控制就是对生产和工作的进程在时间上进行控制,使各项生产和作业能够在时间上相互衔接,从而使工作能有节奏地进行。

4. 目标控制　把总目标分解成不同层次的分目标,并确定它们的考核标准,输入被控系统,然后把被控系统的执行结果与预期的目标及标准进行对照检查,以发现问题,采取纠偏措施。

三、有效控制系统的特征

一个有效的控制系统可以改进工作绩效和提高生产率,它具有下列特征。

1. 适时控制　适时的控制使得控制系统能及时发现偏差信息,并迅速做出反应,防止偏差的积累。

2. 适度控制　适度控制能防止控制过多(允许一些随机误差存在)或控制不足,能处理全面控制与重点控制的关系,能使花费一定费用的控制得到足够的控制收益。

3. 客观控制　实事求是,一切从客观实际出发,是有效控制的重要保证。一是控制过程中采用的检查、测量技术手段必须能正确地反映组织在时空上的变化程度与分布状况,准确地判断和评价组织的各部门实际状况。二是组织还必须定期地检查过去规定的标准和计量规范,使之符合现时的要求,标准和规范不应自相矛盾。

4. 弹性控制 组织在生产经营过程中经常可能遇到某种突发的、无力抗拒的变化,这些变化使组织计划与现实条件严重背离。有效的控制系统应在这种情况下仍应有足够的灵活性去保持对运行过程的管理控制,也就是说,应该具有一定的弹性。

5. 自我控制 有效的控制系统应允许员工进行自我反馈和自我控制,这样可以节省时间,提高组织的有效性。

6. 员工认同 员工对控制系统的认同感越高,控制系统发挥推动和激励作用越明显。否则,控制系统会影响员工士气,甚至使员工产生抵触、破坏控制系统的行为。

第三节 控制在护理管理中的应用

控制现象存在于各个领域,是客观世界中一种普遍现象。控制贯穿于护理工作的全过程,涉及各级护理人员。在护理管理中,对护理安全、护理成本、护理质量(包括要素质量、过程质量、结果质量)和护理缺陷等全方位的控制尤为重要。本节主要介绍护理风险管理和护理成本管理。

一、护理风险管理

护理风险始终贯穿在护理操作、处置、配合抢救等各环节和过程中,因此,如何保证安全护理,发现风险隐患和降低护理风险系数是护理管理者的首要任务。

(一) 基本概念

1. 护理风险 护理风险是指从事医疗护理服务活动中可能发生的危险与危害,受其主、客观因素的影响,存在突发性和难以预测性。

2. 护理风险管理 护理风险管理是指针对患者、工作人员、探视者可能产生伤害的潜在风险进行识别、评估并采取正确行动的过程。

(二) 护理风险管理的意义

1. 护理风险管理水平直接影响患者的安全 护理风险与护理安全是并存的概念,是因果关系。在护理风险系数较低的情况下,护理安全系数就较高,反之护理安全系数就较低。护理活动可产生正反两方面截然不同的结果,使疾病向好的方向转化或者是向不好的方向转化。无论何种结果,均是多种风险因素作用于护理活动的结果。通过风险管理可以降低护理活动中的风险性,以保障患者的安全。

2. 护理风险管理水平直接影响医院的社会效益和经济效益 护理风险管理水平与医院的发展密切相关。护理风险管理不善,会使病程延长,使治疗护理方法复杂化,增加物质消耗,会使纠纷和投诉增加,进而增加成本投入,有的还要付出额外的经济负担,甚至可能有损医院的形象。

3. 护理风险意识和管理水平直接影响医院和医务人员的自身安全 在医疗护理活动中,如果风险意识不强、管理不力发生事故和医疗纠纷,医院及医务人员将承担风险,包括经济风险、法律风险、人身风险等。

4. 护理风险管理水平直接影响医院功能的有效发挥 医疗场所的各种污染、放射线、有毒药物和化学试剂等一些物理化学因素,会对从事医疗工作的人员构成危害。做好护理风险管理不仅能保障患者的身心安全,还能保障从事医疗护理及医学工程技术人员本身的健康与安全,从而使医院功能正常发挥。

（三）护理风险管理的程序

护理风险管理的程序如图6-3所示。

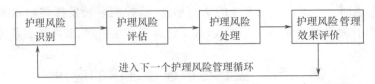

图6-3 护理风险管理的程序

1. 护理风险识别　护理风险识别是护理风险管理的基础,其主要任务是对护理服务过程中客观存在的及潜在的各种风险进行系统的识别和归类,并分析产生护理风险事故的原因。进行护理风险识别,可以防患于未然,对可能出现的护理风险进行预见。同时,也便于管理者制定详细、周密的风险管理制度,实施全面、系统的管理控制,从而降低风险的发生。

2. 护理风险评估　护理风险评估是在风险识别的基础上进行定量分析和描述,通过对这些资料和数据的处理,发现可能存在的风险因素,确认风险的性质、损失程度和发生概率,为选择处理方法和正确的风险管理决策提供依据。通过评估,使护理管理者关注发生于各个环节的护理风险,尤其是加强对发生概率高、损失程度重的护理风险的监控,从而降低护理风险的发生率。

3. 护理风险处理　护理风险处理是护理风险管理的核心内容。护理风险处理是在风险识别和风险评估基础上采取的应对风险事件的措施,主要包括风险预防和风险处置两方面的内容。

风险预防是在风险识别和风险评估基础上,在风险事件出现前采取的防范措施,如建立健全护理风险管理制度、定期进行护理风险教育、加强护理风险监控等。

风险处置包括风险滞留和风险转移两种方式。风险滞留是指将风险损失的承担责任保留在机构内部,是医疗机构传统应对医疗风险的办法。风险转移是将风险责任转移给其他机构,是最常见的风险处理方式,如购买医疗风险保险等。

4. 护理风险管理效果评价　对风险管理手段的效益性和适用性进行分析、检查、评估和修正,为下一个周期提供更好的决策,是对护理风险管理效果的验证。如患者的满意度是否提高,护士的法律意识和防范风险意识是否增强等。采用的方法有调查问卷法、护理文书抽检、不定期组织理论考试等。

二、护理成本管理

在社会主义市场经济深入发展和卫生事业改革的新形势下,医院只有不断更新、转变观念,强化经济管理,开展成本管理,降低营运成本,才能更好地生存和发展。护理成本作为医院经营成本的重要组成部分,已经成为护理管理领域研究的重要课题。

（一）基本概念

1. 成本　成本是指生产过程中生产资料和劳动的消耗。在医疗卫生领域,成本是指在服务过程中所消耗的直接成本(材料费、人工费和设备费)和间接成本(管理费、教育培训费和其他护理费用)的总和。

2. 护理成本　护理成本是指医疗单位在护理服务过程中产生的物化劳动和活劳动消耗的货币价值。物化劳动是指物质资料的消耗,活劳动是指脑力和体力劳动的消耗,货币价值是指产出的劳动成果用货币表示的价值。

3. 护理成本管理　护理成本管理是运用一系列管理方法,对护理服务过程中发生的费用,进行预测、核算、分析、控制等科学管理工作,从而降低成本,增加效益,提高服务质量。

（二）护理成本管理的意义

1. 降低医疗机构经营成本　作为医疗机构经营成本的重要组成部分,护理成本直接或间接地反映在医院的经营成本中,如护理人员工资、仪器设备的利用率、护理材料的消耗等。因此,减低护理成本是护理管理者的重要任务,也是降低医疗机构经营成本的主要途径之一。

2. 提高医疗机构成本核算水平和成本信息的准确性　成本核算是成本管理工作中的重要环节,成本核算的结果可以为成本管理提供信息,而准确的成本信息又是成本预测和成本决策的基础,只有完善的护理管理系统才能取得准确的成本信息。护理成本是医院成本的重要组成部分,因此,护理成本管理水平将直接影响医疗机构成本核算水平和成本信息的准确性。

3. 提高经济效益　护理成本管理的目的就是降低成本费用,减少不必要的支出,增加利润,提高经济效益。

4. 提高医疗机构的竞争力　护理成本管理可以降低成本费用,提高医疗机构的经济实力,用于广纳人才,购置先进医疗器械,改善就医流程,提高医疗机构的技术水平,从而提高市场竞争力。

5. 提高员工的节约意识　调动员工增收节支的积极性是护理成本管理工作的目的之一。通过护理成本管理可以使护士认识到成本管理既能减少病人负担,增加社会效益,又能提高经济效益,增加个人收入,从而自觉地去参与成本管理和费用控制。

（三）护理成本管理的内容

护理成本管理包括四个方面的内容:一是编制护理预算,将有限的资源适当地分配给预期的或计划中的各项活动;二是开展护理服务的成本核算,提高患者得到的护理照顾的质量;三是进行护理成本—效益分析,计算护理投入成本与期望产出之比,帮助管理者判定医院花费所产生的利益是否大于投资成本;四是开发应用护理管理系统,进行实时动态成本监测与控制,利用有限的资源提供高质量的护理服务。

1. 编制护理预算　编制护理预算是护理管理者为实现护理目标,为一定期限内(通常为1年)所预期的收入和计划支出而编制的资金使用计划,详细描述了在该时期发生的各项护理活动所需要的标准经济资源。护理预算一般分为运营预算和资本经费预算。前者包含护理人员的工资、福利、供应品、小型设备等支出；后者提供的经费是有关大型设备器材、重要装备的购置。也有的医院增加人力预算，包括医院内员工的人力计算、薪资核算，外借、临时聘用、交换等人员的费用支付。

2. 护理成本核算　护理成本核算是护理成本管理工作的重要组成部分，是正确制定护理价格、衡量护理服务效益和合理配置人力资源的基础，是降低医疗护理成本的前提。护理成本核算是将医院在护理过程中发生的各种耗费按照一定的对象进行分配和归集，以计算总成本和单位成本。常用的护理成本核算方法有项目法、床日成本核算、相对严重度测算法、患者分类法、病种分类法以及综合法。

3. 护理成本—效益分析　目的是分析护理服务的投入与实际获得效益之间的关系，可以为护理管理者提供资本继续投入的依据。分析的步骤一般包括以下几个环节：① 明确要研究和解决的问题；② 确立护理方案，收集相关数据；③ 选择适当的经济分析方法；④ 确定与分析成本，确定结果的货币价值；⑤ 决策分析。成本—效益分析作为一种研究方法，可以不受管理体制的束缚，护理管理者可以根据需要，选择不同的评价方法，准确反映护理成本投入和产出的关系，为科学决策提供有力依据。

4. 护理成本控制　护理成本控制是按照既定的成本目标，对构成成本的一切耗费进行严格的计算、考核和监督，及时发现偏差，并采取有效措施，纠正不利差异，发展有利差异，使成本被限制在预定的目标管理之内的管理方法。成本控制是现代成本管理工作的重要环节，是落实成本目标、实现成本计划的有力保证。

思考题

一、名词解释

控制　前馈控制　同期控制　反馈控制　护理风险　护理风险管理
成本　护理成本　护理成本管理

二、简答题

1. 控制的基本原则有哪些？

2. 如何进行控制？

3. 控制的基本方法有什么？

4. 如何判断一个有效控制系统？

5. 进行护理风险管理时一般遵循怎样的程序？

6. 护理成本管理的内容包括什么？结合临床护理工作谈谈降低护理成本的主要途径有哪些。

三、案例分析

1. 魏文王问名医扁鹊："你们家兄弟三人，都精于医术，到底哪一位最好呢？"扁鹊答："长兄最好，中兄次之，我最差。"文王再问："那么，为什么你最出名呢？"扁鹊答："长兄治病，是治病于病情发作之前。由于一般人不知道他事先能铲除病因，所以他的名气无法传出去；中兄治病，是治病于病情初起时，一般人以为他只能治轻微的小病,所以他的名气只及本乡里。而我是治病于病情严重之时,一般人都看到我在经脉上穿针管放血、在皮肤上敷药等大手术,所以以为我的医术高明,名气因此响遍全国。"

思考:

(1) 扁鹊三兄弟分别采用了什么控制类型?

(2) 试分析和比较三种控制类型的优劣。

2. 某三甲医院呼吸内科病区有 80 张病床,是一个工作繁忙的病区,危重病人多,输液量大。张梅是呼吸内科的护士长,看到每天忙忙碌碌的护士们,她总是很担心会发生差错事故,如发错药、打错针等。为了杜绝此类差错事故,张梅有着极为严格的要求,要求护士必须做好三查七对,如果发生差错事故,会重重地扣发奖金。张梅认为,杜绝差错事故的唯一方法就是护士有高度的责任心,做好查对工作,因此她对这一点的奖惩力度也很大。护士都严格按操作规章制度,都很担心出错,感觉压力很大。但令张梅不解的是差错事件依然总是发生。

某天,呼吸内科先后住进李丽和王丽两位患者,高护士将患者李丽的电脑治疗单误打成王丽,并将治疗单贴在王丽的输液瓶上,正准备给王丽配药时,因其他患者呼叫拔针而离开。实习生小王未进行严格查对,按照错误的治疗单加药后,将李丽的磷霉素输给了王丽。张梅护士长巡查时发现药物不对,立即拔针。庆幸的是,两人使用的均为抗菌药物,王丽并无不良反应。

事情发生后,张梅组织全科护士进行了一次风险事件分析会,分析差错发生的原因与环节。这次由于护士执行查对制度不认真所致的直接护理风险,和输液流程不合理有关,同一人录入电脑治疗单并同时配药这个操作环节应该修改,因为无第二人查对容易产生先入为主的错误。同时,张梅想到了风险管理制度和差错报告制度,也反思了自己的工作疏忽,并针对此次事件制定了以下措施。

(1) 要求护士加强责任心和严格执行查对制度。

(2) 鼓励护士及时汇报差错,对于按制度执行仍然发生的差错不给予惩罚。

(3) 对及时提出可能发生差错环节的护士给予奖励。

(4) 护士接到治疗单录入后应与其他护士核对,无误后方可交其他人配药。

(5) 科室排班增加二线值班,如治疗和抢救患者多时,二线值班人员要协助完成各种治疗和抢救工作,且所有治疗一定要做到双人查对。

(6) 查对病人姓名时,要求病人说出自己的姓名,并必须查对病人的腕带。

(7) 避免在没有完成的操作中途换操作人员。

(8) 发生差错必须汇报,便于用最佳方案进行处理。

经过这一系列的护理措施,病房已经有一年没有发生护理差错了。

思考:

(1) 张梅护士长一开始为了防止发生差错事故,事故发生后重重扣发奖金的方法属于哪一类控制? 有什么缺点和优点?

(2) 张梅护士长认真分析病房工作中容易发生差错的环节、有待改善的工作流程等,提出了防止护理差错的方案,这属于哪一类控制? 有什么优点和缺点?

(3) 通过这个案例你学到了什么? 有什么感悟?

(蔡妤珂)

第七章 护理质量管理

学习目标

1. 了解质量管理的概念及发展。
2. 熟悉护理质量管理的概念、基本要素和特点。
3. 理解护理质量管理的意义、任务及原则。
4. 掌握护理质量管理的方法、护理质量评价与持续质量改进及护理临床路径。
5. 能够运用护理质量管理的方法进行护理质量评价。

【导读案例】

某三级甲等专科医院,为了降低护理不良事件的发生率,要求护理部制定出相应的护理质量管理方案,经护理部主任与各科室护士长共同商讨后制定出以下具体方案。

1. 建立护理不良事件质量管理体系 由护理部主任领导及各科室护士长协助,建立一个护理不良事件质量管理体系,该体系要有效地把各部门、各级护理人员、各种质量要素等组织起来,并使护理服务中影响不良事件发生的因素处于受控状态。

2. 加强质量管理教育,提高护理不良事件质量管理意识 护理人员要树立"患者第一,安全第一"的思想意识,同时,护理部采取讲课、看录像、演讲、分析讨论等多种形式的培训方法,强化全体护理人员对护理不良事件质量管理的意识,使护理人员认识到护理不良事件质量管理的重要性和必要性及自己在提高护理不良事件质量管理中的责任。另外,把护理不良事件的管理与医院管理年、医疗质量万里行、创建平安医院、优质护理服务示范工程等活动紧密结合起来,动员医院其他部门共同参与护理不良事件质量管理。

3. 完善管理制度,注重重点环节 对发生的护理不良事件,管理者要实事求是地分析问题,从管理制度、工作流程等方面,制定防范措施,预防不良事件的发生。

4. 完善报告系统,鼓励主动报告不良事件 建立自愿上报和非惩罚系统,对促进护理安全起到积极效应。要求当事人在不良事件发生时,应第一时间报告护士长和值班医生,科室也要及时上报职能部门,以采取积极的措施,把不良事件可能造成的损失降到最低。

5. 建立质控小组,督促护理不良事件质量管理运行　建立质控小组督促、评价护理不良事件质量管理运行的全过程,从客观实际出发分析不良事件发生及减少的原因,并将总结的经验归纳成文。同时,注重护理不良事件质量持续的、渐进的变革,做好持续质量改进。

6. 加强业务培训,提高专业水平　护理部应制定毕业后 1～3 年护士的规范化培训和 3 年以上护理人员的继续教育培训计划,加强"三基"训练,学习新理论、新技术,新药物的作用、副作用、注意事项,提高专业水平和安全防范意识,从根本上防止不良事件的发生。

思考:

请从护理质量管理的角度分析该方案的科学性。

第一节　概　　述

一、质量管理的基本概念

(一) 质量的概念

质量又称为"品质",这个词常用于两个不同的范畴:一个是指"度量物体惯性大小的物理质量"或"物体中所含物质的量";另一个是指产品或服务的优劣程度。质量一般包含三层含义,即规定质量、要求质量和魅力质量。规定质量是指产品或服务达到预定标准;要求质量是指产品或服务的特性满足顾客的要求;魅力质量是指产品或服务的特性远远超出顾客的期望。

(二) 质量管理

1. **质量管理的概念**　质量管理是组织为使产品质量能满足不断更新的质量要求,达到让顾客满意的目的而开展的策划、组织、实施、控制、检查、审核及改进等有关活动的总和。质量管理是各级管理者的职责,应由组织的最高管理者来领导推动,同时要求组织的全体成员参与并承担相应的责任。有效的质量活动可以为组织带来降低成本、提高市场占有率、增加收益等经济效益。

2. **质量管理的发展**　质量管理是随着现代工业的发展逐步形成、发展和完善起来的。质量管理的发展大致经历了以下四个历史阶段。

(1) 质量检验管理阶段　19 世纪以前,大都由操作人员自己制造产品,自行对产品质量进行检验和管理,或由工头进行检验和管理。20 世纪初,科学管理之父泰勒提出了"科学管理理论",主张计划与执行分开,由专职的检验人员负责所有的质量检验和管理工作,使质量管理进入了质量检验管理阶段,即增加"专职检验"这一环节,专职的检验员负责所有的质量检验和管理工作。这一阶段由于单纯依靠检验找出废品和返修品来保证产品的质量,所以存在耗费成本高的弊端。1977 年以前,我国绝大多数的工业、企业的质量管理都处于这个发展阶段。

(2) 统计质量控制阶段　统计质量控制因数理统计应用于质量管理而得名。第二次世界大战初期,许多民用公司转为生产军用品,而军用品大多属于破坏性检验,事后全部检验既不可能也不许可。美国国防部为了解决这一难题,组织数理统计专家对质量管理方法进行改革,使质量管理工作从单纯的产品检验发展到对生产过程的控制,从而把质量管理引入统计质量管理阶段。但是,统计质量控制存在数理统计方法太深奥,以及过于强调统计质量控制方法而忽略了组织、计划等工作的问题。我国从20世纪50年代末开始引进这一理论并在部分地区开始试点。

(3) 全面质量管理阶段 全面质量管理诞生于美国,并在日本得到发展。1961年,美国通用电气公司的阿曼德·费根堡姆(Armand Vallin Feigenbaum)提出了全面质量管理(total quality management,简称 TQM)。全面质量管理突出"全"字,包括全过程管理和全员管理,组织企业全体职工和有关部门共同参加,综合运用现代科学和管理技术成果,控制影响质量的全过程和各个因素,经济地研制、生产、销售适销对路的、物美价廉的、有竞争力的产品。日本的企业根据本国国情加以修改后付诸实践,全面质量管理在日本迅速发展,成为日本经济腾飞的重要原因之一。随后,全面质量管理理论和原理逐渐被世界各国所认可并成为20世纪管理科学最杰出的成就之一。

(4) 社会质量管理阶段 社会质量管理阶段的突出特点是强调全局观点、系统观点。美国著名质量管理专家约瑟夫·M. 朱兰博士指出,20世纪是生产率的世纪,21世纪是质量的世纪。不仅质量管理的规模会更大,重要的是质量管理将受到政治、经济、科技、文化、自然环境的制约并与其同步发展。因此,质量管理必将进入一个新的发展阶段,即社会质量管理阶段。

3. 全面质量管理 由美国管理学专家费根堡姆在1961年首先提出,是指为了保证和提高服务质量,综合运用一套质量管理体系、思想、方法和手段进行的系统管理活动。全面质量管理的含义包括以下方面。

(1) 强烈地关注顾客:树立以顾客为中心、顾客至上的思想,顾客不仅包括外部购买产品和服务的人,还包括内部顾客。例如,医院外部顾客主要是患者,内部顾客是指接受服务的其他部门或岗位的人员。供应室的顾客即为临床各科领取物品的人员,手术室为实施手术服务,医生则是手术室的顾客,等等。

(2) 持续不断地改进:持续不断的改进是一种永不满足的承诺,质量总会有改进的余地,没有最好,只有更好。

(3) 改进组织中每项工作的质量:质量不仅与最终产品有关,而且还与生产过程中的每一个环节有关。组织中每一个环节的质量都会影响到最终的产品质量,所以必须不断改进组织中任何一个环节的工作质量。

(4) 精确地度量:强调用数据说话,采用统计技术度量组织生产中的每一关键变量,然后与标准比较,发现问题,找到根源并予以解决。

(5) 向员工授权:吸收生产一线的员工参与质量改进,采用团队形式发现问题、解决问题,使人人参与到质量管理活动中。

二、护理质量管理

（一）护理质量的概念

护理质量是指护理人员为患者提供护理技术服务和生活服务的过程和效果，以及满足服务对象需要的程度。随着社会的发展、医学模式的转变以及人们生活水平的提高，护理质量不再是定位在简单劳动和技术操作层面，而是被赋予了更深层次的含义，要求护理人员对患者的生理、心理、精神、社会、文化等方面给予全面护理。同时，患者对护理工作的满意度也是一个非常重要的质量指标。

（二）护理质量管理的概念

护理质量管理就是按照护理质量形成规律，应用科学方法保证和提高护理质量。首先应确定好护理质量标准，然后按照这个标准进行工作，在整个工作过程中要不断评定工作是否合乎标准，这是护理质量管理的核心。护理质量管理是一个过程，在这个过程中各个环节相互制约、相互促进、不断循环、周而复始，一次比一次提高。护理质量管理就是要管理好护理质量的每一个环节，并最终形成一套质量管理体系和技术方法。

（三）护理质量管理的基本要素

21 世纪是一个以质量取胜的时代，质量成为大家共同追求的目标。如何把握护理质量管理，确保临床护理质量和服务质量，不断提高患者的满意度，已成为护理管理的中心任务，更是医院护理管理工作的重要环节。要做好护理质量管理就必须把握以下四个基本要素。

1. 护理质量管理组织　一个合理、完整的管理组织是做好护理质量管理工作的前提。医院要做好护理质量管理就必须设立专门负责护理质量管理的部门，如院内质量控制管理委员会、职能管理部门、科室领导以及护理人员个体管理等多层组织和网络。其中，职能管理部门在质量控制中起着上传下达、制定政策及标准、组织协调与监督考评等重要作用。

2. 护理质量管理标准　科学、完善的质量管理标准是做好护理质量管理工作的基础。护理质量管理标准是以医学科学理论和护理实践经验为依据，对护理过程及护理活动中的事、物和概念进行统一规定，包括各项工作制度、各级护理人员评定制度、各项技术参数和考核标准等。质量标准在方法上应尽量做到量化，便于衡量和应用。

3. 护理质量监控与考评　全程、动态的监控与考评是做好护理质量管理工作的关键。根据护理质量形成的特点、规律和护理质量管理组织层次，对质量的控制要做到全程动态管理，应该真正体现"以患者为中心"，重视基础质量，将事后把关转移到事前控制上，使基础质量、环节质量、终末质量得到切实有效的控制。最终，实现质量管理的最佳目标。实践中，我们从患者来院就诊到康复出院的整个过程中，把涉及护理活动的每个环节都纳入监控的视野，实施全程、动态质量监控，精心组织质量考评，并重点抓护理缺陷的管理和月终质量考评工作。

4. 护理质量评价结果的正确利用　护理质量管理评价指标主要指护理工作效率

指标、护理工作质量指标。其中,护理工作效率指标包括:出入院患者数,床位使用率,特别护理、一级护理人数,抢救成功率等,主要反映护理工作数量,大部分是由医护共同完成的工作。而护理工作质量指标包括:基础护理合格率、护理技术操作合格率、护理文件书写合格率、特别护理及一级护理合格率等,主要反映护理工作质量,是对质量标准的评价。客观、公正地对待考评结果,充分利用考评结果促进质量管理工作,提高质量水平,是做好质量管理工作的根本。比如考评要公正、公平;及时公布考评结果;使用激励政策,做到奖惩严明;建立考评档案,定期进行考评结果的纵横向比较和分析,切实用好考评结果,不断提高护理质量。

(四) 护理质量管理的特点

护理质量管理作为医院质量管理的一个重要组成部分,有其自身的特点。这些特点包括以下几个方面。

1. 护理质量管理的广泛性和综合性 护理质量管理涉及的范围广泛,不仅包括护理业务技术质量管理,还包括护理制度管理、环境管理以及与其他科室和卫生技术人员的协调、配合等。物资供应、患者膳食质量、护校的教学质量等均会影响护理质量。因此,为实现对患者最终的高质量护理,应对影响质量的多方面因素进行综合管理。

2. 护理质量管理的协同性与独立性 护理质量与各级医师、医技科室及后勤服务部门的工作密不可分,大量的护理质量问题需要与各方加强协同管理。因此,与各方协同的好坏,同样影响到护理质量管理。但护理质量又有其相对独立性,大量的护理质量管理工作是护理人员独立开展完成的,它又是一个相对独立的质量管理系统。

3. 护理质量管理的程序性与联系性 护理质量是医院整体工作质量的重要组成部分,护理质量系统内部又有若干工作程序。如执行医嘱是临床护理工作中的一项重要程序,与医师的医疗工作质量紧密相连;术前护理、术前准备与手术质量相关联,成为手术治疗的一项程序。不论护理部门各项护理工作程序之间或是护理部门与其他部门之间,都有工作程序的联系性,都必须加强连续的、全过程的质量管理。

三、护理质量管理的意义、任务及原则

(一) 护理质量管理的意义

1. 有利于满足患者的需要 医院工作质量体现在对患者的生命和健康负责。而护理质量管理,旨在树立"质量第一"、"一切为患者服务"的思想,为患者提供优质服务,以满足其合理的需要。

2. 有利于护理学科的发展 护理管理者在管理工作中根据所处的环境,分析护理工作现状,找出存在的问题,针对护理工作中的问题进行持续改进,从而促进护理学科的不断发展。

3. 有利于护理队伍的建设 优良的服务质量是以优秀的护理人员队伍作为基础的。护理质量管理强调的是通过培养优秀的护理人才队伍,达到维持高质量的护理服务的目的。护理人员只有掌握了质量要求的基本标准和准则,才能在工作中自觉维护

护理质量。

（二）护理质量管理的任务

1. 建立质量管理体系　护理质量是在护理服务活动过程中逐步形成的，要使护理服务过程中影响质量的因素都处于受控状态，必须建立完善的护理质量管理体系，有效地把各部门、各级护理人员、各种质量要素等组织起来，形成一个目的明确、职权清晰、协调统一的质量管理体系。只有这样，才能有效地实施护理活动，保证服务质量的持续改进。

2. 强化质量管理意识　质量意识的养成是质量管理一项重要的基础工作。强化全体护理人员的质量管理意识，使护理人员认识到护理质量管理的重要性和必要性，同时，认识到自己在提高护理质量中的责任，自觉地参与质量管理，从而使质量管理水平得以提高。

3. 制定护理质量标准　护理质量标准是护理质量管理的基础，也是规范护士行为的依据。护理管理者一个重要工作任务就是建立护理质量标准，这是护理管理的基本任务和基础工作。

4. 建立质量信息反馈系统　建立质量信息反馈系统是质量管理的重要环节。只有质量信息反馈及时、准确，才能做到上下级各个层次情况明了，以便发现问题，并及时给予解决，使质量管理一环扣一环地循环反复，螺旋上升。

5. 持续改进护理质量　质量持续改进是质量管理的灵魂。树立"没有最好，只有更好"的工作态度和追求卓越的意识，将持续质量改进作为永恒的追求目标。

（三）护理质量管理的原则

1. 以患者为中心的原则　护理质量管理的目的就是以最佳的护理活动，满足患者的健康需要。因此，临床护理工作必须以患者为中心，为其提供基础护理服务和护理专业技术服务，密切观察病情变化，正确实施各项治疗、护理措施，提供康复和健康指导，把满足患者需求甚至超越患者期望作为质量管理的出发点。

2. 预防为主的原则　"预防为主"就是质量管理要从根本抓起。首先，必须从护理质量的基础条件进行控制，把好质量输入关，不合质量要求的人员不聘用，不合质量要求的仪器设备、药品材料不使用，未经质量教育培训的人员不上岗。其次，工作过程中，应把好每一个要素质量及环节质量关，预见可能会出现的问题，防患于未然。

3. 全员参与原则　各级护理人员都是组织的一份子，只有他们积极参与并充分发挥其潜能，才能为组织带来收益。护理质量管理不仅需要管理者正确领导，更需要全员参与。为了有效激发全体护理人员参与质量管理的积极性，护理管理者必须重视人的作用，应重视培训，增强质量意识，引导他们自觉参与护理质量管理，充分发挥其主观能动性和创造性，不断提高护理质量。

4. 实事求是原则　质量管理应从客观实际出发，根据护理工作的规定和医院的实际情况开展工作。质量管理不能急于求成，应循序渐进。在我国目前医疗体制改革形势下，只有实事求是、认真分析，才能实现护理质量的稳步提高。

5. 系统管理原则　任何一种组织可视为由两个或两个以上相互作用、相互依赖的要素组成,是具有特定功能并处于一定环境中的有机整体。在认识和处理管理问题时,应遵循系统的观点和方法,用系统观点去认识和组织质量管理活动,以追求系统的整体功能最大化,真正做到系统功能大于各部分功能之和。

6. 标准化原则　质量标准化是护理质量管理的基础工作,只有建立健全质量管理制度才能使各级护理人员有章可循。护理质量标准化包括建立各项规章制度、各级人员岗位职责、各种操作规程以及各类工作质量标准等。在质量活动中,只有遵循各项标准,才能使管理科学化、规范化。

7. 数据化管理原则　"一切让数据说话"是现代质量管理的要求。通过完善的数据统计和数据分析体系,进行明确计量、科学分析并记录。

8. 持续改进原则　这是全面质量管理的精髓和核心,是质量持续的、渐进的变革,是一个不间断的过程。它没有终点,只有不断进取、不断创新,是一种更加科学的质量促进手段。持续质量改进关注质量督导全过程,强调在原有质量基础上不断定位更高标准,使护理质量始终处在一个良性的循环轨道中,以确保护理质量不断提高。

9. 双赢原则　组织与供方相互依存,互利的关系可增强双方创造价值的能力。随着生产社会化的不断发展,组织的生产活动分工越来越细,专业化程度越来越强,一个组织难以做到从原材料开始加工直至形成最终产品,而往往是由好几个组织一起协作完成。因此,护理只有与医疗、医技、后勤等部门在"双赢"的基础上共同合作,才能为患者提供更好的服务。

【知识视窗】

质量管理之星

阿曼德·费根堡姆(Armand Vallin Feigenbaum),是全面质量控制之父、质量大师、《全面质量控制》的作者,麻省理工学院工程博士。1988 年被任命为美国马尔康姆·鲍德里奇国家质量奖项目的首届理事会成员。1992 年入选美国国家工程学院,发展了"全面质量控制"观点。

约瑟夫·M·朱兰(Joseph M. Juran,1904—2008)博士,是举世公认的 20 世纪最伟大的质量管理大师,被誉为质量领域的"首席建筑师",为世界质量管理的理念拓展和方法论发展做出了卓越贡献。《朱兰质量手册》更是集当代质量管理领域的研究和实践之大成,被誉为"质量管理的圣经"。

【情境案例】

德国"奔驰"车服务质量

奔驰,一个几乎无人不知的汽车品牌。它是世界汽车工业中的佼佼者,即使在经济危机的年代,它依然能"吉星高照"。奔驰汽车公司之所以能取得这样的成就,重要的一点在于：它充分认识到公司提供给顾客的产品，不仅仅是一个交通工具——汽车本身，还应包括汽车的质量、造型、维修服务等，即要以自己的产品整体来满足顾客的全面需求。为此，奔驰汽车公司建立了一支技术熟练的员工队伍及一系列严格的产品和部件质量检查制度，产品的构想、设计、研制、试验、生产直至维修都突出质量标准。奔驰汽车公司还大胆而科学地创新，车型不断变换，新的工艺技术不断应用到生产上。另外，公司还根据国际市场需求不断动态优化自己的质量管理方案。

奔驰汽车公司有一个完整而方便的服务网。这个服务网包括两个系统：第一个系统是销售服务网，分布在德国各大中城市。在销售点，人们可以看到各种车辆的图样，了解到汽车的性能特点。顾客还可以提出自己的要求，如车辆颜色、空调设备、音响设备、乃至保险式车门钥匙等。在销售活动中，尽量尊重顾客的社会风俗习惯，努力满足顾客的需求。第二个系统是维修网，奔驰汽车公司非常重视这方面的服务工作，在德国平均不到 25 公里就可以找到一家奔驰车维修站，在国外的 171 个国家和地区奔驰公司设有 3 800 个服务站。

质量是取胜的关键，这是奔驰百年的承诺，也是闪闪发光的三角星的真正内涵。奔驰汽车公司正是杰出地树立和贯彻整体质量的观念，才使自己成为世界汽车工业中的一颗明星。

思考：

"奔驰"价位这么高，反而在市场上具有雷打不动的占有率，它的取胜条件是拥有一套完善的质量管理体系。奔驰汽车公司的质量管理对护理质量管理有何启示？

第二节　护理质量管理的方法

要确实抓好质量管理，除了要有正确的指导思想，还要依靠科学的质量管理方法。质量管理方法很多，有直方图、控制图、分层法等，而 PDCA 循环被认为是质量管理最基本的工作程序。

一、PDCA 循环

PDCA 循环又叫戴明环，是美国质量管理专家戴明博士提出的，由计划（Plan）、实施（Do）、检查（Check）、处理（Action）四个阶段组成。它是全面质量管理所应遵循的科学管理工作程序，可以使我们的思想方法和工作步骤更加条理化、系统化、图像化和科学化。

（一）PDCA 循环的步骤

每一次 PDCA 循环经过四个阶段、八个步骤，如图 7-1 所示。

1. 计划阶段　包括四个步骤：第一步，分析质量现状，找出存在的质量问题；第二步，分析产生质量问题的原因或影响因素；第三步，找出影响质量的主要因素；第四步，针对影响质量的主要原因研究对策，制定相应的管理或技术措施，提出改进行动计划，并预测实际效果。措施应具体而明确，回答 5W1H 内容：为什么要这样做（Why）？做

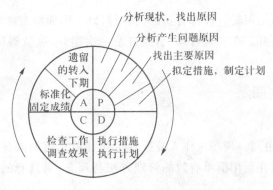

图 7-1　PDCA 循环的步骤示意图

什么(What)？谁来做(Who)？什么时间做(When)？什么地方做(Where)？怎么做(How)？

2. 实施阶段　是 PDCA 循环的第五步,按照预定的质量计划、目标、措施及分工要求付诸实际行动。

3. 检查阶段　是 PDCA 循环的第六步,是把执行结果与预定的目标对比,检查预定计划目标的执行情况。在检查阶段,应对每一项阶段性实施结果进行全面检查,衡量和考查所取得的效果,注意发现新问题。

4. 处理阶段　对检查结果进行分析、评价和总结。具体分为两个步骤:第七步为总结经验教训,肯定成功的经验,形成标准、制度或规定;将失败的教训进行总结和整理并记录,作为前车之鉴,以防再次发生类似事件。第八步是把没有解决的质量问题或新发现的问题转入下一个循环中去解决。

(二) PDCA 循环特点

1. 循环的完整性与连续性　PDCA 循环作为科学的工作程序,其四个阶段的工作具有完整性、统一性和连续性的特点。在实际应用中,缺少任何一个环节都不可能取得预期效果,只能在低水平上重复。比如计划不周,给实施造成困难;有布置无检查,结果不了了之;不将未解决的问题转入下一个 PDCA 循环,工作质量就难以提高。

2. 大环与小环相互联系、相互促进　PDCA 循环作为企业管理的一种科学方法,同样也适用于护理管理。就医院的护理质量管理而言,护理部就是一个大的 PDCA 循环,各个护理单位(门诊、病房、手术室、急诊室等)又有各自的 PDCA 小循环。大环套小环,直至把任务具体落实到每个人。反过来小环保大环,从而推动质量管理不断发展提高。因此,大环是小环的依据,小环是大环的基础。

3. 阶梯式运行,循环式提高　如图 7-2 所示,PDCA 循环不是简单地周而复始,也不是同

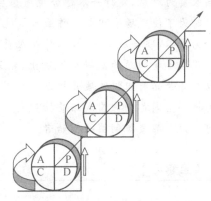

图 7-2　PDCA 循环阶梯式运行示意图

一水平上的循环,而是每转一周都有新的内容与目标,因而也意味着前进一步,就像阶梯式地运行,逐步上升。在质量管理上,经过了一次循环,也就解决了一批问题,质量水平有了新的提高。

二、品质控制圈

(一)概述

品质控制圈是由同一现场工作人员或者工作性质相近的人员,利用自动自发、相互切磋的团队精神,并运用简单有效的管理方法与理念,对自身的工作环境进行持续的改善。

(二)应遵守的基本原则

1. 品质控制圈成员应是同一单位或在一起工作的,且是自愿可以轮换的。
2. 品质控制圈要在上班时间内保证每周一次会议,或者至少每月两次,每次约30分钟至1小时;遇有临时紧急问题则可随时开会,每次20～30分钟。
3. 圈长应注意主持会议的技巧,利用指名发言、接力发言或反问等方式引导全体发言。
4. 把握有效开会的原则,即准时到会、不人身攻击,尊重不同的意见。
5. 品质控制圈成员应尽量学习并运用识别问题及解决问题的品质管理技巧。
6. 一般要有工作现场的督导者来辅助品质控制圈的进行,督导者的主要任务是激发员工的创意。
7. 高级管理者应对品质控制圈给予强有力的支持。
8. 重视人员的发展和现场工作者所提供的创意,以提高生产力及效率。

【知识视窗】

品质控制圈的起源

1960年左右,日本科学技术联盟为了提高企业效率,突破经营困境,就以现场基层人员为对象,发行一本适合现场基层人员阅读的品质管理书刊,称为《现场与QC》。当时为了使现场班组长及作业人员能自动自发且有兴趣地去阅读,因此就以现场班组长为中心,联合属下3～6名作业人员,组成很多小组,轮流阅读,相互讨论,更将所学应用在现场问题的发掘及解决上,结果产生了很大的效果,遂取名为"品质控制圈活动",并开始有组织地展开推动。当时为首的石川馨博士在《现场与QC》创刊号上大力提倡全国各企业组成品质控制圈去学习、活动,获得很大的肯定与回响,石川馨博士可以说是品质控制圈的创始者。

【情境案例】

某医院神经内科近1个月内发生4起患者跌倒事件,护士长组织科内的骨干护士

6人组成品质控制圈,对患者跌倒事件进行充分的探讨与分析。

组员分析科室现状,认真检查科室环境、患者所穿鞋子的质量问题及探讨跌倒事件的高发时间段。经探讨分析,发现4起跌倒事件均发生在早上7点左右,且4个跌倒者中有3个在跌倒时穿着拖鞋。组员还发现一般医院护工对科室拖地的时段是在早上7点,而科室患者一般会选择这个时间到病房走廊走动。后经组员商讨决定将护工拖地的时间段改为中午1点30分左右,因为此时大多数患者都在午休,很少有患者出来走动,可以有效避免跌倒事件的发生。同时,建议科室患者穿防滑拖鞋。另外,科室护士应对高龄患者做好跌倒评估,并增加巡视病房的次数,以便及时发现跌倒危险因素,做到防患于未然。在此后的一个月,科室护士严格按照所提出的措施做好防护工作,使得该月内科内一起跌倒事件都未发生。护士长将所得经验归档在案,并作为科室的规章制度,要求所有护士严格执行。

思考:

请用 PDCA 循环八个步骤来分析护士长对科室跌倒事件的处理方法。

第三节　护理质量评价与持续质量改进

一、临床护理质量评价的内容

对临床护理活动质量的评价,就是衡量护理工作目标完成的程度,衡量患者得到的护理效果。一套完整的质量标准化体系,应包括基础质量标准、环节质量标准、终末质量标准和总体质量标准。因此,常通过以下三个方面进行评价。

（一）基础质量评价

基础质量评价即要素质量评价,主要着眼于评价执行护理工作的基本条件,包括组织机构、设施、仪器设备及护理人员素质。这些内容是构成护理工作的基本要素,具体表现为:

1. 质量控制组织结构　可根据医院规模,设置二到三级质量管理组织,如医院即护理部质量监控小组;基层质量控制小组,即科护士长级质量监控小组。

2. 环境　患者所处的环境是否安全、清洁、舒适、整齐、设施齐全。

3. 护理人员　是否选择合理的护理方式,护理人员质量是否合乎标准等。

4. 仪器设备是否处于正常工作状态　包括药品、物质基数及保存情况,要根据客观标准数量进行检查计量。

5. 文件和规章　病房结构、患者情况、图表表格是否完整及各种规章制度的执行情况。

6. 护理单元设施　按"综合医院评审标准"来评价。

基础质量评价方法有现场检查、考核、问卷调查、查阅资料等。

（二）环节质量评价

环节质量评价主要评价患者从就诊到入院、诊断、治疗、护理及出院过程中各个护理环节的操作程序、管理环节等,具体体现在:正确执行医嘱;病情观察及治疗结果反应观测;对患者的管理;护理报告和记录的情况等方面。

环节质量评价方法主要为现场检查。一般可采用 5 级评价方法对护理过程进行评价:一是护理人员自我评价;二是同科室护理人员相互评价;三是护士长的检查监督评价;四是总护士长的指导评价;五是护理部的综合质量评价。

（三）终末质量评价

终末质量评价是评价护理活动的最终效果,指对每个患者最后的护理结果或成批患者的护理结果的最终质量评价。另外,护理程序的最后效果评价也属于终末质量评价。

在实际护理质量管理过程中,有些管理者往往只重视结果(终末质量),而忽略了过程(基础及环节质量),这就是质量"冰山现象"。终末质量只是"海平面"上冰山的尖角,而形成质量的各种因素(基础及环节质量)则是"海平面"下那个巨大的三角形底部。因此要做好质量管理不仅要重视终末质量,更要重视基础和环节质量,即实施全程质量管理。

二、临床护理质量评价的程序

1. 制定质量评价标准　　标准是衡量事物的客观准则,是衡量各项工作的标尺。质量评价标准的制定,包括管理指标、工作质量指标、工作效率指标等。在护理服务过程中,对护理服务质量评价时,必须首先明确质量评价标准。常用护理质量标准样例见表 7 - 1 至表 7 - 6。

2. 收集信息　　管理者可以通过个人观察、统计报告、口头汇报、书面报告等形式收集必要的信息,然后将实际绩效与标准进行比较分析。

3. 纠正偏差　　将执行结果与标准对照,找出差距,分析原因,并分析评价的标准是否完整、合适、始终如一,收集的信息是否可靠,方法是否正确。应充分利用评价结果,提出改进措施,并将评价的结果反馈给护理人员。在肯定成绩的同时,对偏差提出纠正方案,以提高护理工作质量。

三、评价的组织实施

（一）建立护理质量的网络系统

科学的管理方法,必须要有现代化的先进管理手段来实施。护理信息滞后,不能科学指导护理管理,是护理质量管理迫切要解决的问题。因此,建立护理质量的网络系统势在必行。通过网络系统查看每月质量检查结果,全面系统地评估各病区在质量管理中的优势和不足,从而更好地为管理者提供持续质量改进的依据。

此外,网络系统为管理者提供了决策依据。护理工作量、质量考核结果、人员动态变化等数据是护理人员合理配置、护理工作绩效评价和护理计划制定等管理决策的重要依据。通过网络系统为护理人员服务,减轻护士工作负担,如利用计算机转抄输液程序代替护士手工转抄输液程序,减少了护士每日上千次的抄写,同时也减少了差错事故发生的几率。

（二）评价的关注点

1. 加强人员培训　按照标准对护理人员进行指导训练，提高质量意识，从而使护理人员在日常工作中就能按照标准提供优质护理服务。

2. 标准适当、合理　标准既要从实际出发，又要具有一定的先进性。

3. 注意评价机遇相等，防止偏向　评价人员易产生宽容偏向，或易忽略某些远期发生的错误。应注意分析被评价对象的工作负担、人力结构、物资设备条件是否合理。

4. 重视反馈和效果评价　评价的目的是改进工作，所以对护理质量评价信息应及时反馈，指出方向，提出改进措施。

四、持续质量改进

持续改进是"增强满足要求的能力的循环活动"。为了改进组织的整体业绩，组织应不断改进其产品质量，提高质量管理体系及过程的有效性和效率，以满足顾客和其他相关方日益增长和不断变化的需求与期望。只有坚持持续改进，组织才能不断进步。持续质量改进，是在全面质量管理基础上发展起来的，是一种更注重过程管理、环节质量控制的新质量管理理论。20 世纪 80 年代初，开始用于医疗服务质量管理，其目的是向组织自身和顾客提供更多的利益，如更低的消耗、更低的成本、更多的收益、更高质量的服务等。

持续质量改进的主要原则：一是过程改进。质量改进的根本是过程的质量改进，质量改进通过改进过程而实现。二是持续性改进，是以现有质量过程为基础，对患者不满意的问题进行分析，寻找原因，解决问题，提高质量。三是预防性改进。质量改进的重点在于预防问题的发生，而不仅仅是事后的检查和补救，只有事前质量控制，才能达到永久性的、根本性的质量改进。

【情境案例】

某医院产科，近一周内连续发生了 6 起婴儿脐部感染。护士长就婴儿脐部感染的护理质量问题进行分析，找出产生的原因。她将婴儿沐浴的浴缸、沐浴露、换洗的衣物及脐部分泌物都拿去培养并采集护士手中的菌落数，结果在沐浴露、脐部分泌物上都检查出金黄色葡萄球菌，而护士手中的菌落数也严重超标。护士长立即召集大家商讨解决对策。最后，大家同意通过改变沐浴液稀释方法、严格认真执行洗手制度、改良脐部包扎方式、规范脐部护理流程等措施来防止婴儿脐部感染。会后护士长将讨论所规定的各项措施整理在案，要求所有护士都应该严格执行各项防范措施，并计划在执行一周后，若婴儿脐部感染并未改善，则再次开会讨论对策；如若改善，则将这些措施编入规章制度，以防婴儿脐部感染再次发生。

思考：

请从持续质量改进的角度分析护士长的处理方法。

附表:常用护理质量标准样例(表 7-1~表 7-6)

表 7-1 基础护理质量评价标准

检查内容	分值	扣分方法	扣分原因
1. 新入院病人 24 h 搞好个人卫生	6	新入院病人 24 h 未搞好个人卫生扣 6 分	
2. 护理级别与医嘱一览表、床头卡相符;按级别要求巡视病人,发现病情变化及时报告及处理记录	15	护理级别与医嘱一览表、床头卡不相符扣 1 分;未按护理级别要求巡视病人扣 2 分;病情变化未及时发现、报告及处理各扣 5 分;记录不及时扣 5 分	
3. 病房整洁,床铺平整、干燥、无污染痕迹,床栏、吊杆放置正确,床下无杂物,便器放床架上;每周更换床单、被套、枕套一次,不得放于地面	15	病房不整洁、有异味各扣 2 分;床铺不平整、不干燥、有污染痕迹、有碎屑各扣 5 分;病人皮肤直接接触胶单扣 2 分	
4. 为不能自理者做好生活护理,做到三短六洁,并协助喂药、喂食	15	指(趾)甲、胡须长扣 2 分;头发不清洁、未梳理各扣 2 分;口腔、会阴不清洁、有异味各扣 2 分;皮肤、衣裤、床单有血、尿、便及胶布迹扣 2 分;未协助喂食、喂药各扣 5 分	
5. 病人卧位安全舒适,符合病情要求;预防压疮措施落实,无压疮发生;有安全措施,无护理并发症	12	卧位不符合要求,无翻身卡各扣 5 分;体位与翻身卡不符合各扣 2 分;无安全措施,约束带使用不正确各扣 5 分;发生压疮、坠床、烫伤等各扣 10 分	
6. 各种导管、引流管固定正确,引流通畅,定时更换	8	导管、引流管固定不妥当扣 4 分;导管、引流管受压、折曲、引流不通畅、未及时更换各扣 2 分	
7. 输液、输血无外渗,定期观察,按要求填写输液卡、输血卡并记录	10	无输液卡扣 2 分;输液卡无签名、实际滴速与记录不符、无定时观察、输液外渗各扣 2 分	
8. 病人呼叫及时到位,口服药分次核对发放	6	病人呼叫不能及时到位(大于 2 分钟)扣 2 分;未执行口服药分次核对发放扣 2 分	

续表

检查内容	分值	扣分方法	扣分原因
9. 提供有针对性的健康教育、指导	5	病人不了解疾病注意事项扣3分	
10. 准确执行护理常规及操作规程,药物现配现用;注意保护病人隐私,对特殊检查、治疗、护理等履行告知制度	8	未执行护理常规及操作规程每项扣2分;护理过程不注意保护病人隐私扣2分;特殊检查、治疗、护理等未履行告知义务扣2分	
合计	100	≥90分为合格	

表7-2 "优质服务病房"基础护理质量综合管理检查标准

病区: 检查日期: 责任人: 检查人:

项目	基本内容	标准考评细则	分值	得分	存在问题
基础护理(55分)	床单位	1. 床单平整,中线正、四角紧	1		
		2. 整洁、无碎屑、无尿渍、无血渍	2		
		3. 特护、ICU病房要求每日更换被服1次,一般患者每周更换1次,有污染随时换	2		
		4. 床头柜上物品摆放整齐	2		
		5. 床头柜内物品摆放有序	1		
		6. 床下无杂物,便盆、尿壶用后及时上架	2		
		7. 床铺无污渍、血迹	2		
		8. 遇特殊情况应做到随脏随擦洗,及时更换衣裤,保持床单位整洁	2		
	六洁	9. 特、一级护理病人每日2次刷牙漱口、洗脸。二级护理病人每日协助2次刷牙漱口、洗脸。三级护理病人督促刷牙漱口、洗脸	4		
		10. 特、一级护理病人每周洗头1次(夏天每周2次),每日梳头2次。二级护理病人每周协助1次洗头(夏天每周2次),每日协助2次梳头。三级护理病人督促洗头、梳头	4		
		11. 特、一级护理病人做到饭前、便后洗手,手、足睡前清洁。二级护理病人协助饭前、便后洗手,手、足睡前清洁。三级护理病人督促饭前、便后洗手,手、足睡前清洁	4		

续表

项目	基本内容	标准考评细则	分值	得分	存在问题
基础护理（55分）	六洁	12. 特、一级护理病人每日 1 次擦洗外阴。二级护理病人每日 1 次协助擦洗外阴。三级护理病人督促擦洗外阴	4		
		13. 肛门周围无糜烂，清洁无异味	4		
		14. 皮肤保持干净，无胶布痕迹及血迹；特、一级护理病人每天擦身一次，根据病人需要随时更换衣裤。二级护理病人每日 1 次协助擦身，根据病人需求更换衣裤。三级护理病人督促擦身，督促病人更换衣裤	4		
	三短	15. 头发短	2		
		16. 胡须短。特、一级护理病人每周刮胡须一次。二级护理病人每周协助刮胡须一次。三级护理病人督促刮胡须	3		
		17. 指（趾）甲短、无污垢。特、一级护理病人每周修剪指（趾）甲 1 次。二级护理病人每周协助修剪指（趾）甲 1 次。三级护理病人督促修剪指（趾）甲	3		
	卧位	18. 对于卧床、生活不能自理的病人定时翻身、拍背、按摩受压处，摆放舒适体位	3		
		19. 根据患者病情维持肢体功能位置	3		
		20. 符合治疗、护理要求	3		
组织管理（25分）		21. 按照护理等级标准提供生活照顾：特、一级护理病人协助进餐、进水（必要时喂水、喂饭）、注入鼻饲饮食。二级护理病人协助进餐、进水。三级护理病人督促进餐、进水	8		
		22. 特、一级护理病人护士应负责采集留取各种标本。二级护理病人护士应协助采集留取各种标本。三级护理病人护士应督促采集留取各种标本	2		
		23. 按要求安排基础护理人员，做好基础护理	2		
		24. 基础护理班上午提前半小时上班	2		

项目	基本内容	标准考评细则	分值	得分	存在问题
组织管理 (25分)		25. 根据医生、护士长要求及患者病情控制陪伴人	2		
		26. 在病区墙壁上公示基础护理内容,按规定时间落实各项基础护理,做到保质保量	3		
		27. 认真做好入院介绍及健康宣教,病房内有健康教育材料	2		
		28. 走廊、洗涤间、卫生间等潮湿的地带有安全警示牌	2		
		29. 按等级护理标准巡视病房,观察病情变化:一级护理每小时巡视一次。二级护理每2小时巡视一次;三级护理每3小时巡视一次	2		
人力资源 管理 (15分)		30. 严格岗位责任制,合理分工、分层管理、责任到人,护患比达到1:8(1名责任护士负责8名患者的护理工作)	3		
		31. 排班合理,各班次工作量分配适当:床护比达1:0.4,根据住院病人人数、病情,动态排班,在早、中、晚、夜班适当增加护士,保证基础护理工作的落实	3		
		32. 未取得护士执业证书的不能单独值班,助理护士不允许进行介入性操作	3		
		33. 二人以上设小组长,护士长不在班由组长负责(排班表注明,并落实)	3		
		34. 周末及节假日应指定一名高年资的护士负责科室的管理	3		
电话随访(5分)			5		
总分			100		

表 7-3 重症监护室护理质量管理标准

项目	内容及要求	评估方式	扣分依据	备注
科室护理管理（10 分）	1. 科室制度健全、职责明确,各岗位有工作流程,并能严格执行(2 分) 2. 制定年度护理工作计划,每月召开护理质量管理安全会议,有记录(2 分) 3. 护理人员与床位比例为 1∶(2.5～3)(1 分) 4. 护士长应当具有中级以上专业技术职务任职资格,在重症监护领域工作 3 年以上,具备一定管理能力(1 分) 5. 重症监护室专科护士接受专业培训率≥90%,每年选送专科护士培养比例不低于所在专科护理领域护士的 5%(2 分) 6. 有护理质量控制小组,有计划、有检查、有评价、有改进措施、有记录;每月召开护理质量安全管理会议(2 分)	查看相关记录		
病区管理（10 分）	7. 病区布局合理,流程符合要求(2 分) 8. 护士着装符合要求(2 分) 9. 入监护室更换衣帽、鞋,戴口罩;并能严格执行探视制度(2 分) 10. 护士服务主动、热情,保护患者隐私(2 分) 11. 基础护理到位,保持患者面部、口腔、手足、会阴、切口、床单位清洁、整齐(2 分)	实地查看		
药品使用管理（5 分）	12. 内服药、外用药、消毒剂、注射药分开放置,标识明确,无过期变质。高危药品单独存放,标识醒目(1 分) 13. 急救药品名称及数量固定,摆放有序,班班交接并记录。同一药品批号不一致有标识,用后及时补充(1 分) 14. 毒麻药应专人保管、上锁、班班交接并记录(2 分) 15. 护士熟练掌握抢救药品的使用(1 分)	实地查看相关记录		
设备物品管理（5 分）	16. 急救设备、物品定点放置、专人保管,定期消毒、检查、维修、保养,随时处于备用状态,有维护保养并记录(3 分) 17. 各种备品按需领取无积压,库房备品摆放整齐有序(2 分)	实地查看相关记录		

续表

项目	内容及要求	评估方式	扣分依据	备注
安全管理 （15分）	18. 有安全管理制度,护士长定时检查,每月进行安全教育并记录（2分） 19. 认真执行查对制度,医嘱班班查对,护士长每周查对2次并签名（2分） 20. 有创操作前有告知,对各类突发事件有抢救风险预案（2分） 21. 有高危人群及危险物品的安全防范措施,标识明显（2分） 22. 严格执行交接班制度,监护室与急诊、手术室、病房之间交接规范有记录（3分） 23. 患者佩戴腕带,有患者腕带识别与管理制度（2分） 24. 落实主动报告护理安全（不良）事件与隐患缺陷制度,科室有相应记录与持续改进措施（2分）	查看相关文件 考核护士		
专科护理 （25分）	25. 护理人员熟练掌握各类仪器的性能及操作规程,并能熟练使用（4分） 26. 责任护士对病人做到八掌握（床号、姓名、性别、年龄、诊断、病情、心理变化、责任医师）（4分） 27. 各种引流管护理符合要求,无并发症（4分） 28. 熟练掌握各种急危重症护理抢救技术及护理要点（4分） 29. 掌握循环系统、呼吸系统、肾功能及水电解质平衡的监测,掌握常用检验及血气分析报告（5分） 30. 定时进行业务培训,包括专科技能、基本操作技能、心肺复苏技能等,并记录（4分）	考核护士 实地查看		
教学管理 （5分）	31. 对新上岗护士进行培训及技能考核并记录（3分） 32. 科室有带教计划、教学记录（2分）	查看相关记录		
感染管理 （25分）	33. 见《××自治区医院感染管理质量评价标准（试行）》（25分）			
得分		检查者		

表 7-4　护理文件书写质量标准

项目	检查内容	分值
体温单	眉栏、页码填写整齐,页面整洁,无涂改、破损	4
	入院、出院、转出、死亡、手术、分娩、处出、请假、拒测填写正确,无漏项	2
	新入院、转入、发热(T≥37.5℃)、危重、术后病员每日至少测 4 次体温;高热病员(T≥39.5℃)每日测 6 次体温,连续测至体温正常 3 天;一般病员每日测 2 次体温	2
	各种特殊标记绘制正确	2
	入院时测量身高、血压和体重并记录;住院期间血压和体重根据患者病情和医嘱测量并记录	2
	呼吸线以下栏目填写正确,尿量、液体出入量、引流液量应根据医嘱和病情将 24 小时总结记录于相应栏内,药物过敏史应及时在其他栏内记录	2
	体温单绘制规范、无间断、无漏项	6
医嘱单	眉栏、页码填写完整、正确	2
	页面整洁,无遗漏、无破损	2
	签名符合电子病历要求	2
	长期医嘱、临时医嘱执行正确、及时	10
	药物试验结果标记及时、正确	4
医嘱执行单	眉栏、页码填写整齐,页面整洁、无破损,放置位置正确	2
	医嘱转抄及时、正确	2
	医嘱执行后签字及时,字迹工整	3
	自服药、多条静脉通道标记清楚,停药有标识	3
护理记录单	眉栏、页码填写准确,页面整洁,无错别字,修改符合要求	5
	记录频次符合要求,格式正确,病情变化者随时记录	5
	记录真实、客观、连续,反映动态变化,体现专科特点,医学术语规范,护理措施体现个体化	10
	签名清晰可辨,符合病历书写要求	5
	入院病员应有记录,记录应在 4 h 内完成	5
	记录内容与医嘱、护理常规、病情、护理级别相符合,有生理、心理、社会方面的观察记录	10
	抢救危重症患者记录及时,如未记录应在 6 h 内据实补记,并注明	5
	日间小结、24 h 总结准确	5

表 7-5 病区规范化管理质量标准

项目	检查内容	分值
护士	上班衣帽穿戴整齐(工作裤、工作鞋或白色软底鞋)、整洁,佩戴上岗证和手表	4
	长发用规定发型,不用花哨、怪异的头饰,头发保持自然色	4
护士站、护士办公室、更衣室	桌面、墙面、地面保持清洁,天花板无蜘蛛网,墙面不乱张贴,门窗清洁	4
	家具摆放按规定位置,桌面、抽屉物品分类放置	3
	工作人员饮水杯不乱放,用后自己收理	3
	更衣间整洁、整齐,工作服、工作鞋不乱堆放,要求入柜保管	5
无菌治疗室	地面、墙面清洁,各物品柜内外清洁,抽屉清洁	5
	治疗车按规定位置摆放、清洁;各抽屉物品按标识放置,不乱放(无菌物品与非无菌物品分开放置)	5
	药品放置规范,无过期药品	5
清洁治疗室	各类物品摆放按规定位置,地面、墙面清洁,无死角	5
	各种无菌包、无菌物品放置规范	3
	仪器设备使用后按要求清洁、消毒、归位放置	3
	各抽屉物品按标识放置,无非必需品,洗手槽清洁	4
医疗垃圾存放间	一次性物品使用后按规定回收并分类放置,各桶内外清洁,加盖密闭	5
	使用后的各种无菌包按要求放置	4
物资库房	各库房地面清洁,无卫生死角	3
	清洁物品与非清洁物品分开放置	3
	物品按规定位置放置,有标识,不积压	4
值班室	地面、门窗清洁,桌面清洁、无杂物	3
	床铺整洁,不乱堆乱放	4
盥洗间、开水房	墙面、地面、水槽、瓷砖清洁无污垢,地面不积水	3
	无杂物和各种废物堆放	3
	床、床旁桌、椅按规定放置,床头设施清洁、无杂物,壁柜内外清洁	5
	床铺整洁、平整,无异色,病室内无陪伴床及杂物	5
	病室、厕所地面清洁不积水,墙面瓷砖清洁,面盆、便池清洁,门窗清洁	5

表7-6 临床科室(普通病室)医院感染质量控制考核评分标准

科室: 时间: 年 月 日 得分:

质量考核内容	标准分	检查方法	扣分标准	得分	检查情况
一、病房院感管理与制度建设	20				
1. 各级各类医院感染管理文件齐全,科室建立医院感染管理控制小组,科主任为第一责任人,职责明确,认真履责	4	查看资料	未建立不得分,不合要求一项扣1分		
2. 每年有质控及培训计划,每月开展质控活动,进行质控分析,有持续改进措施,记录完整。积极参加医院培训活动,科室每季度至少组织一次培训	4	查看资料	未制定不得分,不合要求一项扣1分		
3. 按照相关规范的要求,科室应制定完善的院感相关制度、规范及操作流程,并有效执行	4	查看资料	无制度不得分,不完善酌情扣分		
4. 严格执行消毒隔离制度、无菌技术操作规程及相关的院感规定。对所有病人实行标准预防,已发生院感的病人根据传播途径采取相应的隔离措施	4	查看现场	不合要求一项扣1分		
5. 对特殊感染(炭疽、气性坏疽、朊病毒、破伤风、不明原因传染病)或多重耐药菌等感染的病人,应按要求进行隔离,并及时上报院感科、护理部	4	查看现场	不合要求一项扣1分		
二、治疗室、换药室、注射室管理	20				
1. 布局合理,放置规范,标识清楚,洁污区分开	2	查看现场	不合要求一项扣1分		
2. 室内清洁、整齐,冰箱内无私人生活用品	2	查看现场	不合要求一项扣1分		

续表

质量考核内容	标准分	检查方法	扣分标准	得分	检查情况
3. 每日进行空气消毒有记录,地面每日湿拭清扫2次,遇污染时先用1 000～2 000 mg/L含氯消毒剂局部处理后再用拖布拖净	4	查看现场	不合要求一项扣1分		
4. 进行无菌操作时,衣帽整洁,操作前洗手(无明显污迹时可用快速手消毒剂)、戴口罩帽子,执行无菌操作规程。无菌物品必须一人一用一灭菌	4	查看现场	不合要求一项扣1分		
5. 抽出的药液、开启的静脉输入无菌液体必须注明开启时间,超过2 h不得使用;启封抽吸各种溶媒超过24 h不得使用,溶酶瓶上不得插针头与外界相通	4	查看现场	使用过期液体或溶媒不得分,执行缺陷酌情扣0.5～1分		
6. 碘附(包括安尔碘)、酒精、杰雪消毒剂密闭保存,用后加盖。每周容器更换2次。干罐有效期4 h	4	查看现场	使用过期物品不得分,执行缺陷酌情扣0.5～1分		
三、消毒隔离	30				
1. 病室内每日定时通风,必要时空气消毒。地面每日湿拭清扫2次,遇污染时,先用1 000 mg/L含氯消毒剂局部处理后再用拖布拖净	4	查看现场	一项执行缺陷酌情扣0.5～1分		
2. 禁止在病房、走廊清点更换下来的衣物、被服,应分类收集	3	查看现场	执行缺陷酌情扣0.5～1分		
3. 扫床巾一床一套(巾),抹布一床一柜一用,用后浸泡于250 mg/L含氯消毒剂中30 min,清洗晾干备用。多重耐药菌的病人抹布(至少3张)、拖布与其他病人的分开	4	查看现场	缺一样扣0.5分		

续表

质量考核内容	标准分	检查方法	扣分标准	得分	检查情况
4. 体温计一人一用一消毒,用75%酒精或 500 mg/L 含氯消毒剂浸泡 30 min。各类监护仪定期进行清洁消毒	4	查看现场	一项执行缺陷扣 1 分		
5. 所有需要清洗灭菌的物品应符合要求,密闭运送供应室清洗消毒灭菌,科室不得自行清洗打包。氧气湿化瓶、呼吸机螺纹管、氧气面罩、压脉带、吸引瓶等送消毒供应中心统一处理	4	查看现场及资料	科室违反规定自行处理不得分,执行缺陷一次扣 1 分		
6. 治疗车上层为清洁区,下层为污染区;进入病室的治疗车、换药车应配快速手消毒剂,每治疗一个病人应洗手或手消毒。压脉带一人一用一消毒	4	查看现场	一项执行缺陷扣 1 分		
7. 各种用于注射、穿刺、采血等有创操作的医疗器具必须一人一用一消毒灭菌。各种治疗、护理及换药操作应按清洁—感染—隔离伤口依次进行	4	查看现场	一项执行缺陷扣 1 分		
8. 做好职业防护工作,遇职业暴露立即报告并填写职业暴露表	3	查看现场及资料	一项执行缺陷扣 1 分		
四、感染控制及监测	20				
1. 定期对空气、物表、医务人员的手、使用中消毒液进行监测,要求达标并保存记录	4	查看资料	缺一样扣 1 分		
2. 出现院感病例主管医师 24 h 上报,院感发病率<10%,无菌手术切口感染率≤0.5%,现患率调查实查率>96%,病原学送检率>50%	4	查看资料	漏报一次扣 2 分,一项不符合要求扣 1 分		
3. 每天监测使用中消毒液浓度达标	5	查看现场及记录	未监测不得分,未达标一次扣 2 分		

续表

质量考核内容	标准分	检查方法	扣分标准	得分	检查情况
4. 法定传染病及时上报,并按要求做好隔离防护工作	4	查看资料	迟报漏报一例扣2~5分		
5. 各类监测报告单、反馈单存放有序,无缺失	3	查看资料	缺一样扣1分		
五、手卫生管理	5				
1. 设施设备及相关要求符合规范,操作流程上墙	2	查看现场	一项不规范扣0.5分		
2. 手卫生执行情况,现场抽查及提问	3	查看现场	一人不合格扣1分		
六、医疗废物管理	5				
医疗废物按《医疗机构医疗废物管理条例》进行处理。收集、储存、转运符合规范,并有记录。胸腔闭式、腹腔等引流液需用含氯消毒剂浸泡30 min后倒入下水道,排入医院污水处理系统	5	查看现场及资料	违反规定不得分,不合格一样扣1分		

检查者签名:

注:本标准适用于××市二级及以上医院。评价标准为:三级医院≥95分,二级医院≥92分

第四节 临床护理路径

一、临床护理路径概述

(一)临床护理路径的概念

1. 临床路径 是医院的一组人员,包括管理决策者、医师、护理人员及其他医疗有关人员,共同针对某一病种的检查、监测、治疗、康复和护理所制定的一个有严格工作顺序、有准确时间要求的临床服务计划。

2. 临床护理路径 是患者在住院期间的护理模式,是为患者制定的有针对性的护理计划,是对特定的患者群体,以时间为横轴,以入院指导、入院时诊断、住院中的检查、用药、治疗、护理、饮食指导、教育、出院计划等最佳的护理手段为纵轴,制成一个标准流程。

在临床护理路径的发展与设计过程中,将沟通理论、冲突化解理论、品质管理与改良理论、人本理论、资源依赖理论、机构理论等作为临床护理路径的理论依据,是一种

包容了循证医学、整体护理、质量保证以及持续质量改进的护理标准化方法。临床护理路径是在护理程序的基础上,清除、简化不必要的重复内容,遵循最佳的护理方案,提供高质量、低成本的护理服务,避免了诊疗、护理的随意性,提高了对费用等的可评估性。

（二）临床护理路径的特点

1. 合作性　临床护理路径强调团队合作性,它的制定与实施需要有医生、护士、检验人员、营养师等多个专业人员的参与。

2. 规范性　临床护理路径是一个事先设计好的标准流程,一旦患者进入医院并入径,不论医护人员是谁,均应按此流程进行处理。

3. 连续性　临床护理路径作为一种先进的质量效益型医疗护理质量管理模式,能让护士遵循路径所约定的标准程序进行护理工作,患者从入院到出院均按一定模式接受护理,保持了服务的连续性。

4. 时效性　临床护理路径表明了医护人员在医疗护理活动中操作的时间表。它明确规定在哪天、什么时候、什么状况下怎样处理患者。路径中时限的要求和规定不仅表现在对住院天数的界定上,而且表现在完成各项医疗服务的时限要求上。

5. 选择性　可根据患者的具体情况选择最适合的临床护理路径。

6. 预知性　临床护理路径设定了预期结果,是一个可以预先决定起点和终点的流程,护理活动要达到一个什么样的目标,在路径之初即有规定。

7. 差异性　临床护理路径承认个案差异和例外情况的存在,这包括患者的生理、心理、社会等因素的综合影响。有些患者会偏离路径即出现变异,发生变异是正常的、允许的,但医务人员必须对变异进行详细的记录和解释,分析变异的原因,必要时采取干预手段改进临床护理路径。

（三）开展临床护理路径的基本步骤

1. 计划准备阶段　包括方案制定、资料准备、人员工作分工、开展全员教育,成立临床路径委员会,确定临床路径的开发方向。

2. 开发阶段　成立临床路径开发小组,结合医院实际情况,根据收集整理的资料,确定开发主题,制定临床路径及具体实施方案。

3. 实施检查阶段　临床路径使用前,应对参与路径的所有相关医务人员进行教育;使用过程中,应经常检查实施情况;在病例发生变异时,应尽快纠正变异;此外,临床路径小组应定期对路径实施过程中发生的变异进行汇总分析,查明原因。

4. 评价改进阶段　在实施一定时间后,将路径实施后的结果与实施前的数据进行对照并加以分析,总结成功和失败的经验,并将所得经验应用于路径的进一步改进,而后将新路径重新应用于临床,依次不断循环,使路径不断完善。

（四）实施临床护理路径的意义

临床护理路径自首次被用作个案管理工具至今,虽然在设计和目的上经历了不少变化,但是它的演进过程一直贯彻两个宗旨,那就是高品质服务与低廉的医疗费用:① 提高医疗护理质量,督促护士履行职责,减少护理差错和分歧。② 能够以患者为中心指导、协调工作,提高了工作效率和服务质量。③ 能够满足患者的知情同意权,增强了护患之间的信息传递,使护患双方能主动参与治疗和护理,提高患者的满意度,改善护患关系,预防医疗纠纷。④ 界定标准住院日数,减少不必要的检查和治疗,能有效地降低医疗成本,合理使用有限的卫生资源,避免资源浪费。⑤ 能充分挖掘患者的自理能力。

临床护理路径对护理人员而言:

(1)制定护理人员对某一疾病的最佳护理模式。

(2)提供护理人员临床训练的教学指南,有利于培养专科护士,同时也是护理专家培养的重要途径。

(3)临床护理路径规定了护理人员的工作流程和要求,避免了因个人能力不同,造成遗漏和疏忽,利于年轻护士的成长。

(4)促进护理质量持续改进。

(5)简化了记录,增加了护士的工作满足感。

二、临床护理路径的内容及文本

临床护理路径的内容根据不同的疾病,不同的手术,不同医院、病房、医生和不同的专业人员而有不同的服务项目内容。

1. 临床护理路径的病种选择　高容量,即同类住院患者多;高费用,即诊断、治疗、护理费用高;治疗、护理有模式可循、变异少、病源充足、治疗效果和住院日较明确、医保政策确定和即将定额付费的疾病或手术。

2. 临床护理路径的组成要素　患者类型;常用的医疗照顾方法和实施的时间顺序;多学科的临床医疗、护理;其他专科医师、辅助科室人员;偏离常规路径的差异问题;连续性评估和改进。

3. 临床护理路径的基本文件

(1)路径表:临床多以图表框架的形式表达,每个医院、病房对临床护理路径的图表设计可能不太一样,但基本包括:① 基本情况:疾病/手术、病种号(诊断关联群)、住院日期(预定总住院日期、实际住院日期)、患者姓名、医生姓名、个案管理者姓名等。② 结果标准评估:包括医疗、护理、麻醉评估和会诊,检查和化验,医疗和护理措施,饮食、活动,病情监测,健康教育,出院计划,预期目标,变异等内容。

(2)变化与异常表:实施过程中患者的病情发生变化,出现偏离常规临床护理路径的变异问题,设计变异表,记录变异情况。

(3)工作手册和指导性文件:根据对象不同,可分为医务人员和患者两个版本。前者存放于医务人员手中,实施服务过程需记录结果或变更内容,相当于一份表格式的医嘱、病历;后者存放在患者手中,使患者了解诊断和治疗过程,便于其配合和监督,同时也可使其做到心中有数,满足其知情权。

因此,临床路径描述了为患者医疗负责的医务人员群体在医院中所采取的主要的、具体的临床干预措施。它可以帮助和引导医务人员进行规范的临床诊疗与护理,并对临床诊疗与护理过程进行有效的实施、协调、监测、记录及审查等临床医护管理。

【知识视窗】

临床路径的发展

20 世纪 80 年代中期,美国政府为了抑制医疗费用不断上涨的趋势和提高卫生资源的利用率,以法律的形式,实行了以耶鲁大学研究者提出的诊断相关分类为付款基础的定额预付款制(diagnosis related groups,DRG)。

1984 年美国波士顿新英格兰医疗中心最早制定出临床护理路径。1996 年我国大陆医院开始引入临床路径的理念。

【情境案例】

患者,男,95 岁,因支气管哮喘发作而住院治疗,护士按医嘱给予补液护理。在补液过程中,患者发生水中毒。这种情况下,甲护士坚持按临床护理路径给予补液治疗,乙护士则坚持停止补液治疗。

思考:

以上两位护士,你觉得哪位做法正确? 为什么?

思考题

一、名词解释

护理质量管理　品质控制圈　临床路径

二、简答题

1. 护理质量管理的原则有哪些?

2. 全面质量管理的含义是什么?

3. PDCA 循环的四个阶段、八个步骤是什么?

4. 如何理解护理质量评价中的"质量冰山效应"?

5. 开展临床路径的基本条件有哪些?

三、案例讨论

某医院护理部为强化以患者为中心、以质量为核心的服务理念,制定了一系列的护理质量管理方案,具体如下:

(1) 注重环节质控和重点问题的整改效果追踪。实行平时检查与季度检查相结合、重点与全面检查相结合的原则。护理部每月质控小结评分一次,在护士长例会上通报,分析产生原因,提出解决办法。定期对护理质量缺陷进行跟踪监控,并将成功与失败经验归档在案,实施护理质量的持续改进。

(2) 加强对护理缺陷、护理纠纷的管理工作,坚持严格督查各工作环节质量,发现安全隐患,及时采取措施,使护理差错事故消灭在萌芽状态。

(3) 组建科护理品质控制圈,由3～5人组成,科护士长参加并负责。按照质量标准对护理质量实施全面质量管理,及时发现工作中存在的问题与不足,检查要有登记、有记录并及时反馈。

(4) 建立护理质量评价小组,以患者为中心,做好护理终末质量评价。同时,对医院的环境、医疗设备及患者从入院到出院的各个护理环节做好环节监控。

思考:

(1) 该方案体现了护理质量管理的哪些原则? 具体表现在哪?

(2) 组建科护理品质控制圈时应遵循哪些基本原则?

(郑翠红)

第八章 护理安全管理

学习目标

1. 掌握护理缺陷的定义,护理缺陷常见的原因及防范。
2. 熟悉护理安全的概念,影响护理安全的因素,护理工作重点环节安全管理。
3. 了解护理安全的意义。
4. 能够说出护理缺陷判断标准。

【导读案例】

患儿张某,19个月,因感冒由家属带至某诊所进行肌肉注射。护士在患儿左臀部臀大肌处注射药物为地塞米松 0.5 mg,利巴韦林 0.2 mg,复方氨基比林 1/2 支。患儿肌注后立即感觉同侧足部疼痛,第二天跛行,第三天同侧下肢失去知觉。

思考:

1. 是什么原因导致患儿出现注射后症状?
2. 该事故属于几级医疗事故?

第一节 概 述

一、护理安全的概念

护理安全包括护理主体的安全和护理对象的安全。所以,护理安全概念有狭义和广义之分。狭义的护理安全即病人安全,是指护理服务全过程中不因护理失误或过失而使病人的机体组织、生理功能、心理健康受到损害,甚至发生残疾或死亡。广义的护理安全有三层含义,除上述狭义的概念外,还包括不因护理事故或纠纷而造成医院及当事护理人员承担行政、经济、法律责任等;以及不因医疗护理服务场所环境污染、放射性危害、化疗药物、血源性病原体、针头刺伤等对护理人员造成危害,即护士安全。

病人安全就是使病人避免遭受事故性损伤,预防病人不良结果或损伤发生的过程,就是通过构建一种能够使临床失误发生的可能性最小化,临床失误拦截的可能性最大化的健康服务系统,在最大程度上降低病人安全事故发生率的过程。

护士安全属医疗机构职业健康与安全的范畴,主要涉及护理工作场所中的各类安全问题。我国与护士职业健康和安全相关的政策法规包括《护士条例》、《中华人民共和国职业病防治法》、《职业健康监护管理办法》和《女职工劳动保护规定》等。

二、护理安全中的病人安全

(一)影响病人安全的因素

在临床护理工作中,病人安全是一个合作性的目标,需要病人和医务人员共同努力。维护病人安全是护士的基本职责,同时也需要病人主动参与维护自身安全。病人常见威胁包括各类用药失误、医院获得性感染、暴露于大剂量放射线和伪劣医药的应用等。在严重的不安全事件中,虽有人类失误的因素,但是通常也伴随着固有的系统因素。如果这些系统因素能够被适当规避,人类失误也是可以预防的。

证据表明,医疗机构护理人员的编制水平下降与临床不良事件增多密切相关,例如病人跌倒、压疮、药物治疗失误、医源性感染,病人再住院率、平均住院日增加,医院死亡率上升等。另外,护士人手不足、工作积极性不高、技能水平低等都会导致护士工作绩效不佳,也是病人安全的重要影响因素。

护士经常通过评判性思维做出关于病人护理的各种决定,这些决定将直接影响到病人的安全。而护士的专业知识和临床技能水平、对病人的关爱程度、护理活动中遇到的障碍、护理工作任务的数量、各种关键信息的缺失、妨碍建设性思维的行为等都会影响护士做出准确的临床决定。

【知识视窗】

国际护士会认为,护士有责任:

1. 将潜在的临床风险告知病人及其家属。
2. 向卫生行政监管机构报告临床不良事件。
3. 在健康服务的安全与品质的评估过程中担当积极的角色。
4. 改良护士与病人及其他健康服务专业人士的沟通。
5. 为充足的护理人员编制水平而呼吁。
6. 支持增进病人安全的各种措施。
7. 促进感染控制项目的严谨性、全面性和彻底性。
8. 为了最大程度减少临床失误,呼吁推广标准化治疗政策与治疗方案。
9. 同药剂师、医师及其他相关专业组织进行协调,改良药品的包装和标识。
10. 配合全国汇报系统,记录和分析临床不良事件,并从中吸取经验教训。
11. 建立有关机制,例如,通过认证来确认和弘扬可作为病人安全优良标准的健康服务提供者的个人特质。

护士工作内容日益复杂,每天护理工作都面临各种各样的挑战。与病人护理活动中的安全性密切相关的因素有：① 护理用具或用物没有放在规定的位置、摆放杂乱无章，护士不得不费时费力地寻找物品；② 在病室、护士站、治疗室和其他工作场所之间重复乏味的穿梭走动；③ 情况变化或出现各种阻断因素和分散注意力的干扰因素；④ 暂停护理工作，等待计算机系统或药品到位等系统服务；⑤ 沟通失效；⑥ 由于书写不清或标识不当产生失误。

另外，护士手卫生以及在给药过程中的核对和确认等都会影响护理活动中的病人安全。

（二）护理工作重点环节安全管理

护理工作中的质量环节包括执行医嘱、病情观察、基础护理、重症监护、护理文书、消毒隔离等管理环节。而重点环节是围绕患者安全目标的工作环节，这些环节必须一环一环地从基础抓起，实行分项、分片、分段的管理，使护士职责明确，提高护理质量，最终确保护理安全。

1. 严格执行查对制度，准确识别患者身份

（1）对患者施行唯一标识管理：制定对门诊和住院患者身份标识的相关制度；选择使用医保卡、就诊卡或新型农村合作医疗卡、身份证等作为唯一身份标识；逐步推进使用条形码管理。

（2）严格执行查对制度：严格执行各类查对制度，准确识别患者身份。制定标本采集、给药、输血或血制品、发放特殊饮食等患者身份确认和核对程序，至少同时使用两种患者身份识别方法；手术或有创诊疗活动前，严格查对，确保手术患者、部位和术式正确，并让患者（意识清醒状态下）或家属陈述患者姓名。

（3）完善关键交接流程和患者身份识别管理：建立关键交接流程和识别患者身份的具体措施、程序与记录。

（4）"腕带"识别标示管理：制定使用"腕带"作为识别标示的相关制度。对重症监护室、新生儿室/科、手术室、急诊抢救室患者及意识不清和存在语言交流障碍等患者使用"腕带"。

2. 建立医护人员之间有效沟通程序，正确执行医嘱

（1）常规诊疗活动中的医嘱管理：制定并落实医嘱管理制度。在非急危重症常规诊疗活动中，医师下达书面医嘱，书写规范，不采用口头或电话通知方式下达医嘱。

（2）急危重症患者抢救正确执行医嘱：在急危重症患者紧急抢救时，医师方可口头下达临时医嘱。护士接口头临时医嘱后，应完整复述并得医生确认，执行时实施双人核查。抢救结束后医师即刻据实补记医嘱。

3. 执行手术安全核查，防止手术患者、部位及术式发生错误

（1）手术安全核查与工作流程：制定"手术安全核查、风险评估"制度并建立工作流程。手术前，手术医师、麻醉师、巡回护士再次核对患者身份、手术部位和术式，记录手术类型和手术时间等内容。医务处和护理部实施监管。

（2）手术部位识别标示管理：制定手术部位识别标示制度并建立工作流程。规定统一记号，标记手术部位，尤其涉及双侧、多重结构（手指、脚趾、病灶部位）、多平面部

位(脊柱)的手术时,应让患者参与(在患者意识清醒状态下)。

4. 执行手卫生规范,落实院感控制基本要求

(1)手卫生管理规范和设施:制定手部卫生管理制度、规范程序。医护人员在临床操作过程中严格遵循手卫生管理规范,按照手卫生"六步法"程序洗手。配置有效、便捷的手卫生设备和设施。

(2)手卫生监测管理:医院感染控制部门建立手卫生监管流程,有监测手卫生设备和洗手依从性监管记录,并向相关部门和员工反馈。

5. 规范特殊药物的管理,提高用药安全

(1)"毒、麻、精、放"等特殊药品使用与管理:制定并执行毒性、麻醉、精神、放射性等特殊药品的使用管理制度。制定高浓度电解质等特殊药品存放区域、标识和储存方法的相关规章制度。包装相似、药名相似、一品两规或多剂型药物的存放有明晰的警示标识。

(2)加强用药核对程序:处方或用药医嘱在转抄和执行时有严格的核对程序,并由转抄和执行者签名确认。患者口服药、注射用药加强核对,确保安全。

6. 建立临床"危急值"报告制度

(1)制定临床"危急值"报告制度:制定临床"危急值"报告制度和工作流程。检验人员发现"危急值"后能快捷有效地通知医护人员。医护人员接"危急值"报告,进行复述确认无误后提供临床医师使用,并完整记录。

(2)建立"危急值"检验项目表:包括血钙、血钾、血钠、血糖、血气、白细胞计数、血小板计数、血红蛋白、凝血酶原时间、活化部分凝血活酶时间、心肌酶谱等项目。

7. 防范与减少患者跌倒/坠床、压疮发生

(1)预防与减少患者跌倒/坠床事件:制定患者跌倒/坠床管理的相关制度、预案和处理流程。对有跌倒/坠床风险的患者,使用警示标识,制定防范措施。

(2)防范与减少患者压疮发生:制定患者压疮管理的相关制度、预案和处理流程。制定压疮诊疗及护理规程。

8. 主动报告医疗安全(不良)事件

(1)报告医疗安全(不良)事件:制定医务人员主动报告医疗安全(不良)事件与隐患缺陷的制度与流程。有医务人员报告医疗安全(不良)事件的途径,便于医务人员逐级上报。

(2)报告医疗安全(不良)事件激励措施:制定医务人员主动报告医疗安全(不良)事件的激励措施,鼓励医务人员主动报告。

(3)医疗安全信息资源改进工作:用医疗安全信息资源,制定改进医疗安全工作计划(每年1次)和具体的改进措施(每年2次)。将改进措施纳入管理制度,及时更新。

9. 患者参与医疗安全管理

(1)协助患方正确理解、选择诊疗方案:采用多种形式,对患者及其家属提供有关疾病防治、输血等知识的宣传和指导。根据患者疾病诊疗方案,为患方提供相关知识

教育,协助患方正确理解、选择诊疗方案。

(2)主动邀请患者参与医疗安全管理:主动邀请患者参与医疗安全管理,如身份识别、手术部位确认、药物使用,尤其是患者在接受介入、手术等有创检查和治疗前。鼓励患者向药学人员咨询安全用药的信息。

三、护理安全中的护士安全

影响护士工作安全的因素有:

(1)化学、生物、物理、噪声、放射线、重复而单调的工作等风险因素。

(2)医疗技术更新不足。

(3)轮值班打乱正常的生活规律。

(4)临床环境充斥着复杂的医学、社会、文化和经济因素,护士需要在情感、社会、心理和精神等方面满足越来越多的要求。

(5)医院暴力。

(6)与医疗有关的设备、材料和房屋设施的工效学不良设计。

(7)缺乏防护服装和安全设备。

(8)资源分配不足,如护士短缺,财务资源不足等。

医院工作环境的安全对于病人安全具有重要的作用,是病人获得良好的诊断、预防、治疗和护理结果的基础条件。因此,国际护士会提倡并推动国际、国家和地区研发与应用医院工作环境安全的政策或措施,保护护士享有安全工作环境的权利,包括继续教育、免疫接种、防护服装和安全设备。

第二节　护理缺陷的管理

一、护理缺陷的定义和判定标准

医疗差错、事故与纠纷,均属医疗缺陷范畴,护理缺陷也属此范围,是指治疗、护理服务人员在提供服务的活动中,由于在医疗体制、管理体系、服务质量和技术操作方面存在的欠缺、不完善因素,而导致医疗损害及误解的事实。医疗护理事故、医疗护理差错和医疗护理纠纷均列入护理缺陷的范畴。国务院对医疗事故有明确界定。医疗护理事故是指在护理过程中,由于护理人员的过失,直接造成患者死亡、残废、组织器官损害导致功能障碍。医疗护理差错是指在护理过程中,因责任心不强、工作粗疏、不严格执行规章制度或违反操作规程等原因,给患者造成精神及肉体上的痛苦,但未造成严重后果。根据产生后果的程度,进一步分为严重差错和一般差错。凡发生差错但尚未对患者引起不良后果,或尚未实施即被发现并被纠正则称为缺点。缺点也属于护理缺陷的范畴。

二、护理缺陷的常见原因

1. 人力资源不足,超负荷工作状态　为满足社会对医疗服务的需求,而加大各部门的工作量,造成部分科室的人员、设备、空间相对不足。当护士人手紧缺,工作超负荷时,多数护士无法适应多重角色的转换,出现角色冲突,长此以往,使护士身心疲惫,也是构成护理工作不安全的重要原因。再则,过度工作和劳累同样会引起注意力和警惕性的下降,导致错误的增加。

2. 护理人员缺乏工作经验　新职工、新设备的进入有一个培训、适应、磨合过程。从统计分析来看,低年资护士容易发生不安全护理事件,由于她们专业知识不够丰富,技术操作不够熟练,缺乏有效的沟通技巧,法律知识欠缺,理论与实践脱节,违反技术操作规程,容易导致操作失败或操作错误,而发生护理差错。

3. 管理层的因素　安全护理管理是护理质量管理的核心,护理质量直接影响到医疗质量、病人的安危、医院的声誉。管理制度不完善,制度执行不力,上级对下级的监控缺乏力度,对潜在的不安全因素缺乏预见性,对人力资源的教育、培训不重视,护理人员的缺编,护士的待遇偏低等均会导致不安全护理的后果。

4. 其他因素　差错、事故的鉴定处理仍没有一个使医患双方都信赖满意的机制。社会、媒体等对医疗机构、人员尚缺乏公正的评价,医院生存的环境还不令人满意。对护理安全有直接影响的主要因素还包括院内感染、烫伤、跌倒与坠床、输液渗出及坏死、环境污染、食品污染等。

三、护理缺陷的防范

1. 建立和完善统一的护理安全质量管理体系　针对医院护理安全质量方面存在的问题,结合医院的实际情况,制定相应的预防与控制措施,规范护理工作流程的各个环节。建立以护理部、护士长、科室质控员为主体,全体护理人员参加的护理安全管理组织体系,形成护理监控、科室互控、科内自控的监控网络,层层把关,环环相扣,各司其职,确保护理安全。护理部按照《护理质量考评标准》对全院护理质量进行定期或不定期抽查,召开会议,分析和解决存在的问题,及时纠正处理,并将检查结果反馈到各病区,各病区对存在的问题进行分析,提出整改措施。

2. 运用科学管理系统,建立护理安全管理路径　护理安全是护理管理工作效益的体现,科学系统的管理方法有助于提高管理工作的成效。护士在工作中一旦发现危险因素或不良事件,立即通过上报系统报告。护士长从管理者、教育者的角度出发分析本病房存在的隐患,利用晨交班或会议的机会组织护士进行全面讨论、分析,使护士对存在的隐患有共同认识,并采取相应措施改善不良环节。管理委员会通过这些分析、评价,来掌握护理事故发生的状况,进行集中分析,找出防止事故的对策。护理安全管理路径一方面可以激发护士的自主参与性,加强护士和管理者的沟通,营造积极、公正的安全上报氛围;另一方面可以促进规范化、系统化护理安全管理,有助于管理者根据流程,准确地解读上报内容,从整体的角度出发,兼顾个人因素和环境因素,及时反馈,合理处理,从本质上减少和杜绝安全事故,使护理安全问题真正受到大家的重视。

3. 健全护理安全制度及处理应急预案

(1) 完善和制定各项管理制度:要建立护理安全的有效体系,就必须实现对差错的严格预防和控制。制定相应的护理制度和流程，使人人知晓并在实践中参照执行，对可能产生护理不安全的高危环节进行重点关注和整治。定期对存在的安全隐患进行重点讲评分析。一个险些酿成差错的不良事件，实际上因为偶然因素或因即时干预未产生后果。管理学的实践证实，对这个方面的研究和控制与对实际产生不良后果的差错研究具有同样重要的预防和治理意义。对各项护理安全工作应有检查、监督、反馈、讲评、整改的机制。对已经出现的医疗不安全事件，应有危机处理方案，医院管理部门应及时知晓，协同处理，尽可能减轻不安全事件造成的危害，做好各项善后工作，尽快找出导致不安全的危险因素，并制定相应对策。

（2）对各类紧急情况有应急预案：为确保病人住院期间的安全，病人入院后护士即根据病人的病情，结合病区环境做出初步评估。科室必须健全住院患者紧急状态时的应急预案，如猝死、躁动、药物引起过敏性休克等。在制定应急预案时，首先重点突出"预防为主"的原则，如躁动应急预案中，制定该患者护理评估、床头设立"坠床"提示牌及规范使用安全约束带等安全防范措施。其次，制定跌倒等事件发生后的应急处理措施及逐级上报程序。

（3）重视风险意识、法律意识教育：长期以来，护士习惯处于医疗服务的主导地位。因此在实践中，护士更多考虑的是如何尽快地去解决影响病人健康的根本问题，而忽视潜在的法律问题。护理部要求护士对病人权利和护士义务有正确认识，加强风险意识及法律意识教育，规范护理行为，开展护理核心制度学习，结合《医疗事故处理条例》，让护士充分意识到遵守规章制度、遵守护理规范是对自己的保护。护理工作中无处不潜藏着法律问题，为适应法制社会，护士应学法、懂法、守法。护士执行每项操作前都要向病人解释清楚，并认真做好病情观察。根据科室特点制定相应护理常规、操作流程，护理文书书写规范，建立医嘱的查对制度和方法。

（4）加强护理管理职能，转变观念，努力营造安全文化氛围：做好护理安全管理工作，首先必须在全体人员中树立护理安全的观念，加强职业道德教育，时刻把病人安危放在心上。树立安全第一的观念，应让每位护理人员都明白，在护理的各个环节上都可能存在不安全的隐患，如果掉以轻心势必危机四伏，对病人的生命带来不可弥补的伤害。护理管理者应着眼于系统分析，对当事人避免单纯的批评责备和处罚，营造安全文化氛围，倡导主动报告护理过失和缺陷，善于以护理差错事故的实例及时教育护士，使其加强工作责任心，吸取教训，防止类似事件发生，从而全面提高护理安全质量。护理管理者还应该经常检查和督促护士严格执行操作规程，并要加强护士业务素质培训，不断充实和更新知识，提高对病人的护理安全质量。

（5）安全管理纳入病房的目标管理：护士长采取科学管理病房的方法，进行恰当的人力资源管理，根据护士的能力、资历及护理工作强度等合理调配护理人员，注意新、老护士搭配，并提供良好的工作环境，在排班上尽量做到满足护士的要求，以调动她们的工作积极性，既要保证护理人员充足，又要避免护士长期处于紧张、疲劳状态而发生差错事故。当使用新的医疗仪器或开展新治疗、新检查时，组织全体护士认真学习以掌握新知识、新技能。各种仪器上均将操作程序写清楚，以便按程序规范操作。

为防止各种遗忘性差错,科室建立交接班前的自查制度,以便及时发现问题并纠正。

思考题

一、名词解释

护理安全　护理缺陷

二、简答题

1. 影响护理安全的因素有哪些?

2. 何为医疗事故? 如何分级?

3.《医疗事故处理条例》中关于病历书写、保存、复印方面有哪些规定?

三、案例分析

患者,男,61 岁。ERCP 术后并发消化道出血,医嘱:冰生理盐水 500 ml + 去甲肾上腺素 8 支经胃管冲洗。当班护士执行时将冰生理盐水 500 ml + 去甲肾上腺素 8 支经静脉滴入。经过用药后患者即刻出现严重头痛、呕吐、左侧上下肢瘫痪,经诊断:颅内出血。

思考:

1. 该事件属几级医疗事故?

2. 作为护士,分析发生该事件的关键环节有哪些?

3. 作为管理者,你将如何杜绝此类事件发生?

（李贤华）

附录一

护士条例
（中华人民共和国国务院第517号令）

第一章 总 则

第一条 为了维护护士的合法权益，规范护理行为，促进护理事业发展，保障医疗安全和人体健康，制定本条例。

第二条 本条例所称护士，是指经执业注册取得护士执业证书，依照本条例规定从事护理活动，履行保护生命、减轻痛苦、增进健康职责的卫生技术人员。

第三条 护士人格尊严、人身安全不受侵犯。护士依法履行职责，受法律保护。

全社会应当尊重护士。

第四条 国务院有关部门、县级以上地方人民政府及其有关部门以及乡（镇）人民政府应当采取措施，改善护士的工作条件，保障护士待遇，加强护士队伍建设，促进护理事业健康发展。

国务院有关部门和县级以上地方人民政府应当采取措施，鼓励护士到农村、基层医疗卫生机构工作。

第五条 国务院卫生主管部门负责全国的护士监督管理工作。

县级以上地方人民政府卫生主管部门负责本行政区域的护士监督管理工作。

第六条 国务院有关部门对在护理工作中做出杰出贡献的护士，应当授予全国卫生系统先进工作者荣誉称号或者颁发白求恩奖章，受到表彰、奖励的护士享受省部级劳动模范、先进工作者待遇；对长期从事护理工作的护士应当颁发荣誉证书。具体办法由国务院有关部门制定。

县级以上地方人民政府及其有关部门对本行政区域内做出突出贡献的护士，按照省、自治区、直辖市人民政府的有关规定给予表彰、奖励。

第二章 执 业 注 册

第七条 护士执业，应当经执业注册取得护士执业证书。

申请护士执业注册，应当具备下列条件：

（一）具有完全民事行为能力；

（二）在中等职业学校、高等学校完成国务院教育主管部门和国务院卫生主管部门规定的普通全日制3年以上的护理、助产专业课程学习，包括在教学、综合医院完成8个月以上护理临床实习，并取得相应学历证书；

（三）通过国务院卫生主管部门组织的护士执业资格考试；

（四）符合国务院卫生主管部门规定的健康标准。

护士执业注册申请，应当自通过护士执业资格考试之日起 3 年内提出；逾期提出申请的，除应当具备前款第（一）项、第（二）项和第（四）项规定条件外，还应当在符合国务院卫生主管部门规定条件的医疗卫生机构接受 3 个月临床护理培训并考核合格。

护士执业资格考试办法由国务院卫生主管部门会同国务院人事部门制定。

第八条　申请护士执业注册的，应当向拟执业地省、自治区、直辖市人民政府卫生主管部门提出申请。收到申请的卫生主管部门应当自收到申请之日起 20 个工作日内做出决定，对具备本条例规定条件的，准予注册，并发给护士执业证书；对不具备本条例规定条件的，不予注册，并书面说明理由。

护士执业注册有效期为 5 年。

第九条　护士在其执业注册有效期内变更执业地点的，应当向拟执业地省、自治区、直辖市人民政府卫生主管部门报告。收到报告的卫生主管部门应当自收到报告之日起 7 个工作日内为其办理变更手续。护士跨省、自治区、直辖市变更执业地点的，收到报告的卫生主管部门还应当向其原执业地省、自治区、直辖市人民政府卫生主管部门通报。

第十条　护士执业注册有效期届满需要继续执业的，应当在护士执业注册有效期届满前 30 日向执业地省、自治区、直辖市人民政府卫生主管部门申请延续注册。收到申请的卫生主管部门对具备本条例规定条件的，准予延续，延续执业注册有效期为 5 年；对不具备本条例规定条件的，不予延续，并书面说明理由。

护士有行政许可法规定的应当予以注销执业注册情形的，原注册部门应当依照行政许可法的规定注销其执业注册。

第十一条　县级以上地方人民政府卫生主管部门应当建立本行政区域的护士执业良好记录和不良记录，并将该记录记入护士执业信息系统。

护士执业良好记录包括护士受到的表彰、奖励以及完成政府指令性任务的情况等内容。护士执业不良记录包括护士因违反本条例以及其他卫生管理法律、法规、规章或者诊疗技术规范的规定受到行政处罚、处分的情况等内容。

第三章　权利和义务

第十二条　护士执业，有按照国家有关规定获取工资报酬、享受福利待遇、参加社会保险的权利。任何单位或者个人不得克扣护士工资，降低或者取消护士福利等待遇。

第十三条　护士执业，有获得与其所从事的护理工作相适应的卫生防护、医疗保健服务的权利。从事直接接触有毒有害物质、有感染传染病危险工作的护士，有依照有关法律、行政法规的规定接受职业健康监护的权利；患职业病的，有依照有关法律、行政法规的规定获得赔偿的权利。

第十四条　护士有按照国家有关规定获得与本人业务能力和学术水平相应的专业技术职务、职称的权利；有参加专业培训、从事学术研究和交流、参加行业协会和专业学术团体的权利。

第十五条 护士有获得疾病诊疗、护理相关信息的权利和其他与履行护理职责相关的权利,可以对医疗卫生机构和卫生主管部门的工作提出意见和建议。

第十六条 护士执业,应当遵守法律、法规、规章和诊疗技术规范的规定。

第十七条 护士在执业活动中,发现患者病情危急,应当立即通知医师;在紧急情况下为抢救垂危患者生命,应当先行实施必要的紧急救护。

护士发现医嘱违反法律、法规、规章或者诊疗技术规范规定的,应当及时向开具医嘱的医师提出;必要时,应当向该医师所在科室的负责人或者医疗卫生机构负责医疗服务管理的人员报告。

第十八条 护士应当尊重、关心、爱护患者,保护患者的隐私。

第十九条 护士有义务参与公共卫生和疾病预防控制工作。发生自然灾害、公共卫生事件等严重威胁公众生命健康的突发事件,护士应当服从县级以上人民政府卫生主管部门或者所在医疗卫生机构的安排,参加医疗救护。

第四章　医疗卫生机构的职责

第二十条 医疗卫生机构配备护士的数量不得低于国务院卫生主管部门规定的护士配备标准。

第二十一条 医疗卫生机构不得允许下列人员在本机构从事诊疗技术规范规定的护理活动:

(一)未取得护士执业证书的人员;

(二)未依照本条例第九条的规定办理执业地点变更手续的护士;

(三)护士执业注册有效期届满未延续执业注册的护士。

在教学、综合医院进行护理临床实习的人员应当在护士指导下开展有关工作。

第二十二条 医疗卫生机构应当为护士提供卫生防护用品,并采取有效的卫生防护措施和医疗保健措施。

第二十三条 医疗卫生机构应当执行国家有关工资、福利待遇等规定,按照国家有关规定为在本机构从事护理工作的护士足额缴纳社会保险费用,保障护士的合法权益。

对在艰苦边远地区工作,或者从事直接接触有毒有害物质、有感染传染病危险工作的护士,所在医疗卫生机构应当按照国家有关规定给予津贴。

第二十四条 医疗卫生机构应当制定、实施本机构护士在职培训计划,并保证护士接受培训。

护士培训应当注重新知识、新技术的应用;根据临床专科护理发展和专科护理岗位的需要,开展对护士的专科护理培训。

第二十五条 医疗卫生机构应当按照国务院卫生主管部门的规定,设置专门机构或者配备专(兼)职人员负责护理管理工作。

第二十六条 医疗卫生机构应当建立护士岗位责任制并进行监督检查。

护士因不履行职责或者违反职业道德受到投诉的,其所在医疗卫生机构应当进行调查。经查证属实的,医疗卫生机构应当对护士做出处理,并将调查处理情况告知投诉人。

第五章 法 律 责 任

第二十七条 卫生主管部门的工作人员未依照本条例规定履行职责,在护士监督管理工作中滥用职权、徇私舞弊,或者有其他失职、渎职行为的,依法给予处分;构成犯罪的,依法追究刑事责任。

第二十八条 医疗卫生机构有下列情形之一的,由县级以上地方人民政府卫生主管部门依据职责分工责令限期改正,给予警告;逾期不改正的,根据国务院卫生主管部门规定的护士配备标准和在医疗卫生机构合法执业的护士数量核减其诊疗科目,或者暂停其6个月以上1年以下执业活动;国家举办的医疗卫生机构有下列情形之一、情节严重的,还应当对负有责任的主管人员和其他直接责任人员依法给予处分:

(一)违反本条例规定,护士的配备数量低于国务院卫生主管部门规定的护士配备标准的;

(二)允许未取得护士执业证书的人员或者允许未依照本条例规定办理执业地点变更手续、延续执业注册有效期的护士在本机构从事诊疗技术规范规定的护理活动的。

第二十九条 医疗卫生机构有下列情形之一的,依照有关法律、行政法规的规定给予处罚;国家举办的医疗卫生机构有下列情形之一、情节严重的,还应当对负有责任的主管人员和其他直接责任人员依法给予处分:

(一)未执行国家有关工资、福利待遇等规定的;

(二)对在本机构从事护理工作的护士,未按照国家有关规定足额缴纳社会保险费用的;

(三)未为护士提供卫生防护用品,或者未采取有效的卫生防护措施、医疗保健措施的;

(四)对在艰苦边远地区工作,或者从事直接接触有毒有害物质、有感染传染病危险工作的护士,未按照国家有关规定给予津贴的。

第三十条 医疗卫生机构有下列情形之一的,由县级以上地方人民政府卫生主管部门依据职责分工责令限期改正,给予警告:

(一)未制定、实施本机构护士在职培训计划或者未保证护士接受培训的;

(二)未依照本条例规定履行护士管理职责的。

第三十一条 护士在执业活动中有下列情形之一的,由县级以上地方人民政府卫生主管部门依据职责分工责令改正,给予警告;情节严重的,暂停其6个月以上1年以下执业活动,直至由原发证部门吊销其护士执业证书:

(一)发现患者病情危急未立即通知医师的;

(二)发现医嘱违反法律、法规、规章或者诊疗技术规范的规定,未依照本条例第十七条的规定提出或者报告的；

（三）泄露患者隐私的；

（四）发生自然灾害、公共卫生事件等严重威胁公众生命健康的突发事件，不服从安排参加医疗救护的。

护士在执业活动中造成医疗事故的，依照医疗事故处理的有关规定承担法律责任。

第三十二条　护士被吊销执业证书的，自执业证书被吊销之日起 2 年内不得申请执业注册。

第三十三条　扰乱医疗秩序，阻碍护士依法开展执业活动，侮辱、威胁、殴打护士，或者有其他侵犯护士合法权益行为的，由公安机关依照治安管理处罚法的规定给予处罚；构成犯罪的，依法追究刑事责任。

第六章　附　　则

第三十四条　本条例施行前按照国家有关规定已经取得护士执业证书或者护理专业技术职称、从事护理活动的人员，经执业地省、自治区、直辖市人民政府卫生主管部门审核合格，换领护士执业证书。

本条例施行前，尚未达到护士配备标准的医疗卫生机构，应当按照国务院卫生主管部门规定的实施步骤，自本条例施行之日起 3 年内达到护士配备标准。

第三十五条　本条例自 2008 年 5 月 12 日起施行。

附 录 二

专科护理领域护士培训大纲

（卫办医发〔2007〕第 90 号）

第一部分　重症监护(ICU)护士培训

一、培训对象

具备 2 年以上临床护理工作经验的注册护士。

二、培训目标

（一）掌握重症监护护理工作的范围、特点及发展趋势；

（二）掌握常见危重症的病因、病理、临床表现、治疗及护理；

（三）掌握重症监护常见的监护技术和护理操作技术；

（四）掌握危重症患者的抢救配合技术；

（五）掌握重症监护常见仪器设备的应用及管理；

（六）掌握重症监护病房医院感染预防与控制的原则；

（七）掌握重症患者心理需求和护患沟通技巧；

（八）能够运用循证医学对重症患者实施护理。

三、时间安排

培训时间为 3 个月，可采取全脱产或者半脱产学习方式。其中 1 个月时间进行理论、业务知识的集中学习，2 个月时间在具有示教能力和带教条件的三级医院重症监护病房进行临床实践技能学习。

（一）理论学习（参考学时：不少于 160 学时）

主要内容包括：重症监护学概论，重症监护的专业技术，呼吸系统、心血管系统、神经系统等疾病重症患者的护理，重症监护病房的医院感染预防与控制，重症患者的疼痛管理，重症监护与心理护理，重症监护病房的护理管理；等等。

（二）临床实践学习（参考学时：不少于 320 学时）

主要内容包括：综合重症监护病房（ICU）进行 1 个月临床实践技能学习；其他重症监护病房如心血管重症监护病房（CCU）、新生儿重症监护病房（NICU）等（根据培训对象的原专业选择）进行 1 个月临床实践技能学习。

四、培训内容

【重症监护学概论】

（一）重症监护学的概念、工作范围、特征及其发展趋势；

（二）重症监护领域护士的专业素质、知识和技术能力要求；

（三）重症患者心肺脑复苏的基本知识、基本程序和技术要点；

（四）循证医学在重症监护学中的应用。

【重症监护的专业技术】

（一）输液泵的临床应用和护理；

（二）外科各类导管的护理；

（三）氧治疗、气道管理和人工呼吸机监护技术；

（四）循环系统血流动力学监测；

（五）心电监测及除颤技术；

（六）血液净化技术；

（七）水、电解质及酸碱平衡监测技术；

（八）胸部物理治疗技术；

（九）重症患者营养支持技术；

（十）危重症患者抢救配合技术。

【各系统疾病重症患者的护理】

（一）呼吸系统疾病重症患者的护理；

（二）心血管系统疾病重症患者的护理；

（三）神经系统疾病重症患者的护理；

（四）泌尿系统疾病重症患者的护理；

（五）消化系统疾病重症患者的护理；

（六）新生儿重症监护；

（七）严重创伤患者的护理；

（八）多脏器衰竭患者的护理。

【重症监护病房的医院感染预防与控制】

（一）重症监护病房医院感染的发生状况、危险因素；

（二）重症监护病房医院感染控制的基本原则和措施；

（三）导管相关感染的预防与控制；

（四）呼吸机相关肺炎的预防与控制；

（五）耐药菌及其他特殊病原体感染患者的隔离与护理；

（六）重症监护病房医务人员的职业安全。

【重症患者的疼痛管理】

（一）疼痛的概念、分类及对患者的影响；

（二）危重症患者疼痛与意识状况的评估；

（三）危重症患者镇痛与镇静的管理。

【重症监护与心理护理】

（一）重症监护环境与患者心理需求；

（二）护患关系与沟通；

（三）重症患者的心理护理；

（四）重症监护病房医务人员的心理调适。

【重症监护病房的护理管理】

（一）重症监护病房的物品、仪器设备、药品等物资管理；

（二）重症监护病房护理人力资源管理；

（三）重症监护病房的护理质量评价与持续改进；

（四）重症监护病房的风险管理。

五、考核要点

（一）常见危重症的护理及监护知识；

（二）重症监护常见的临床监护技术和护理操作技能；

（三）危重症患者的抢救配合技术；

（四）重症监护病房的医院感染预防与控制；

（五）护患沟通技能及心理护理。

第二部分　手术室护士培训

一、培训对象

具备 2 年以上临床护理工作经验的注册护士。

二、培训目标

（一）掌握手术室护理工作的范围、特点及发展趋势；

（二）掌握手术室管理的基本内容及规章制度；

（三）掌握手术室医院感染预防与控制的原则和措施；

（四）掌握手术室患者围手术期护理要点；

（五）掌握手术室患者安全管理；

（六）掌握手术配合技术和护理操作技术；

（七）掌握手术室的职业安全与防护措施；

（八）掌握手术室突发事件的应急处理。

三、培训时间

培训时间为 2 个月，可采取全脱产或者半脱产学习方式。其中 1 个月时间进行理论、业务知识的集中学习，1 个月时间在具有示教能力和带教条件的三级医院手术室进行临床实践技能学习。

（一）理论学习（参考学时：不少于 160 学时）

主要内容包括：医院手术室护理概论，手术室管理及规章制度，手术室医院感染预防与控制，洁净手术室的管理，手术患者围手术期护理，患者安全管理，手术配合技术和护理操作技术，手术室新技术和新业务，手术室的职业安全与防护，手术室突发事件的应急处理；等等。

（二）临床实践学习（参考学时：不少于 160 学时）

主要内容包括：综合医院普通手术室临床进修 1 周，洁净手术室进修 1 周，心脏外科、神经外科和骨科等专科手术室进修共 2 周。

四、培训内容

【医院手术室护理概论】

（一）手术室护理工作范围及特点；

（二）国内外手术室领域护理工作发展概况；

（三）手术室护士的岗位职责及专业素质要求。

【手术室管理及规章制度】

（一）手术室的环境管理，包括建筑布局、区域划分、设施和流程等；

（二）手术室的物品管理，包括各类仪器设备、器械及无菌物品等；

（三）手术室组织及人员管理；

（四）手术室的护理文件书写；

（五）手术室的信息管理；

（六）手术室的护理质量管理；

（七）手术室的相关规章制度。

【手术室医院感染预防与控制】

（一）医院感染的概念及预防与控制的原则；

（二）手术室医院感染的特点及危险因素；

（三）手术室医院感染预防与控制的措施；

（四）消毒、灭菌与隔离技术；

（五）手术室无菌操作技术；

（六）特殊感染手术病人的管理；

（七）手术室的医院感染监测；

（八）手术室各类医疗废物的管理。

【洁净手术室的管理】

（一）洁净手术室的概念、设计与净化标准；

（二）洁净手术室的空气调节与空气净化技术；

（三）洁净手术室的日常管理。

【围手术期护理】

(一) 围手术期护理的概念、内涵、理论框架；

(二) 围手术期护理的临床实践和工作范围；

(三) 外科常见疾病知识及围手术期护理要点。

【患者安全管理】

(一) 手术室涉及患者的不安全因素与风险管理；

(二) 手术患者的核对制度和患者保护；

(三) 手术室药品、血液制品的安全管理；

(四) 手术室医用气体及手术设备的安全使用和管理。

【手术配合技术和护理操作技术】

(一) 手术常用的无菌操作技术；

(二) 手术体位安置的原则、方法及常见体位并发症的预防；

(三) 常见手术麻醉配合技术；

(四) 微创手术、器官移植术的配合技术；

(五) 手术中器械、物品的清点核对；

(六) 手术标本的处理；

(七) 手术患者抢救配合技术；

(八) 麻醉后恢复的护理；

(九) 手术室护理操作技术。

【手术室的职业安全与防护】

(一) 职业安全的概念及防护原则；

(二) 手术室激光、射线、气体、化学物质的安全使用与防护；

(三) 手术室锐器损伤的预防和处理；

(四) 血源性疾病职业暴露预防和处理的原则及措施。

【手术室突发事件的应急处理】

(一) 手术室应对突发大量患者的应急措施；

(二) 手术室仪器设备故障的应急措施；

(三) 手术室意外事件的管理。

五、考核要点

(一) 外科常见疾病知识及围手术期护理要点；

(二) 手术室各类仪器设备、器械及无菌物品等的管理；

(三) 手术室医院感染的特点、危险因素及预防与控制措施；

(四) 手术室的消毒灭菌、隔离技术及无菌操作技术；

(五) 手术室麻醉配合技术及护理操作技术；

(六) 手术室突发事件的应急处理能力。

第三部分 急诊护士培训

一、培训对象

具备 2 年以上临床护理工作经验的注册护士。

二、培训目标

（一）掌握急诊医学的特点、发展趋势；
（二）掌握急诊护理工作内涵及流程；
（三）掌握急诊室的医院感染预防与控制原则；
（四）掌握常见危重症的急救护理；
（五）掌握创伤患者的急救护理；
（六）掌握急诊危重症患者的监护技术及急救护理操作技术；
（七）掌握急诊各种抢救设备、物品及药品的管理；
（八）掌握急诊患者心理护理要点及沟通技巧；
（九）掌握急诊室突发事件的急救。

三、培训时间

培训时间为 2 个月，可采取全脱产或者半脱产学习方式。其中 1 个月时间进行理论、业务知识的集中学习，1 个月时间在具有示教能力和带教条件的三级医院急诊科或者急救中心进行临床实践技能学习。

（一）理论学习（参考学时：不少于 160 学时）

主要内容包括：急诊医学与急诊护理概论，急诊分诊，急诊室的医院感染预防与控制原则，常见危重症的急救护理，器官衰竭患者的急救护理，创伤患者的急救护理，急诊重症患者的监护技术，急救中常见的护理操作技术，急、危重患者的心理护理及沟通，急诊护理管理，突发事件的急救；等等。

（二）临床实践学习（参考学时：不少于 160 学时）

主要内容包括：综合医院急诊科或者急救中心临床实践 1 个月，其中包括急诊抢救室实践 1 周和急诊监护室实践 1 周。

四、培训内容

【急诊医学与急诊护理概论】
（一）急诊医学的概念、范畴与发展趋势；
（二）急诊医疗体系和急诊护理工作内涵、特点及工作流程；
（三）急诊护士的工作职责；
（四）急诊护士专业素质及工作能力的要求。

【急诊分诊】

（一）急诊分诊的概念；

（二）分诊程序及分诊原则；

（三）症状鉴别分诊。

【急诊室医院感染预防与控制原则】

（一）急诊室医院感染预防与控制基本原则；

（二）急诊常见传染性疾病的管理；

（三）急诊特殊传染性疾病的管理；

（四）急诊护士的职业安全防护原则。

【常见危重症的急救护理】

（一）急性冠状动脉综合征的急救护理；

（二）心脏骤停与心脑肺复苏技术；

（三）严重心率失常的急救护理；

（四）高血压危象的急救护理；

（五）急性呼吸窘迫综合征的急救护理；

（六）慢性阻塞性肺病急性发作的急救护理；

（七）急性重症哮喘的急救护理；

（八）急性脑血管病的急救护理；

（九）癫痫持续状态的急救护理；

（十）消化道出血的急救护理；

（十一）急腹症的急救护理；

（十二）急性重症胰腺炎的急救护理；

（十三）肝性脑病的急救护理；

（十四）糖尿病酮症酸中毒的急救护理；

（十五）泌尿系结石的急救护理；

（十六）急性宫外孕的急救护理；

（十七）烧伤的急救护理；

（十八）休克的急救护理；

（十九）水、电解质与酸碱平衡失调的急救护理；

（二十）急性中毒的急救护理；

（二十一）昏迷、窒息等各种紧急情况的抢救及护理。

【器官衰竭患者的急救护理】

（一）急性心力衰竭患者的抢救和护理；

（二）急性呼吸衰竭患者的抢救和护理；

（三）急性肾功能衰竭患者的抢救和护理；

（四）急性肝功能衰竭患者的抢救和护理；

（五）多器官功能障碍综合征患者的抢救和护理。

【创伤患者的急救护理】

（一）创伤患者的现场急救和护理；

（二）颅脑损伤患者的急救护理；

（三）胸部创伤患者的急救护理；

（四）腹部创伤患者的急救护理；

（五）多发创伤患者的急救护理。

【急诊重症患者的监护技术】

（一）重症监护概述；

（二）氧治疗、气道管理和人工呼吸机监护技术；

（三）循环系统血流动力学监测；

（四）心电监测及除颤技术；

（五）水、电解质及酸碱平衡监测技术。

【常见急救操作技术的配合及护理】

（一）心肺复苏技术；

（二）心脏电治疗技术；

（三）紧急气道开放与人工气道管理；

（四）机械通气技术；

（五）血液净化技术；

（六）急诊穿刺技术；

（七）洗胃及胃排空技术；

（八）急诊危重症监测技术；

（九）急救中的各种医护配合技术。

【急、危重患者的心理护理及沟通】

（一）护患关系与沟通；

（二）急诊及危重患者的心理护理；

（三）医务人员的心理调适。

【急诊护理管理】

（一）急诊护理工作相关法律法规；

（二）急诊各种抢救设备、物品及用药的管理和应用；

（三）急诊护理质量持续改进；

（四）急诊护理工作职业风险、危机识别与应对措施。

【突发事件的急救】

（一）突发公共卫生事件的应急处理；

（二）灾难事故的急救原则与工作流程；

（三）交通事故医疗应急处理与救援；

（四）生物灾害医疗应急处理与救援；

（五）食物中毒医疗应急处理与救援；

（六）职业中毒医疗应急处理与救援；

（七）火灾事故医疗应急处理与救援。

五、考核要点

（一）急诊护士专业素质及工作能力；

（二）常见危重症疾病的急救护理；

（三）器官衰竭患者及创伤患者的急救护理；

（四）急诊重症患者监护技术及急救操作技术；

（五）急、危重患者的心理护理及沟通技巧；

（六）突发事件的急救技能和应急处理；

（七）医院感染预防与控制基本原则及措施。

第四部分　器官移植专业护士培训

一、培养对象

具备 2 年以上临床护理工作经验的注册护士。

二、培训目标

（一）掌握《人体器官移植条例》的有关规定和伦理准则；

（二）掌握移植排斥反应及免疫抑制治疗和护理要点；

（三）掌握常见器官移植患者的围术期护理要点；

（四）掌握常见器官移植的监护技术和护理操作技能；

（五）掌握常见器官移植患者的心理护理及沟通；

（六）掌握常见器官移植患者的健康教育。

三、培训时间

培训时间为 2 个月，可采取全脱产或者半脱产学习方式。其中 1 个月时间进行理论、业务知识的集中学习，1 个月时间在具有示教能力、带教条件的三级医院进行临床实践技能学习。

（一）理论学习（参考学时：不少于 160 学时）

主要内容包括：器官移植概述，器官移植的管理规定及伦理准则，移植的排斥反应及免疫抑制治疗与护理，常见器官移植的护理，造血干细胞移植的护理，角膜移植的护理，移植患者的心理护理；等等。

（二）临床实践学习（参考学时：不少于 160 学时）

主要内容包括：掌握常见器官移植患者的围术期护理技能，在具有示教能力、带教条件的三级医院进行 1 个月的临床实践技能学习。

四、培训内容

【器官移植概述】

（一）移植的概念和种类；

（二）临床应用的器官移植、组织移植和细胞移植概况；

（三）国内外器官移植发展的历史和现状。

【器官移植的管理规定及伦理准则】

（一）国内外有关器官移植的立法情况；

（二）《人体器官移植条例》的有关规定；

（三）器官移植的伦理学问题；

（四）器官移植的伦理学准则。

【移植的排斥反应及免疫抑制治疗与护理】

（一）移植的免疫学基础；

（二）移植排斥反应的概念、机制和类型；

（三）免疫抑制治疗的概述；

（四）免疫抑制剂的临床使用及护理。

【肾移植患者的护理】

（一）肾脏的解剖、生理和肾移植病理概述；

（二）肾穿刺术的护理；

（三）肾移植的术前准备和术后护理；

（四）肾移植术后的主要并发症及护理；

（五）肾移植的排斥反应及免疫抑制治疗和护理；

（六）肾移植患者的健康教育。

【肝移植患者的护理】

（一）肝移植的概念、种类；

（二）肝脏的解剖、生理和肝移植病理概述；

（三）肝移植的术前准备和患者的术前护理；

（四）肝移植的术后护理；

（五）肝移植术后的主要并发症及护理；

（六）肝移植的排斥反应及免疫抑制治疗和护理；

（七）肝移植患者的健康教育。

【心脏移植患者的护理】

（一）心脏移植的概念、种类；

（二）心脏的解剖、生理与心脏移植病理概述；

（三）心脏移植的术前准备和患者的术前护理；

（四）心脏移植的术后护理；

（五）心脏移植术后的主要并发症及护理；

（六）心脏移植的排斥反应及免疫抑制治疗和护理；

（七）心脏移植患者的健康教育。

【造血干细胞移植的护理】

（一）造血干细胞移植的概念、分类及治疗原则；

（二）临床应用的造血干细胞移植技术；

（三）造血干细胞移植的预处理和移植前的护理；

（四）造血干细胞的灌注；

（五）造血干细胞移植后的护理；

（六）造血干细胞移植后的排斥反应及免疫抑制治疗和护理；

（七）造血干细胞移植后的并发症及护理；

（八）造血干细胞移植患者的营养支持；

（九）造血干细胞移植患者的健康教育。

【角膜移植的护理】

（一）角膜的解剖、生理与角膜移植的病理概述；

（二）角膜移植的术前准备和术后护理；

（三）角膜移植的排斥反应及治疗和护理；

（四）角膜移植后的并发症及护理；

（五）角膜移植患者的健康教育。

【移植患者的心理护理】

（一）护患关系与护患沟通；

（二）移植患者的心理特点；

（三）移植患者的心理护理。

五、考核要点

（一）器官移植技术的管理规定和伦理准则；

（二）器官移植排斥反应及免疫抑制治疗和护理要点；

（三）器官移植的解剖、生理、病理概述；

（四）器官移植患者的围术期护理；

（五）器官移植的监护技术和护理操作技能；

（六）器官移植患者的心理护理及沟通技巧；

（七）器官移植患者的健康教育。

第五部分　肿瘤专业护士培训

一、培养对象

具备 2 年以上临床护理工作经验的注册护士。

二、培训目标

（一）掌握肿瘤临床治疗方法、原则；

（二）掌握肿瘤化学治疗患者的护理；

（三）掌握肿瘤患者化学治疗静脉的管理；

（四）掌握肿瘤放射治疗患者的护理；

（五）掌握肿瘤患者常见症状的护理；

（六）掌握肿瘤患者的康复护理；

（七）掌握肿瘤患者的姑息护理；

（八）掌握肿瘤患者的心理需求及护理要点；

（九）掌握肿瘤患者的营养支持；

（十）掌握肿瘤护士的沟通技巧及职业压力调试；

（十一）掌握医务人员职业安全防护的原则。

三、培训时间

培训时间为 2 个月，可采取全脱产或者半脱产学习方式。其中 1 个月时间进行理论、业务知识的集中学习，1 个月时间在具有示教能力和带教条件的肿瘤专科医院或者三级综合医院肿瘤科进行临床实践技能学习。

（一）理论学习（参考学时：不少于 160 学时）

主要内容包括：肿瘤护理概论，肿瘤临床治疗的方法、原则，肿瘤化学治疗概述，肿瘤化学治疗的毒副反应及护理，化学治疗静脉的管理，放射治疗概述，放射治疗的毒副反应及护理，肿瘤患者常见症状的护理，肿瘤患者的康复护理，肿瘤患者的营养支持，肿瘤患者的姑息护理；肿瘤患者心理护理及社会支持，护士的沟通技能及职业压力调试，肿瘤治疗中的职业安全防护；等等。

（二）临床实践学习（参考学时：不少于 160 学时）

在具有示教能力、带教条件的肿瘤专科医院或者三级医院进行 1 个月的临床实践技能学习。

四、培训内容

【肿瘤护理概论】

（一）肿瘤专科护理的特点及发展；

（二）肿瘤的预防与控制；

（三）肿瘤的分类及分期；

（四）肿瘤的流行病学。

【肿瘤的临床治疗方法、原则及护理】

（一）肿瘤综合治疗的原则；

（二）肿瘤外科治疗及护理；

（三）肿瘤化学治疗及护理；

（四）肿瘤放射治疗及护理；

（五）肿瘤介入治疗及护理；

（六）造血干细胞移植术及护理。

【化学治疗静脉的管理】

（一）化学治疗静脉的评估和合理选择；

（二）化学治疗药物的正确使用方法；

（三）化学治疗药物外渗的正确处理；

（四）外周中心静脉导管在肿瘤化学治疗中的应用及护理。

【肿瘤患者常见症状的护理】

（一）恶心呕吐的护理；

（二）便秘、腹泻的护理；

（三）口腔并发症的护理；

（四）疼痛的护理；

（五）疲劳的护理；

（六）发热的护理；

（七）凝血功能障碍的护理；

（八）恶性积液的护理；

（九）上腔静脉症候群的护理。

【肿瘤患者的康复护理】

（一）头颈部肿瘤患者的康复；

（二）乳腺癌患者的康复；

（三）肺癌患者的康复；

（四）造口术患者的康复。

【肿瘤患者的营养支持】

（一）肿瘤患者的营养评估；

（二）体重下降和恶病质；

（三）肿瘤患者的营养支持。

【肿瘤患者的姑息护理】

（一）姑息护理的概念；

（二）终末期肿瘤患者常见症状及护理；

（三）终末期肿瘤患者的伦理问题。

【肿瘤患者心理护理及社会支持】

（一）肿瘤患者的心理反应特点；

（二）肿瘤患者的心理护理；

（三）肿瘤患者的社会支持；

（四）肿瘤患者的人文关怀。

【护士的沟通技巧及职业压力调试】

（一）沟通技巧的应用；

（二）肿瘤护士职业压力调试。

【肿瘤治疗中的职业安全防护】

（一）化学治疗药物的职业危害；

（二）职业接触抗肿瘤药物的规范化操作程序；

（三）放射治疗的职业危害；

（四）肿瘤治疗的安全环境及职业防护。

五、考核要点

（一）肿瘤临床治疗原则及方法；

（二）肿瘤患者放、化疗毒副反应及护理；

（三）肿瘤患者的常见症状护理；

（四）肿瘤患者化学治疗静脉的管理；

（五）肿瘤患者的营养治疗、康复护理；

（六）肿瘤患者的姑息护理及心理社会支持；

（七）肿瘤治疗中的职业安全防护。

附 录 三

医院感染管理办法

（中华人民共和国卫生部第 48 号令）

第一章　总　　则

第一条　为加强医院感染管理，有效预防和控制医院感染，提高医疗质量，保证医疗安全，根据《传染病防治法》、《医疗机构管理条例》和《突发公共卫生事件应急条例》等法律、行政法规的规定，制定本办法。

第二条　医院感染管理是各级卫生行政部门、医疗机构及医务人员针对诊疗活动中存在的医院感染、医源性感染及相关的危险因素进行的预防、诊断和控制活动。

第三条　各级各类医疗机构应当严格按照本办法的规定实施医院感染管理工作。

医务人员的职业卫生防护，按照《职业病防治法》及其配套规章和标准的有关规定执行。

第四条　卫生部负责全国医院感染管理的监督管理工作。

县级以上地方人民政府卫生行政部门负责本行政区域内医院感染管理的监督管理工作。

第二章　组 织 管 理

第五条　各级各类医疗机构应当建立医院感染管理责任制，制定并落实医院感染管理的规章制度和工作规范，严格执行有关技术操作规范和工作标准，有效预防和控制医院感染，防止传染病病原体、耐药菌、条件致病菌及其他病原微生物的传播。

第六条　住院床位总数在 100 张以上的医院应当设立医院感染管理委员会和独立的医院感染管理部门。

住院床位总数在 100 张以下的医院应当指定分管医院感染管理工作的部门。

其他医疗机构应当有医院感染管理专（兼）职人员。

第七条　医院感染管理委员会由医院感染管理部门、医务部门、护理部门、临床科室、消毒供应室、手术室、临床检验部门、药事管理部门、设备管理部门、后勤管理部门及其他有关部门的主要负责人组成，主任委员由医院院长或者主管医疗工作的副院长担任。

医院感染管理委员会的职责是：

（一）认真贯彻医院感染管理方面的法律法规及技术规范、标准，制定本医院预防和控制医院感染的规章制度、医院感染诊断标准并监督实施；

（二）根据预防医院感染和卫生学要求，对本医院的建筑设计、重点科室建设的基

本标准、基本设施和工作流程进行审查并提出意见;

(三)研究并确定本医院的医院感染管理工作计划,并对计划的实施进行考核和评价;

(四)研究并确定本医院的医院感染重点部门、重点环节、重点流程、危险因素以及采取的干预措施,明确各有关部门、人员在预防和控制医院感染工作中的责任;

(五)研究并制定本医院发生医院感染暴发及出现不明原因传染性疾病或者特殊病原体感染病例等事件时的控制预案;

(六)建立会议制度,定期研究、协调和解决有关医院感染管理方面的问题;

(七)根据本医院病原体特点和耐药现状,配合药事管理委员会提出合理使用抗菌药物的指导意见;

(八)其他有关医院感染管理的重要事宜。

第八条 医院感染管理部门、分管部门及医院感染管理专(兼)职人员具体负责医院感染预防与控制方面的管理和业务工作。主要职责是:

(一)对有关预防和控制医院感染管理规章制度的落实情况进行检查和指导;

(二)对医院感染及其相关危险因素进行监测、分析和反馈,针对问题提出控制措施并指导实施;

(三)对医院感染发生状况进行调查、统计分析,并向医院感染管理委员会或者医疗机构负责人报告;

(四)对医院的清洁、消毒灭菌与隔离、无菌操作技术、医疗废物管理等工作提供指导;

(五)对传染病的医院感染控制工作提供指导;

(六)对医务人员有关预防医院感染的职业卫生安全防护工作提供指导;

(七)对医院感染暴发事件进行报告和调查分析,提出控制措施并协调、组织有关部门进行处理;

(八)对医务人员进行预防和控制医院感染的培训工作;

(九)参与抗菌药物临床应用的管理工作;

(十)对消毒药械和一次性使用医疗器械、器具的相关证明进行审核;

(十一)组织开展医院感染预防与控制方面的科研工作;

(十二)完成医院感染管理委员会或者医疗机构负责人交办的其他工作。

第九条 卫生部成立医院感染预防与控制专家组,成员由医院感染管理、疾病控制、传染病学、临床检验、流行病学、消毒学、临床药学、护理学等专业的专家组成。主要职责是:

(一)研究起草有关医院感染预防与控制、医院感染诊断的技术性标准和规范;

(二)对全国医院感染预防与控制工作进行业务指导;

(三)对全国医院感染发生状况及危险因素进行调查、分析;

(四)对全国重大医院感染事件进行调查和业务指导;

(五)完成卫生部交办的其他工作。

第十条　省级人民政府卫生行政部门成立医院感染预防与控制专家组,负责指导本地区医院感染预防与控制的技术性工作。

第三章　预防与控制

第十一条　医疗机构应当按照有关医院感染管理的规章制度和技术规范,加强医院感染的预防与控制工作。

第十二条　医疗机构应当按照《消毒管理办法》,严格执行医疗器械、器具的消毒工作技术规范,并达到以下要求:

(一)进入人体组织、无菌器官的医疗器械、器具和物品必须达到灭菌水平;

(二)接触皮肤、黏膜的医疗器械、器具和物品必须达到消毒水平;

(三)各种用于注射、穿刺、采血等有创操作的医疗器具必须一用一灭菌。

医疗机构使用的消毒药械、一次性医疗器械和器具应当符合国家有关规定。一次性使用的医疗器械、器具不得重复使用。

第十三条　医疗机构应当制定具体措施,保证医务人员的手卫生、诊疗环境条件、无菌操作技术和职业卫生防护工作符合规定要求,对医院感染的危险因素进行控制。

第十四条　医疗机构应当严格执行隔离技术规范,根据病原体传播途径,采取相应的隔离措施。

第十五条　医疗机构应当制定医务人员职业卫生防护工作的具体措施,提供必要的防护物品,保障医务人员的职业健康。

第十六条　医疗机构应当严格按照《抗菌药物临床应用指导原则》,加强抗菌药物临床使用和耐药菌监测管理。

第十七条　医疗机构应当按照医院感染诊断标准及时诊断医院感染病例,建立有效的医院感染监测制度,分析医院感染的危险因素,并针对导致医院感染的危险因素,实施预防与控制措施。

医疗机构应当及时发现医院感染病例和医院感染的暴发,分析感染源、感染途径,采取有效的处理和控制措施,积极救治患者。

第十八条　医疗机构经调查证实发生以下情形时,应当于 12 小时内向所在地的县级地方人民政府卫生行政部门报告,并同时向所在地疾病预防控制机构报告。所在地的县级地方人民政府卫生行政部门确认后,应当于 24 小时内逐级上报至省级人民政府卫生行政部门。省级人民政府卫生行政部门审核后,应当在 24 小时内上报至卫生部:

(一)5 例以上医院感染暴发;

(二)由于医院感染暴发直接导致患者死亡;

(三)由于医院感染暴发导致 3 人以上人身损害后果。

第十九条　医疗机构发生以下情形时,应当按照《国家突发公共卫生事件相关信息报告管理工作规范(试行)》的要求进行报告:

(一)10 例以上的医院感染暴发事件;

（二）发生特殊病原体或者新发病原体的医院感染；

（三）可能造成重大公共影响或者严重后果的医院感染。

第二十条　医疗机构发生的医院感染属于法定传染病的，应当按照《中华人民共和国传染病防治法》和《国家突发公共卫生事件应急预案》的规定进行报告和处理。

第二十一条　医疗机构发生医院感染暴发时，所在地的疾病预防控制机构应当及时进行流行病学调查，查找感染源、感染途径、感染因素，采取控制措施，防止感染源的传播和感染范围的扩大。

第二十二条　卫生行政部门接到报告，应当根据情况指导医疗机构进行医院感染的调查和控制工作，并可以组织提供相应的技术支持。

第四章　人 员 培 训

第二十三条　各级卫生行政部门和医疗机构应当重视医院感染管理的学科建设，建立专业人才培养制度，充分发挥医院感染专业技术人员在预防和控制医院感染工作中的作用。

第二十四条　省级人民政府卫生行政部门应当建立医院感染专业人员岗位规范化培训和考核制度，加强继续教育，提高医院感染专业人员的业务技术水平。

第二十五条　医疗机构应当制定对本机构工作人员的培训计划，对全体工作人员进行医院感染相关法律法规、医院感染管理相关工作规范和标准、专业技术知识的培训。

第二十六条　医院感染专业人员应当具备医院感染预防与控制工作的专业知识，并能够承担医院感染管理和业务技术工作。

第二十七条　医务人员应当掌握与本职工作相关的医院感染预防与控制方面的知识，落实医院感染管理规章制度、工作规范和要求。工勤人员应当掌握有关预防和控制医院感染的基础卫生学和消毒隔离知识，并在工作中正确运用。

第五章　监 督 管 理

第二十八条　县级以上地方人民政府卫生行政部门应当按照有关法律法规和本办法的规定，对所辖区域的医疗机构进行监督检查。

第二十九条　对医疗机构监督检查的主要内容是：

（一）医院感染管理的规章制度及落实情况；

（二）针对医院感染危险因素的各项工作和控制措施；

（三）消毒灭菌与隔离、医疗废物管理及医务人员职业卫生防护工作状况；

（四）医院感染病例和医院感染暴发的监测工作情况；

（五）现场检查。

第三十条　卫生行政部门在检查中发现医疗机构存在医院感染隐患时，应当责令限期整改或者暂时关闭相关科室或者暂停相关诊疗科目。

第三十一条　医疗机构对卫生行政部门的检查、调查取证等工作，应当予以配合，不得拒绝和阻碍,不得提供虚假材料。

第六章　罚　　则

第三十二条　县级以上地方人民政府卫生行政部门未按照本办法的规定履行监督管理和对医院感染暴发事件的报告、调查处理职责,造成严重后果的,对卫生行政主管部门主要负责人、直接责任人和相关责任人予以降级或者撤职的行政处分。

第三十三条　医疗机构违反本办法,有下列行为之一的,由县级以上地方人民政府卫生行政部门责令改正,逾期不改的,给予警告并通报批评;情节严重的,对主要负责人和直接责任人给予降级或者撤职的行政处分:

（一）未建立或者未落实医院感染管理的规章制度、工作规范;

（二）未设立医院感染管理部门、分管部门以及指定专(兼)职人员负责医院感染预防与控制工作;

（三）违反对医疗器械、器具的消毒工作技术规范;

（四）违反无菌操作技术规范和隔离技术规范;

（五）未对消毒药械和一次性医疗器械、器具的相关证明进行审核;

（六）未对医务人员职业暴露提供职业卫生防护。

第三十四条　医疗机构违反本办法规定,未采取预防和控制措施或者发生医院感染未及时采取控制措施,造成医院感染暴发、传染病传播或者其他严重后果的,对负有责任的主管人员和直接责任人员给予降级、撤职、开除的行政处分;情节严重的,依照《传染病防治法》第六十九条规定,可以依法吊销有关责任人员的执业证书;构成犯罪的,依法追究刑事责任。

第三十五条　医疗机构发生医院感染暴发事件未按本办法规定报告的,由县级以上地方人民政府卫生行政部门通报批评;造成严重后果的,对负有责任的主管人员和其他直接责任人员给予降级、撤职、开除的处分。

第七章　附　　则

第三十六条　本办法中下列用语的含义:

（一）医院感染:指住院病人在医院内获得的感染,包括在住院期间发生的感染和在医院内获得出院后发生的感染,但不包括入院前已开始或者入院时已处于潜伏期的感染。医院工作人员在医院内获得的感染也属医院感染。

（二）医源性感染:指在医学服务中,因病原体传播引起的感染。

（三）医院感染暴发:是指在医疗机构或其科室的患者中,短时间内发生 3 例以上同种同源感染病例的现象。

（四）消毒:指用化学、物理、生物的方法杀灭或者消除环境中的病原微生物。

（五）灭菌:杀灭或者消除传播媒介上的一切微生物,包括致病微生物和非致病微生物,也包括细菌芽胞和真菌孢子。

第三十七条　中国人民解放军医疗机构的医院感染管理工作,由中国人民解放军卫生部门归口管理。

第三十八条　采供血机构与疾病预防控制机构的医源性感染预防与控制管理参照本办法。

第三十九条　本办法自 2006 年 9 月 1 日起施行，原 2000 年 11 月 30 日颁布的《医院感染管理规范（试行）》同时废止。

附 录 四

医疗事故处理条例

（中华人民共和国国务院令第 351 号）

第一章 总 则

第一条 为了正确处理医疗事故,保护患者和医疗机构及其医务人员的合法权益,维护医疗秩序,保障医疗安全,促进医学科学的发展,制定本条例。

第二条 本条例所称医疗事故,是指医疗机构及其医务人员在医疗活动中,违反医疗卫生管理法律、行政法规、部门规章和诊疗护理规范、常规,过失造成患者人身损害的事故。

第三条 处理医疗事故,应当遵循公开、公平、公正、及时、便民的原则,坚持实事求是的科学态度,做到事实清楚、定性准确、责任明确、处理恰当。

第四条 根据对患者人身造成的损害程度,医疗事故分为四级:

一级医疗事故:造成患者死亡、重度残疾的;

二级医疗事故:造成患者中度残疾、器官组织损伤导致严重功能障碍的;

三级医疗事故:造成患者轻度残疾、器官组织损伤导致一般功能障碍的;

四级医疗事故:造成患者明显人身损害的其他后果的。

具体分级标准由国务院卫生行政部门制定。

第二章 医疗事故的预防与处置

第五条 医疗机构及其医务人员在医疗活动中,必须严格遵守医疗卫生管理法律、行政法规、部门规章和诊疗护理规范、常规,恪守医疗服务职业道德。

第六条 医疗机构应当对其医务人员进行医疗卫生管理法律、行政法规、部门规章和诊疗护理规范、常规的培训和医疗服务职业道德教育。

第七条 医疗机构应当设置医疗服务质量监控部门或者配备专(兼)职人员,具体负责监督本医疗机构的医务人员的医疗服务工作,检查医务人员执业情况,接受患者对医疗服务的投诉,向其提供咨询服务。

第八条 医疗机构应当按照国务院卫生行政部门规定的要求,书写并妥善保管病历资料。

因抢救急危患者,未能及时书写病历的,有关医务人员应当在抢救结束后 6 小时内据实补记,并加以注明。

第九条 严禁涂改、伪造、隐匿、销毁或者抢夺病历资料。

第十条 患者有权复印或者复制其门诊病历、住院志、体温单、医嘱单、化验单(检验报告)、医学影像检查资料、特殊检查同意书、手术同意书、手术及麻醉记录单、病理资料、护理记录以及国务院卫生行政部门规定的其他病历资料。

患者依照前款规定要求复印或者复制病历资料的,医疗机构应当提供复印或者复制服务并在复印或者复制的病历资料上加盖证明印记。复印或者复制病历资料时,应当有患者在场。

医疗机构应患者的要求,为其复印或者复制病历资料,可以按照规定收取工本费。具体收费标准由省、自治区、直辖市人民政府价格主管部门会同同级卫生行政部门规定。

第十一条 在医疗活动中,医疗机构及其医务人员应当将患者的病情、医疗措施、医疗风险等如实告知患者,及时解答其咨询;但是,应当避免对患者产生不利后果。

第十二条 医疗机构应当制定防范、处理医疗事故的预案,预防医疗事故的发生,减轻医疗事故的损害。

第十三条 医务人员在医疗活动中发生或者发现医疗事故、可能引起医疗事故的医疗过失行为或者发生医疗事故争议的,应当立即向所在科室负责人报告,科室负责人应当及时向本医疗机构负责医疗服务质量监控的部门或者专(兼)职人员报告;负责医疗服务质量监控的部门或者专(兼)职人员接到报告后,应当立即进行调查、核实,将有关情况如实向本医疗机构的负责人报告,并向患者通报、解释。

第十四条 发生医疗事故的,医疗机构应当按照规定向所在地卫生行政部门报告。

发生下列重大医疗过失行为的,医疗机构应当在 12 小时内向所在地卫生行政部门报告:

(一)导致患者死亡或者可能为二级以上的医疗事故;

(二)导致 3 人以上人身损害后果;

(三)国务院卫生行政部门和省、自治区、直辖市人民政府卫生行政部门规定的其他情形。

第十五条 发生或者发现医疗过失行为,医疗机构及其医务人员应当立即采取有效措施,避免或者减轻对患者身体健康的损害,防止损害扩大。

第十六条 发生医疗事故争议时,死亡病例讨论记录、疑难病例讨论记录、上级医师查房记录、会诊意见、病程记录应当在医患双方在场的情况下封存和启封。封存的病历资料可以是复印件,由医疗机构保管。

第十七条 疑似输液、输血、注射、药物等引起不良后果的,医患双方应当共同对现场实物进行封存和启封,封存的现场实物由医疗机构保管;需要检验的,应当由双方共同指定的、依法具有检验资格的检验机构进行检验;双方无法共同指定时,由卫生行政部门指定。

疑似输血引起不良后果,需要对血液进行封存保留的,医疗机构应当通知提供该血液的采供血机构派员到场。

第十八条 患者死亡,医患双方当事人不能确定死因或者对死因有异议的,应当在患者死亡后 48 小时内进行尸检;具备尸体冻存条件的,可以延长至 7 日。尸检应当经死者近亲属同意并签字。

尸检应当由按照国家有关规定取得相应资格的机构和病理解剖专业技术人员进行。承担尸检任务的机构和病理解剖专业技术人员有进行尸检的义务。

医疗事故争议双方当事人可以请法医病理学人员参加尸检,也可以委派代表观察尸检过程。拒绝或者拖延尸检,超过规定时间,影响对死因判定的,由拒绝或者拖延的一方承担责任。

第十九条 患者在医疗机构内死亡的,尸体应当立即移放太平间。死者尸体存放时间一般不得超过 2 周。逾期不处理的尸体,经医疗机构所在地卫生行政部门批准,并报经同级公安部门备案后,由医疗机构按照规定进行处理。

第三章 医疗事故的技术鉴定

第二十条 卫生行政部门接到医疗机构关于重大医疗过失行为的报告或者医疗事故争议当事人要求处理医疗事故争议的申请后,对需要进行医疗事故技术鉴定的,应当交由负责医疗事故技术鉴定工作的医学会组织鉴定;医患双方协商解决医疗事故争议,需要进行医疗事故技术鉴定的,由双方当事人共同委托负责医疗事故技术鉴定工作的医学会组织鉴定。

第二十一条 设区的市级地方医学会和省、自治区、直辖市直接管辖的县(市)地方医学会负责组织首次医疗事故技术鉴定工作。省、自治区、直辖市地方医学会负责组织再次鉴定工作。

必要时,中华医学会可以组织疑难、复杂并在全国有重大影响的医疗事故争议的技术鉴定工作。

第二十二条 当事人对首次医疗事故技术鉴定结论不服的,可以自收到首次鉴定结论之日起 15 日内向医疗机构所在地卫生行政部门提出再次鉴定的申请。

第二十三条 负责组织医疗事故技术鉴定工作的医学会应当建立专家库。

专家库由具备下列条件的医疗卫生专业技术人员组成:

(一) 有良好的业务素质和执业品德;

(二) 受聘于医疗卫生机构或者医学教学、科研机构并担任相应专业高级技术职务 3 年以上。

符合前款第(一)项规定条件并具备高级技术任职资格的法医可以受聘进入专家库。

负责组织医疗事故技术鉴定工作的医学会依照本条例规定聘请医疗卫生专业技术人员和法医进入专家库,可以不受行政区域的限制。

第二十四条 医疗事故技术鉴定,由负责组织医疗事故技术鉴定工作的医学会组织专家鉴定组进行。

参加医疗事故技术鉴定的相关专业的专家,由医患双方在医学会主持下从专家库中随机抽取。在特殊情况下,医学会根据医疗事故技术鉴定工作的需要,可以组织医患双方在其他医学会建立的专家库中随机抽取相关专业的专家参加鉴定或者函件咨询。

符合本条例第二十三条规定条件的医疗卫生专业技术人员和法医有义务受聘进入专家库,并承担医疗事故技术鉴定工作。

第二十五条 专家鉴定组进行医疗事故技术鉴定,实行合议制。专家鉴定组人数为单数,涉及的主要学科的专家一般不得少于鉴定组成员的二分之一;涉及死因、伤残等级鉴定的,并应当从专家库中随机抽取法医参加专家鉴定组。

第二十六条 专家鉴定组成员有下列情形之一的,应当回避,当事人也可以以口头或者书面的方式申请其回避:

(一)是医疗事故争议当事人或者当事人的近亲属的;

(二)与医疗事故争议有利害关系的;

(三)与医疗事故争议当事人有其他关系,可能影响公正鉴定的。

第二十七条 专家鉴定组依照医疗卫生管理法律、行政法规、部门规章和诊疗护理规范、常规,运用医学科学原理和专业知识,独立进行医疗事故技术鉴定,对医疗事故进行鉴别和判定,为处理医疗事故争议提供医学依据。

任何单位或者个人不得干扰医疗事故技术鉴定工作,不得威胁、利诱、辱骂、殴打专家鉴定组成员。

专家鉴定组成员不得接受双方当事人的财物或者其他利益。

第二十八条 负责组织医疗事故技术鉴定工作的医学会应当自受理医疗事故技术鉴定之日起 5 日内通知医疗事故争议双方当事人提交进行医疗事故技术鉴定所需的材料。

当事人应当自收到医学会的通知之日起 10 日内提交有关医疗事故技术鉴定的材料、书面陈述及答辩。医疗机构提交的有关医疗事故技术鉴定的材料应当包括下列内容:

(一)住院患者的病程记录、死亡病例讨论记录、疑难病例讨论记录、会诊意见、上级医师查房记录等病历资料原件;

(二)住院患者的住院志、体温单、医嘱单、化验单(检验报告)、医学影像检查资料、特殊检查同意书、手术同意书、手术及麻醉记录单、病理资料、护理记录等病历资料原件;

(三)抢救急危患者,在规定时间内补记的病历资料原件;

(四)封存保留的输液、注射用物品和血液、药物等实物,或者依法具有检验资格的检验机构对这些物品、实物作出的检验报告;

(五)与医疗事故技术鉴定有关的其他材料。

在医疗机构建有病历档案的门诊、急诊患者,其病历资料由医疗机构提供;没有在医疗机构建立病历档案的,由患者提供。

医患双方应当依照本条例的规定提交相关材料。医疗机构无正当理由未依照本条例的规定如实提供相关材料,导致医疗事故技术鉴定不能进行的,应当承担责任。

第二十九条　负责组织医疗事故技术鉴定工作的医学会应当自接到当事人提交的有关医疗事故技术鉴定的材料、书面陈述及答辩之日起 45 日内组织鉴定并出具医疗事故技术鉴定书。

负责组织医疗事故技术鉴定工作的医学会可以向双方当事人调查取证。

第三十条　专家鉴定组应当认真审查双方当事人提交的材料,听取双方当事人的陈述及答辩并进行核实。

双方当事人应当按照本条例的规定如实提交进行医疗事故技术鉴定所需要的材料,并积极配合调查。当事人任何一方不予配合,影响医疗事故技术鉴定的,由不予配合的一方承担责任。

第三十一条　专家鉴定组应当在事实清楚、证据确凿的基础上,综合分析患者的病情和个体差异,作出鉴定结论,并制作医疗事故技术鉴定书。鉴定结论以专家鉴定组成员的过半数通过。鉴定过程应当如实记载。

医疗事故技术鉴定书应当包括下列主要内容:

(一)双方当事人的基本情况及要求;

(二)当事人提交的材料和负责组织医疗事故技术鉴定工作的医学会的调查材料;

(三)对鉴定过程的说明;

(四)医疗行为是否违反医疗卫生管理法律、行政法规、部门规章和诊疗护理规范、常规;

(五)医疗过失行为与人身损害后果之间是否存在因果关系;

(六)医疗过失行为在医疗事故损害后果中的责任程度;

(七)医疗事故等级;

(八)对医疗事故患者的医疗护理医学建议。

第三十二条　医疗事故技术鉴定办法由国务院卫生行政部门制定。

第三十三条　有下列情形之一的,不属于医疗事故:

(一)在紧急情况下为抢救垂危患者生命而采取紧急医学措施造成不良后果的;

(二)在医疗活动中由于患者病情异常或者患者体质特殊而发生医疗意外的;

(三)在现有医学科学技术条件下,发生无法预料或者不能防范的不良后果的;

(四)无过错输血感染造成不良后果的;

(五)因患方原因延误诊疗导致不良后果的;

(六)因不可抗力造成不良后果的。

第三十四条　医疗事故技术鉴定,可以收取鉴定费用。经鉴定,属于医疗事故的,鉴定费用由医疗机构支付;不属于医疗事故的,鉴定费用由提出医疗事故处理申请的一方支付。鉴定费用标准由省、自治区、直辖市人民政府价格主管部门会同同级财政部门、卫生行政部门规定。

第四章　医疗事故的行政处理与监督

第三十五条　卫生行政部门应当依照本条例和有关法律、行政法规、部门规章的规定,对发生医疗事故的医疗机构和医务人员作出行政处理。

第三十六条 卫生行政部门接到医疗机构关于重大医疗过失行为的报告后,除责令医疗机构及时采取必要的医疗救治措施,防止损害后果扩大外,应当组织调查,判定是否属于医疗事故;对不能判定是否属于医疗事故的,应当依照本条例的有关规定交由负责医疗事故技术鉴定工作的医学会组织鉴定。

第三十七条 发生医疗事故争议,当事人申请卫生行政部门处理的,应当提出书面申请。申请书应当载明申请人的基本情况、有关事实、具体请求及理由等。

当事人自知道或者应当知道其身体健康受到损害之日起1年内,可以向卫生行政部门提出医疗事故争议处理申请。

第三十八条 发生医疗事故争议,当事人申请卫生行政部门处理的,由医疗机构所在地的县级人民政府卫生行政部门受理。医疗机构所在地是直辖市的,由医疗机构所在地的区、县人民政府卫生行政部门受理。

有下列情形之一的,县级人民政府卫生行政部门应当自接到医疗机构的报告或者当事人提出医疗事故争议处理申请之日起7日内移送上一级人民政府卫生行政部门处理:

(一)患者死亡;

(二)可能为二级以上的医疗事故;

(三)国务院卫生行政部门和省、自治区、直辖市人民政府卫生行政部门规定的其他情形。

第三十九条 卫生行政部门应当自收到医疗事故争议处理申请之日起10日内进行审查,作出是否受理的决定。对符合本条例规定,予以受理,需要进行医疗事故技术鉴定的,应当自作出受理决定之日起5日内将有关材料交由负责医疗事故技术鉴定工作的医学会组织鉴定并书面通知申请人;对不符合本条例规定,不予受理的,应当书面通知申请人并说明理由。

当事人对首次医疗事故技术鉴定结论有异议,申请再次鉴定的,卫生行政部门应当自收到申请之日起7日内交由省、自治区、直辖市地方医学会组织再次鉴定。

第四十条 当事人既向卫生行政部门提出医疗事故争议处理申请,又向人民法院提起诉讼的,卫生行政部门不予受理;卫生行政部门已经受理的,应当终止处理。

第四十一条 卫生行政部门收到负责组织医疗事故技术鉴定工作的医学会出具的医疗事故技术鉴定书后,应当对参加鉴定的人员资格和专业类别、鉴定程序进行审核;必要时,可以组织调查,听取医疗事故争议双方当事人的意见。

第四十二条 卫生行政部门经审核,对符合本条例规定作出的医疗事故技术鉴定结论,应当作为对发生医疗事故的医疗机构和医务人员作出行政处理以及进行医疗事故赔偿调解的依据;经审核,发现医疗事故技术鉴定不符合本条例规定的,应当要求重新鉴定。

第四十三条 医疗事故争议由双方当事人自行协商解决的,医疗机构应当自协商解决之日起7日内向所在地卫生行政部门作出书面报告,并附具协议书。

第四十四条 医疗事故争议经人民法院调解或者判决解决的,医疗机构应当自收到生效的人民法院的调解书或者判决书之日起 7 日内向所在地卫生行政部门作出书面报告,并附具调解书或者判决书。

第四十五条 县级以上地方人民政府卫生行政部门应当按照规定逐级将当地发生的医疗事故以及依法对发生医疗事故的医疗机构和医务人员作出行政处理的情况,上报国务院卫生行政部门。

第五章　医疗事故的赔偿

第四十六条 发生医疗事故的赔偿等民事责任争议,医患双方可以协商解决;不愿意协商或者协商不成的,当事人可以向卫生行政部门提出调解申请,也可以直接向人民法院提起民事诉讼。

第四十七条 双方当事人协商解决医疗事故的赔偿等民事责任争议的,应当制作协议书。协议书应当载明双方当事人的基本情况和医疗事故的原因、双方当事人共同认定的医疗事故等级以及协商确定的赔偿数额等,并由双方当事人在协议书上签名。

第四十八条 已确定为医疗事故的,卫生行政部门应医疗事故争议双方当事人请求,可以进行医疗事故赔偿调解。调解时,应当遵循当事人双方自愿原则,并应当依据本条例的规定计算赔偿数额。

经调解,双方当事人就赔偿数额达成协议的,制作调解书,双方当事人应当履行;调解不成或者经调解达成协议后一方反悔的,卫生行政部门不再调解。

第四十九条 医疗事故赔偿,应当考虑下列因素,确定具体赔偿数额:

(一)医疗事故等级;

(二)医疗过失行为在医疗事故损害后果中的责任程度;

(三)医疗事故损害后果与患者原有疾病状况之间的关系。

不属于医疗事故的,医疗机构不承担赔偿责任。

第五十条 医疗事故赔偿,按照下列项目和标准计算:

(一)医疗费:按照医疗事故对患者造成的人身损害进行治疗所发生的医疗费用计算,凭据支付,但不包括原发病医疗费用。结案后确实需要继续治疗的,按照基本医疗费用支付。

(二)误工费:患者有固定收入的,按照本人因误工减少的固定收入计算,对收入高于医疗事故发生地上一年度职工年平均工资 3 倍以上的,按照 3 倍计算;无固定收入的,按照医疗事故发生地上一年度职工年平均工资计算。

(三)住院伙食补助费:按照医疗事故发生地国家机关一般工作人员的出差伙食补助标准计算。

(四)陪护费:患者住院期间需要专人陪护的,按照医疗事故发生地上一年度职工年平均工资计算。

(五)残疾生活补助费:根据伤残等级,按照医疗事故发生地居民年平均生活费计算,自定残之月起最长赔偿 30 年;但是,60 周岁以上的,不超过 15 年;70 周岁以上的,不超过 5 年。

(六)残疾用具费:因残疾需要配置补偿功能器具的,凭医疗机构证明,按照普及型器具的费用计算。

(七)丧葬费:按照医疗事故发生地规定的丧葬费补助标准计算。

(八)被扶养人生活费:以死者生前或者残疾者丧失劳动能力前实际扶养且没有劳动能力的人为限,按照其户籍所在地或者居所地居民最低生活保障标准计算。对不满 16 周岁的,扶养到 16 周岁。对年满 16 周岁但无劳动能力的,扶养 20 年;但是,60 周岁以上的,不超过 15 年;70 周岁以上的,不超过 5 年。

(九)交通费:按照患者实际必需的交通费用计算,凭据支付。

(十)住宿费:按照医疗事故发生地国家机关一般工作人员的出差住宿补助标准计算,凭据支付。

(十一)精神损害抚慰金:按照医疗事故发生地居民年平均生活费计算。造成患者死亡的,赔偿年限最长不超过 6 年;造成患者残疾的,赔偿年限最长不超过 3 年。

第五十一条　参加医疗事故处理的患者近亲属所需交通费、误工费、住宿费,参照本条例第五十条的有关规定计算,计算费用的人数不超过 2 人。

医疗事故造成患者死亡的,参加丧葬活动的患者的配偶和直系亲属所需交通费、误工费、住宿费,参照本条例第五十条的有关规定计算,计算费用的人数不超过 2 人。

第五十二条　医疗事故赔偿费用,实行一次性结算,由承担医疗事故责任的医疗机构支付。

第六章　罚　　则

第五十三条　卫生行政部门的工作人员在处理医疗事故过程中违反本条例的规定,利用职务上的便利收受他人财物或者其他利益,滥用职权,玩忽职守,或者发现违法行为不予查处,造成严重后果的,依照刑法关于受贿罪、滥用职权罪、玩忽职守罪或者其他有关罪的规定,依法追究刑事责任;尚不够刑事处罚的,依法给予降级或者撤职的行政处分。

第五十四条　卫生行政部门违反本条例的规定,有下列情形之一的,由上级卫生行政部门给予警告并责令限期改正;情节严重的,对负有责任的主管人员和其他直接责任人员依法给予行政处分:

(一)接到医疗机构关于重大医疗过失行为的报告后,未及时组织调查的;

(二)接到医疗事故争议处理申请后,未在规定时间内审查或者移送上一级人民政府卫生行政部门处理的;

(三)未将应当进行医疗事故技术鉴定的重大医疗过失行为或者医疗事故争议移交医学会组织鉴定的;

(四)未按照规定逐级将当地发生的医疗事故以及依法对发生医疗事故的医疗机

构和医务人员的行政处理情况上报的;

（五）未依照本条例规定审核医疗事故技术鉴定书的。

第五十五条 医疗机构发生医疗事故的,由卫生行政部门根据医疗事故等级和情节,给予警告;情节严重的,责令限期停业整顿直至由原发证部门吊销执业许可证,对负有责任的医务人员依照刑法关于医疗事故罪的规定,依法追究刑事责任;尚不够刑事处罚的,依法给予行政处分或者纪律处分。

对发生医疗事故的有关医务人员,除依照前款处罚外,卫生行政部门并可以责令暂停 6 个月以上 1 年以下执业活动;情节严重的,吊销其执业证书。

第五十六条 医疗机构违反本条例的规定,有下列情形之一的,由卫生行政部门责令改正;情节严重的,对负有责任的主管人员和其他直接责任人员依法给予行政处分或者纪律处分:

（一）未如实告知患者病情、医疗措施和医疗风险的;

（二）没有正当理由,拒绝为患者提供复印或者复制病历资料服务的;

（三）未按照国务院卫生行政部门规定的要求书写和妥善保管病历资料的;

（四）未在规定时间内补记抢救工作病历内容的;

（五）未按照本条例的规定封存、保管和启封病历资料和实物的;

（六）未设置医疗服务质量监控部门或者配备专（兼）职人员的;

（七）未制定有关医疗事故防范和处理预案的;

（八）未在规定时间内向卫生行政部门报告重大医疗过失行为的;

（九）未按照本条例的规定向卫生行政部门报告医疗事故的;

（十）未按照规定进行尸检和保存、处理尸体的。

第五十七条 参加医疗事故技术鉴定工作的人员违反本条例的规定,接受申请鉴定双方或者一方当事人的财物或者其他利益,出具虚假医疗事故技术鉴定书,造成严重后果的,依照刑法关于受贿罪的规定,依法追究刑事责任;尚不够刑事处罚的,由原发证部门吊销其执业证书或者资格证书。

第五十八条 医疗机构或者其他有关机构违反本条例的规定,有下列情形之一的,由卫生行政部门责令改正,给予警告;对负有责任的主管人员和其他直接责任人员依法给予行政处分或者纪律处分;情节严重的,由原发证部门吊销其执业证书或者资格证书:

（一）承担尸检任务的机构没有正当理由,拒绝进行尸检的;

（二）涂改、伪造、隐匿、销毁病历资料的。

第五十九条 以医疗事故为由,寻衅滋事、抢夺病历资料,扰乱医疗机构正常医疗秩序和医疗事故技术鉴定工作,依照刑法关于扰乱社会秩序罪的规定,依法追究刑事责任;尚不够刑事处罚的,依法给予治安管理处罚。

第七章 附 则

第六十条 本条例所称医疗机构,是指依照《医疗机构管理条例》的规定取得《医疗机构执业许可证》的机构。

县级以上城市从事计划生育技术服务的机构依照《计划生育技术服务管理条例》的规定开展与计划生育有关的临床医疗服务,发生的计划生育技术服务事故,依照本条例的有关规定处理;但是,其中不属于医疗机构的县级以上城市从事计划生育技术服务的机构发生的计划生育技术服务事故,由计划生育行政部门行使依照本条例有关规定由卫生行政部门承担的受理、交由负责医疗事故技术鉴定工作的医学会组织鉴定和赔偿调解的职能;对发生计划生育技术服务事故的该机构及其有关责任人员,依法进行处理。

第六十一条 非法行医,造成患者人身损害,不属于医疗事故,触犯刑律的,依法追究刑事责任;有关赔偿,由受害人直接向人民法院提起诉讼。

第六十二条 军队医疗机构的医疗事故处理办法,由中国人民解放军卫生主管部门会同国务院卫生行政部门依据本条例制定。

第六十三条 本条例自 2002 年 9 月 1 日起施行。1987 年 6 月 29 日国务院发布的《医疗事故处理办法》同时废止。本条例施行前已经处理结案的医疗事故争议,不再重新处理。

附 录 五

医院管理评价指南

（卫医发〔2008〕27 号）

为加强医院管理,科学、客观、准确地评价医院管理,指导医院强化内涵建设,坚持"以病人为中心",提高管理水平,持续改进医疗质量,保障医疗安全,改善医疗服务,控制医疗费用,为人民群众提供安全、有效、方便、价廉的医疗卫生服务,根据医疗卫生管理法律、法规、规章,制定本指南。

一、医院管理

（一）依法执业

1. 严格执行医疗卫生管理法律、法规、规章、诊疗护理规范。

2. 严格按照卫生行政部门核定的诊疗科目执业,医院及科室命名规范。

3. 不使用非卫生技术人员从事诊疗活动。

4. 专业技术人员具备相应岗位的任职资格,不超范围执业。

5. 按照规定申请医疗机构校验。

6. 按照规定发布医疗广告。

（二）组织机构和管理

1. 医院管理组织机构设置合理,满足管理工作需要。

2. 有完整的规章制度和岗位职责,并能及时修订完善,职工熟悉本岗位职责及相关规章制度。

3. 实行院长负责制,建立科学决策机制,"三重一大"事项经集体讨论并按规定程序报批。院级领导把主要精力用于医院管理工作,推进医院管理职业化进程。

4. 建立院、科两级管理责任制,院、科级领导了解和掌握国家有关医疗卫生管理法律、法规、规章及有关卫生政策,至少每两年接受一次专门的管理专业知识培训,不断提高科学管理水平。

5. 制定年度工作计划和中、长期发展规划,内容包括学科建设和人才梯队建设,并组织实施。

（三）人力资源管理

1. 有适宜的人力资源配置方案,落实岗位职务聘任制,卫生专业技术人员学历和专业结构合理,满足医院功能任务和管理的需要。

2. 建立卫生专业技术人员准入、考核、评价体系,落实医师考核办法,建立专业技术档案。

3. 建立卫生专业技术人员岗前培训、继续教育和梯队建设制度并组织实施。

4. 加强重点学科建设和人才培养,建立学科带头人选拔机制。

5. 建立激励和奖惩制度,完善医院奖金分配综合目标考核机制,实行按岗位、工作量、服务质量和工作绩效取酬的分配机制。

(四)应急管理

1. 有突发事件(突发公共卫生事件、灾害事故等)应急预案并组织演练。

2. 承担突发事件紧急医疗救援任务。

3. 及时、妥善处理医院突发事件。

(五)信息系统

1. 医院信息系统符合《医院信息系统基本功能规范》,满足医院管理和临床工作需要。

2. 信息系统运行稳定、安全和高效,可连续、系统、准确收集、整理、分析和反馈医院管理和医疗质量控制等所需要的信息,能够与其他医疗机构、卫生行政部门及相关部门实现信息共享。

3. 严格执行保密制度,实行信息系统操作权限分级管理,保障网络安全,保护患者隐私。

(六)财务与价格管理

1. 贯彻落实《会计法》、《预算法》、《审计法》、《医院会计制度》和《医院财务制度》等相关规定,只设置一个财务管理部门,集中统一规范财务管理,加强预算管理和内部审计,医院、部门、科室无账外账和"小金库"。

2. 建立规范的经济活动决策机制和程序,实行重大经济事项领导负责制和责任追究制。

3. 实行医院成本核算,降低运行成本。控制医院资产负债率,保障国有资产安全。

4. 无科室承包,医务人员收入分配不与医疗服务收入直接挂钩。

5. 按照《价格法》等有关价格政策,严格执行医疗服务收费和药品价格。无国家规定之外收费项目,无分解项目、比照项目收费和重复收费。

6. 执行国家药品、高值耗材集中招标采购政策和价格政策规定。

7. 实行医疗服务价格公示制度,向社会公开收费项目和标准,采取价格查询、费用日清等措施,提高收费透明度。及时答复患者的费用查询,处理价格投诉。

8. 费用结算方式便捷。

(七)后勤保障管理

1. 有适宜的后勤保障管理组织、规章制度与人员岗位职责。后勤保障服务能够坚持"以病人为中心"的服务理念,满足医疗服务流程需要。

2. 水、电、气、物资供应等后勤保障满足医院运行需要。

3. 为员工提供餐饮服务,为患者提供营养膳食指导,提供营养配餐和治疗饮食,满足患者治疗需要,保障饮食卫生安全。

4. 医疗废物和污水管理和处置符合规定。

5. 安全保卫组织健全,制度完善,人员、设备、设施满足要求。

（八）医疗仪器设备管理

1. 有适宜的医疗仪器设备管理保障组织、规章制度与人员岗位职责。

2. 建立健全设备、设施论证、招标、采购、保养、维修、更新和应用分析制度。

3. 按照《大型医用设备配置与使用管理办法》的规定,合理配置使用甲、乙类大型医疗设备。

4. 有保障设备处于完好状态的制度与规范,急救生命支持系统仪器设备保持待用状态,建立全院应急调配机制。

（九）院务公开管理

1. 建立院务公开的领导体制和工作机制,落实院务公开的领导和组织实施工作。

2. 动员广大职工充分行使民主权力,积极参与院务公开。

3. 院务公开内容符合规定。

4. 院务公开形式体现便利、快捷、有效的原则。

二、医疗质量管理与持续改进

（一）医疗质量管理组织

1. 建立院、科两级医疗质量管理组织,院长为医疗质量管理第一责任人,定期专题研究医疗质量和医疗安全工作,科主任全面负责科室医疗质量管理工作。

2. 医疗质量管理职能部门组织实施全面医疗质量管理,指导、监督、检查、考核和评价医疗质量管理工作,严格监管记录,定期分析,及时反馈,落实整改。建立多部门医疗质量管理协调机制。

3. 建立医疗质量管理组织,包括医疗质量管理委员会、伦理委员会、药事管理委员会、医院感染管理委员会、病案管理委员会、输血管理委员会和护理质量管理委员会等,定期研究医疗质量管理等相关问题。

（二）全程医疗质量与安全管理和持续改进

1. 制定医疗质量与安全管理和持续改进方案并组织实施。

2. 定期进行全员医疗质量和安全教育,牢固树立医疗质量和安全意识,提高全员医疗质量管理与改进的意识和参与能力。

3. 强化"基础理论、基本知识、基本技能"培训,严格执行诊疗技术操作规范,遵循诊疗常规。

4. 认真执行医疗质量和医疗安全的核心制度,包括首诊负责制度、三级医师查房制度、疑难病例讨论制度、会诊制度、危重患者抢救制度、手术分级制度、术前讨论制度、死亡病例讨论制度、分级护理制度、查对制度、病历书写基本规范与管理制度、交接班制度、临床用血审核制度等。实行医疗质量责任追究制。

5. 完善各类会诊制度,医师外出会诊严格执行《医师外出会诊管理暂行规定》。

6. 建立医疗风险防范、控制和追溯机制,按规定报告医疗不良事件,不隐瞒和漏报。

（三）医疗技术管理

1. 医疗技术服务与功能和任务相适应，符合诊疗科目范围，符合医学伦理原则，技术应用保障安全、有效。

2. 医疗技术管理符合规定，建立健全医疗技术和人员资质准入、分级管理、监督评价和档案管理制度。

3. 建立医疗技术风险预警机制，制定和完善医疗技术损害处置预案，并组织实施。对新开展医疗技术的安全、质量、疗效、费用等情况进行全程追踪管理和评价，及时发现医疗技术风险，采取相应措施，降低风险。

4. 科研项目的医疗技术符合法律、法规和医学伦理原则，按规定审批。在科研过程中，充分尊重患者的知情权和选择权，签署知情同意书，保护患者安全。

5. 不应用未经批准或已经废止和淘汰的技术。

（四）主要专业部门医疗质量管理与持续改进

1. 非手术科室医疗质量管理与持续改进

（1）实行患者病情评估制度，遵循诊疗规范制定诊疗计划，并进行定期评估，根据患者病情变化和评估结果调整诊疗方案。

（2）加强运行病历的监控与管理，落实核心制度和规范要求，提高医疗质量，保障治疗安全、及时、有效、经济。

（3）落实三级医师负责制，加强护理管理。

（4）规范治疗，合理用药，严格执行《抗菌药物临床应用指导原则》及其他药物治疗指导原则、指南。

（5）有危重病人抢救流程，规范三级医师报告和职责，提高抢救成功率；严格并发症和医院感染事件报告制度，不瞒报和漏报。

（6）按手术诊疗管理有创诊疗操作。

（7）开展重点病种质量监控管理。

2. 手术科室医疗质量管理与持续改进

（1）实行患者病情评估制度，遵循诊疗规范制定诊疗计划，并进行定期评估，根据患者病情变化和评估结果调整诊疗方案。

（2）实行手术资格准入、分级管理制度，重大手术报告、审批制度。

（3）加强围手术期质量控制，重点是术前讨论、手术适应证、风险评估、术前查对、操作规范、术后观察及并发症的预防与处理、医患沟通制度的落实。术前：诊断、手术适应证明确，术式选择合理，患者准备充分，与患者沟通并签署手术和麻醉同意书、输血同意书等，手术前查对无误。术中：手术操作规范，输血规范，意外处理措施果断、合理，术式改变等及时告知家属或委托人。术后：观察及时、严密，早期发现并发症并妥善处理。提高术前诊断与病理诊断相符率。

（4）麻醉工作程序规范，术前麻醉准备充分，麻醉意外处理及时，实施规范的麻醉复苏全程观察。

（5）加强运行病历的监控与管理，落实核心制度和规范要求，提高医疗质量，保障治疗安全、及时、有效、经济。

（6）落实三级医师负责制，加强护理管理。

（7）规范治疗，合理用药，严格执行《抗菌药物临床应用指导原则》及其他药物治疗指导原则、指南。

（8）有危重病人抢救流程，规范三级医师报告和职责，提高抢救成功率；严格并发症和医院感染事件报告制度，不瞒报和漏报。

（9）采取有效措施，缩短择期手术患者术前平均住院日。

3. 门诊工作医疗质量管理与持续改进

（1）门诊布局合理，符合医院感染预防与控制要求。

（2）有分诊、导诊服务，落实首诊负责制和科间会诊制度。

（3）依据工作量及需求，合理配置专业技术人员，落实普通门诊、专科门诊、专家门诊职责，提高门诊确诊能力，保障门诊诊疗质量。

（4）规范门诊医疗文书，有书写质量监控措施。

（5）制定突发事件预警机制和处理预案，提高快速反应能力。

（6）开展多种形式的门诊诊疗服务，满足患者不同就医需要，方便患者就医。

（7）严格执行传染病预检分诊制度和报告制度。

4. 急诊医疗质量管理与持续改进

（1）急诊科独立设置，急诊专业队伍稳定，人员相对固定，设备设施完备，布局合理，满足急诊工作需要，符合医院感染控制要求。

（2）急诊医务人员经过专业培训，能够胜任急诊工作，急诊抢救工作由主治医师以上（含主治医师）主持或指导，不断提高急危重症患者抢救成功率。

（3）急救设备、药品处于备用状态，急诊医护人员能够熟练、正确使用各种抢救设备，熟练掌握心肺复苏急救技术。

（4）加强急诊质量全程监控与管理，落实核心制度，尤其是首诊负责制和会诊制度，急诊服务及时、安全、便捷、有效，提高急诊分诊能力，建立急诊"绿色通道"，科间紧密协作。建立与医院功能任务相适应的重点病种（创伤、急性心肌梗死、心力衰竭、脑卒中等）急诊服务流程与规范，保障患者获得连贯医疗服务。

（5）加强急诊留观患者管理，提高需要住院治疗急诊患者的住院率，急诊留观时间平均不超过 72 小时。

（6）急诊抢救医疗文书书写规范、及时、完整。

（7）医患沟通充分。

5. 重症监护病房医疗质量管理与持续改进

（1）重症监护病房布局合理，人员、设备、设施配备与其功能、任务相适应，科间紧密协作，保障诊疗工作需要。

（2）建立健全重症监护病房质量管理制度，并组织实施。

（3）医务人员实行岗位准入管理，强化理论和技能培训，提高业务水平。

（4）严格执行患者入、出重症监护病房标准。

（5）加强重症监护病房医院感染管理，严格执行手卫生规范及 MRSA 等特殊感染病人的隔离。对呼吸机相关性肺炎、血管内导管所致血行感染、留置导尿管所致感染实行监控。

（6）加强运行病历监控与管理，落实核心制度和岗位职责，规范全程管理，严密观察、及时处理患者病情变化，提高危重患者抢救成功率。

6. 感染性疾病科管理

（1）感染性疾病科建设符合规定，严格执行门诊患者预检分诊制度。

（2）严格执行《传染病防治法》及相关法律、法规、规章和规范。建立健全规章制度并组织实施，有效预防和控制传染病的传播和医源性感染。

（3）有专门部门或人员负责传染病疫情报告工作，并按照规定进行网络直报。

（4）定期对工作人员进行传染病防治知识和技能的培训。

7. 临床检验质量管理与持续改进

（1）贯彻落实《病原微生物实验室生物安全管理条例》、《医疗机构临床实验室管理办法》等有关规定。临床实验室集中设置，统一管理，资源共享。实验室管理统一标准，统一质控，保证质量。

（2）临床实验室布局与流程安全、合理，符合医院感染控制和生物安全要求。

（3）开展检验项目符合卫生行政部门公布的目录，不开展淘汰和未经批准的项目。特殊实验室取得审批许可。

（4）临床检验项目满足临床需要，并能提供 24 小时急诊检验服务，实施"危急值报告"制度。

（5）落实全面质量管理与改进制度，按照规定开展室内质控、参加室间质评。对床旁检验项目按规定进行严格比对和质量控制。

（6）检验报告及时、准确、规范，严格审核制度。

（7）遵守检验项目和检测仪器操作规程，定期校准检测系统，并及时淘汰经检定不合格的设备与试剂。不使用未经批准的设备与试剂。

（8）患者、医师与护理人员对检验部门服务满意。

8. 病理质量管理与持续改进

（1）病理部门布局、设施、设备、工作流程和人员结构合理，管理规范，满足临床工作需要。

（2）建立并执行病理质量管理制度，定期开展质量评价和改进工作，严格执行标本核对制度。

（3）病理报告及时、准确、规范，严格审核制度。

（4）提高冰冻切片与石蜡切片的诊断符合率。病理切片、蜡块保存符合规定。

（5）环境保护及人员防护符合规定。

（6）患者、医师与护理人员对病理部门服务满意。

9. 医学影像质量管理与持续改进

（1）贯彻落实《放射性同位素与射线装置安全和防护条例》、《放射诊疗管理规定》

等相关法律、法规和规章，依法取得《放射诊疗许可证》、《大型医用设备配置许可证》等。

（2）专业设置、人员配备及其设备、设施符合医院功能任务要求，满足临床需要，能提供 24 小时急诊检查服务。

（3）执行技术操作规范，实行质量控制，开展临床随访，定期进行质量评价。

（4）保证医学影像资料质量，报告及时、准确、规范，严格审核制度。

（5）环境保护、操作人员与患者个人防护达到标准要求。

（6）患者、医师与护理人员对医学影像部门服务满意。

10．药事质量管理与持续改进

（1）贯彻落实《药品管理法》、《医疗机构药事管理暂行规定》、《处方管理办法》、《抗菌药物临床应用指导原则》、《麻醉药品临床应用指导原则》和《精神药品临床应用指导原则》等有关法律、法规和规范。

（2）药学部门布局、设施和工作流程合理，管理规范，能为患者提供安全、及时、有效的药学服务。

（3）建立突发事件药品供应与药事管理机制。

（4）建立"以病人为中心"的药学管理工作模式，开展以合理用药为核心的临床药学工作。制定、落实药事质量管理规范、考核办法并持续改进。

（5）建立临床药师制，开展临床药学工作。健全临床用药的监督、指导、评价制度，开展药物安全性监测、药物不良反应与药害事件的监测和报告、抗菌药物临床应用监测，协助做好细菌耐药监测。提供合理用药咨询服务，积极推广个体化给药方案。

（6）加强处方管理，落实处方点评制度，提高处方质量，保障合理用药。

（7）加强特殊药品的管理，包括毒性药品、麻醉药品、精神药品、放射药品的购置、使用与安全保管。

（8）不使用非药学专业技术人员从事药学技术工作，不使用无批号、过期、变质、失效药品，不生产、销售、使用未经批准的制剂。

（9）患者、医师与护理人员对药学部门服务满意。

11．输血质量管理与持续改进

（1）落实《献血法》和《医疗机构临床用血管理办法（试行）》、《临床输血技术规范》等有关法律和规范。

（2）设立输血科，具备为临床提供 24 小时配血、供血服务的能力，满足临床需要，无非法自采供血。

（3）建立输血质量全程监控，严格掌握输血适应症，科学、合理用血。

（4）制定、实施控制输血感染的方案，严格执行输血技术操作规范。

（5）落实临床用血申请、登记制度，履行用血报批手续，执行输血前检验和核对制度。完善输血反应及输血感染疾病的登记、报告和调查处理制度。

12．医院感染管理与持续改进

（1）根据国家有关的法律、法规，按照《医院感染管理办法》要求，制定并落实医院感染管理的各项规章制度。

（2）根据《医院感染管理办法》要求和医院功能任务,建立完善的医院感染管理组织体系。

（3）医院感染管理部门实行目标管理责任制,职责明确。

（4）医院的建筑布局、设施和工作流程符合医院感染控制要求。

（5）落实医院感染的病例监测、消毒灭菌监测、必要的环境卫生学监测和医院感染报告制度。

（6）加强对医院感染控制重点部门的管理,包括感染性疾病科、口腔科、手术室、重症监护室、新生儿病房、产房、内窥镜室、血液透析室、导管室、临床检验部门和消毒供应室等。

（7）加强对医院感染控制重点项目的管理,包括呼吸机相关性肺炎、血管内导管所致血行感染、留置导尿管所致尿路感染、手术部位感染、透析相关感染等。

（8）医务人员严格执行无菌技术操作、消毒隔离工作制度、手卫生规范、职业暴露防护制度。

（9）对消毒药械和一次性使用医疗器械、器具相关证明进行审核,按规定可以重复使用的医疗器械,实施严格的清洗、消毒或者灭菌,并进行效果监测。

（10）开展耐药菌株监测,指导合理选用抗菌药物。协助抗菌药物临床应用监测与管理。

（11）加强卫生安全防护工作,保障职工安全。

13. 病案质量管理与持续改进

（1）贯彻落实《医疗事故处理条例》、《病历书写基本规范（试行）》和《医疗机构病历管理规定》等有关法规、规范。

（2）医疗文书书写真实、客观、及时、准确、完整、规范。

（3）建立、健全病历全程质量监控、评价、反馈制度,重点加强运行病历的实时监控与管理,提高病历质量。

（4）建立病案管理制度并组织落实,病案保存时限符合规定。

（5）严格执行借阅、复印或复制病历资料制度,按规定保护患者隐私。

14. 介入诊疗质量管理与持续改进

（1）严格执行《心血管疾病介入诊疗技术管理规范》,依法取得相应资质。

（2）专业设置、人员配备及其设备、设施符合医院功能任务要求,满足临床需要,能提供 24 小时诊疗服务。

（3）严格执行技术操作规范,实行科学的质量控制标准,开展临床随访,定期进行质量评价。

（4）因病施治,合理治疗,严格掌握介入诊疗技术的适应症。

（5）建立介入诊疗器材登记制度,保证器材来源可追溯。不违规重复使用一次性介入诊疗器材。

（6）环境保护与个人防护达到标准。

15. 血液净化质量管理与持续改进

（1）专业设置、人员配备及其设备、设施符合医院功能任务要求，布局合理。

（2）有质量管理制度落实措施保障安全。

（3）严格执行医院感染管理制度与程序，有完整的监测记录与应急管理预案。

（4）血液透析机与水处理设备符合要求。

（5）透析液的配制符合要求，透析用水化学污染物、透析液细菌及内毒素检测达标。

（五）护理质量管理与持续改进

1. 护理管理组织

（1）严格按照《护士条例》规定实施护理管理工作。制定健全的护理工作制度、岗位职责、护理常规、操作规程等，并保证实施。

（2）根据医院的功能任务建立完善的护理管理组织体系。

（3）护理管理部门实行目标管理责任制，职责明确。

（4）护理管理部门结合医院实际情况，制定护理工作制度，并有相应的监督与协调机制。

2. 护理人力资源管理

（1）有明确的护士管理规定，有护士的岗位职责、技术能力要求和工作标准。

（2）对各级各类护士的资质、各岗位的技术能力有明确要求，同工同酬。

（3）对各护理单元护士的配置有明确的原则与标准，确保护理质量与患者安全，病房护士与床位比至少达到 0.4∶1，重症监护室护士与床位比达到（2.5～3）∶1，医院护士总数至少达到卫生技术人员的 50%。

（4）有紧急状态下对护理人力资源调配的预案。

（5）制定并实施各级各类护士的在职培训计划。

3. 有护理质量考核标准、考核办法和持续改进方案。有基础护理、专科护理质量评价标准，并建立可追溯机制；定期与不定期对护理质量标准进行效果评价；按照《病历书写基本规范（试行）》书写护理文件，定期质量评价；有重点护理环节的管理、应急预案与处理程序；护理工作流程符合医院感染控制要求。

4. 临床护理管理

（1）体现人性化服务，落实患者知情同意与隐私保护，提供心理护理服务。

（2）基础护理与等级护理措施到位。

（3）护士对住院患者的用药、治疗提供规范服务。

（4）对围手术期护理患者有规范的术前访视和术后支持服务制度与程序。

（5）提供适宜的康复和健康指导。

（6）各种医技检查的护理措施到位。

（7）密切观察患者病情变化，根据要求正确记录。

5. 危重症患者护理管理

（1）对危重患者有护理常规，措施具体，记录规范完整。

（2）护理管理部门对急诊科、重症监护病房、手术室、血液净化等部门进行重点管理，定期检查、改进。

（3）保障监护仪的有效使用。

（4）保障对危重患者实施安全的护理操作。

（5）保障呼吸机使用、管路消毒与灭菌的可靠性。

（6）建立与完善护理查房、护理会诊、护理病例讨论制度。

6. 有护理差错报告和管理制度。主动报告护理不良事件；完善专项护理质量管理制度，如各类导管脱落、患者跌倒、压疮等；能够应用对护理不良事件评价的结果，改进相应的运行机制与工作流程、工作制度。

7. 手术室与中心供应室的管理

（1）手术室与中心供应室工作流程合理，符合预防和控制医院感染的要求。

（2）制定并实施相关的工作制度、程序、操作常规。

（3）与临床保持良好的沟通机制，满足临床工作和住院患者的需要。

三、医院安全

（一）医疗服务安全

1. 开展全员医疗服务安全教育，提高医疗服务安全意识。

2. 落实医疗服务安全监督、分析、评价和改进工作。

3. 建立医疗纠纷防范和处置机制，及时妥善处理医疗纠纷。制定重大医疗安全事件、医疗事故防范预案和处理程序，按照规定报告重大医疗过失行为和医疗事故。

4. 有防范非医疗因素引起的意外伤害事件的措施。

5. 有明确的患者安全目标，并组织实施。

（二）建筑、设备、设施安全

1. 医院基本建设符合规划要求。

2. 建筑符合《综合医院建筑设计规范》。建筑布局体现"以病人为中心"的服务理念，满足医疗服务流程需要。

3. 设备、设施安全运行，防止漏电、漏气、漏水等。

4. 消防通道畅通，无障碍物。消防设备齐全，标志醒目，专人管理，设有消防预警系统。有火灾事故的应急预案并定期演练。遇紧急状态时有与外界通讯联络的可靠方式和安全畅通的疏散路线。

5. 具有双路供电系统和自备发电配送能力，保证手术室、导管室、产房、重症监护病房、急诊科、血液透析室、输血科（血库）等重点部门的用电需要。

（三）危险物品及要害部门安全

1. 建立医用放射性物质、剧毒试剂等危险物品的安全管理制度并认真落实。

2. 有处理放射事故等意外事件的预案。

3. 加强对放射科、检验科、医用氧舱、同位素室、氧气供应室、危险品仓库、配电室、压力容器及电梯等重要部门的安全管理。

四、医院服务

（一）维护患者合法权益

1. 充分发挥医学伦理委员会维护患者合法权益的作用。

2. 尊重和维护患者的知情同意权、隐私权、选择权等。按照法律、法规、规章等有关规定，进行药品和医疗器械临床试验、手术、麻醉、输血以及特殊检查、特殊治疗等，取得患者书面知情同意。在医疗服务过程中，保护患者隐私。

3. 建立并实施院务公开制度，按规定及时发布有关医疗服务信息。

4. 建立并落实医患沟通制度，使用患者及其家属易于接受的方式和理解的语言。

5. 公开患者投诉渠道和流程，及时、妥善处理投诉，对存在问题分析总结，落实整改。

6. 尊重患者的民族风俗习惯及宗教信仰。

（二）服务行为和医德医风

1. 贯彻执行《医德考核办法》，尊重、关爱患者，主动、热情、周到、文明为患者服务。

2. 有医德医风建设的制度、奖惩措施并认真落实。

3. 医院及其工作人员不得通过职务便利谋取不正当利益。

4. 严禁推诿、拒诊患者。

5. 提供多层次的医疗护理服务，满足不同层次人员的医疗需求。

6. 规范服务行为，保障医疗质量，不断提高患者和社会对医疗服务的满意度。

（三）服务环境和服务流程

1. 门诊有就诊咨询、导诊以及其他便民服务。

2. 服务环境和设施清洁、舒适、温馨，服务标识规范、清楚、醒目。

3. 入院与出院、诊断与治疗、转科与转院等连续性服务流程合理、便捷。

4. 优化流程，简化环节。挂号、划价、收费、取药、采血等服务窗口的数量、布局合理，缩短患者等候时间。

5. 采取有效措施，提高医技科室工作效率，缩短出具检验、检查报告时间。

五、医院绩效

（一）社会效益

1. 在医疗服务过程中，始终把社会效益放在首位，履行相应的社会责任和义务。

2. 认真完成政府指令性任务，积极参加政府组织的社会公益性活动。完成卫生行政部门下达的城市医院支援农村和社区、支援边疆卫生工作、援外医疗等指令性任务。

3. 根据医疗卫生管理法律、法规、规章，提供全面、连续的医疗服务，为下级医院转诊的急危重症患者和疑难病患者提供诊疗任务；为下级医疗机构提供技术指导，开展双向转诊。

4. 履行公共卫生职能,开展健康教育、科普宣传,普及防病知识,开展重大疾病、传染病以及慢性非传染性疾病的防治工作。承担突发公共卫生事件和重大灾害事故紧急医疗救援任务。

5. 承担教学、科研和人才培养工作。三级医院承担高等医学院校的临床教学和实习工作,开展毕业后教育和继续医学教育,建立医学人才分层次培养体系,多渠道培养高级临床医学人才;承担下级医院技术骨干的临床专业进修任务;承担国家级、省级科研课题。

(二)工作效率

1. 医院年门诊人次、急诊人次、急诊抢救人次、手术人次、入出院人次。

2. 医师人均每日担负诊疗人次,医师年均出院人次,医师人均每日担负住院床日。

3. 平均住院日、术前住院日、平均开放病床数、实际开放总床日数、实际占用总床日数、出院者占用总床日数、病床使用率、病床周转次数。

4. 门诊患者人均医疗费用、门诊患者人均药品费用、住院患者人均医疗费用、住院患者人均药品费用、住院床日平均费用、门诊处方人均费用,与上年度的比较。

(三)经济运行状态

1. 药品收入及占医疗总收入的百分比,药品进销差价收入及占医疗总收入的百分比,与上年度的比较。

2. 单价在 2 000 元以上的一次性耗材收入占医疗收入的百分比。

3. 医疗服务收入占业务收入的百分比及与上年度的比较。

4. 百元业务收入的业务支出、每名职工平均业务收入、人员经费占业务支出比例。

5. 资产负债率、固定资产净值率、固定资产增长率、净资产增长率、固定资产收益率、流动资产收益率。

6. 流动比率和速动比率。

7. 成本核算。

六、部分评价指标

(一)法定传染病报告率。

(二)重大医疗过失行为和医疗事故报告率。

(三)药品和医疗器械临床试验、手术、麻醉、特殊检查、特殊治疗患者告知率。

(四)完成政府指令性任务比例。

(五)入出院诊断符合率。

(六)手术前后诊断符合率。

(七)临床主要诊断、病理诊断符合率。

(八)CT 检查阳性率(无此设备的不作要求)。

(九)MRI 检查阳性率(无此设备的不作要求)。

（十）大型 X 光机检查阳性率（无此设备的不作要求）。

（十一）急危重症抢救成功率。

（十二）清洁手术切口甲级愈合率。

（十三）清洁手术切口感染率。

（十四）麻醉死亡率。

（十五）尸检率。

（十六）医院感染现患率。

（十七）医院感染现患调查实查率。

（十八）临床检验室内质控、室间质评项目及结果。

（十九）普通门诊具有主治医师以上专业技术职务任职资格的本院医师比例。

（二十）院内急诊会诊到位时间。

（二十一）急诊留观时间。

（二十二）急救物品完好率。

（二十三）病历合格率。

（二十四）处方合格率。

（二十五）成分输血比例与输血适应症合格率。

（二十六）医疗事故发生件数、等级、责任程度。

（二十七）挂号、划价、收费、取药、采血等服务窗口等候时间。

（二十八）检验、心电图、超声、影像常规检验检查项目自检查开始到出具结果时间。

（二十九）术中冰冻病理自送检到出具结果时间。

（三十）门诊患者中预约患者的比例。

（三十一）平均住院日。

（三十二）择期手术患者术前平均住院日。

（三十三）同一病例 7 日内再住院率。

（三十四）病床使用率。

（三十五）病床周转次数。

（三十六）药品收入占医疗收入比例。

（三十七）基础护理合格率。

（三十八）危重患者护理合格率。

（三十九）医疗器械消毒灭菌合格率。

（四十）病房床位与病房护士比例。

（四十一）医院资产负债率。

（四十二）职工对医院管理组织机构和领导工作满意度。

（四十三）患者、医师与护理人员对检验科服务满意度。

（四十四）患者、医师与护理人员对医学影像部门服务满意度。

（四十五）患者、医师与护理人员对药学部门服务满意度。

（四十六）患者、医务人员对医院后勤服务满意度。

（四十七）已出院患者对医疗服务满意度。

七、三级综合医院评价指标参考值

（一）法定传染病报告率100％。

（二）重大医疗过失行为和医疗事故报告率100％。

（三）药品和医疗器械临床试验、手术、麻醉、特殊检查、特殊治疗履行患者告知率100％。

（四）完成政府指令性任务比例100％。

（五）入出院诊断符合率≥95％。

（六）手术前后诊断符合率≥95％。

（七）临床主要诊断、病理诊断符合率≥60％。

（八）CT检查阳性率≥70％。

（九）MRI检查阳性率≥70％。

（十）大型X光机检查阳性率≥70％。

（十一）急危重症抢救成功率≥80％。

（十二）治愈好转率≥90％。

（十三）清洁手术切口甲级愈合率≥97％。

（十四）清洁手术切口感染率≤1.5％。

（十五）麻醉死亡率≤0.02％。

（十六）尸检率≥15％。

（十七）医院感染现患率≤10％。

（十八）医院感染现患调查实查率≥96％。

（十九）临床化学室间质评全年平均及格（VIS≤120）。

（二十）血液学室间质评全年平均及格（改良偏离指数DI≤2）。

（二十一）免疫室间质评全年平均成绩在全国平均水平以上。

（二十二）细菌室间质评全年鉴定正确率≥80％。

（二十三）普通门诊具有副主任医师以上专业技术职务任职资格的本院医师比例≥60％。

（二十四）院内急会诊到位时间≤10分钟。

（二十五）急诊留观时间≤48小时。

（二十六）急救物品完好率100％。

（二十七）合格病历率≥90％。

（二十八）处方合格率≥95％。

（二十九）开展成分输血比例≥85％。

（三十）输血适应症合格率≥90％。

（三十一）挂号、划价、收费、取药等服务窗口等候时间≤10分钟。

（三十二）大型设备检查项目自开具检查报告申请单到出具检查结果时间≤48小时。

（三十三）血、尿、便常规检验、心电图、影像常规检查项目自检查开始到出具结果时间≤30分钟，生化、凝血、免疫等检验项目自检查开始到出具结果时间≤6小时，细菌学等检验项目自检查开始到出具结果时间≤4天。

（三十四）超声自检查开始到出具结果时间≤30分钟。

（三十五）术中冰冻病理自送检到出具结果时间≤30分钟。

（三十六）平均住院日≤15天。

（三十七）择期手术患者术前平均住院日≤3天。

（三十八）病床使用率85%～93%。

（三十九）病床周转次数≥19次/年。

（四十）药品收入占医疗总收入比例≤45%。

（四十一）基础护理合格率≥90%。

（四十二）危重患者护理合格率≥90%。

（四十三）医疗器械消毒灭菌合格率100%。

（四十四）全员开放病房床位与病房护士比例1∶0.4。

（四十五）住院医师规范化培训率100%，培训合格率≥90%。

（四十六）职工对医院管理组织机构和领导工作满意度≥80%。

（四十七）患者、医师与护理人员对检验科服务满意度≥90%。

（四十八）患者、医师与护理人员对医学影像部门服务满意度≥90%。

（四十九）患者与医师、护理人员对药学部门服务满意度≥90%。

（五十）患者、医务人员对医院后勤服务满意度≥90%。

（五十一）已出院患者对医疗服务满意度≥90%。

注：部分评价指标计算方法及说明

病床使用率：指"实际占用总床日数"与"实际开放总床日数"之比。

病床周转次数：指"出院人数"与"平均开放床位数"之比。

平均住院日：指"出院者占用总床日数"与"出院人数"之比。

实际开放总床日数：指年内医院各科每日夜晚12点钟开放病床数总和，不论该床是否被患者占用，都应计算在内。包括因故（如消毒、小修理等）暂时停用的病床，不包括因医院病房扩建、大修理或粉刷而停用的病床及临时增设的病床。

实际占用总床日数：指医院各科每日夜晚12点钟实际占用病床数（即每日夜晚12点钟的住院人数）总和。包括实际占用的临时床位，患者入院后于当晚12点钟以前死亡或因故出院所占用的床位。

平均开放病床数：即实际开放总床日数/本年日历日数（365）。

出院者占用总床日数：指出院者（包括正常分娩、未产出院、住院经检查无病出院、未治出院及健康人进行人工流产或绝育手术后正常出院者）住院日数的总和。

急危重症抢救成功率：指急危重症患者抢救成功人次数与抢救总人次数之比。

入出院诊断符合率:诊断符合患者数/(出院患者数-疑诊患者数)×100%。

手术前后诊断符合率:指手术前后诊断符合人数与手术患者总人数之比。

CT 检查阳性率:指 CT 检查中检出阳性的人次数与 CT 检查总人次数之比。

药品收入占医疗收入比例:指药品收入与医疗收入之比。

总收入:指单位为开展业务及其他活动依法取得的非偿还性资金。总收入包括财政补助收入、上级补助收入、医疗收入、药品收入和其他收入等。

药品收入:指医疗机构在开展医疗业务活动中所取得的中、西药品收入。

门诊患者人均医疗费用:又称每诊疗人次医疗费用。即(医疗门诊收入+药品门诊收入)/总诊疗人次数。

住院患者人均医疗费用:又称出院者人均医疗费用。即(医疗住院收入+药品住院收入)/出院人数。

医师人均每日担负诊疗人次:即诊疗人次数/平均医师人数/251。

医师人均每日担负住院床日:指实际占用总床日数/平均医师人数/365。

法定传染病报告率:指医疗机构在某一时期内法定传染病报告病例数占总病例数(漏报病例数+已报告病例数)的百分比。

参考文献

[1] 刘化侠.护理管理学.北京:人民卫生出版社,2006.

[2] 李秋洁.护理管理学.北京:人民卫生出版社,2003.

[3] 成翼娟.护理管理学.北京:人民卫生出版社,2003.

[4] 李继平.护理管理学.第2版.北京:人民卫生出版社,2011.

[5] 杨英华.护理管理学.北京:人民卫生出版社,2006.

[6] 卢省花,朱启华.护理管理学.南昌:江西科学技术出版社,2007.

[7] 张培珺.现代护理管理学.第2版.北京:北京大学医学院出版社,2004.

[8] 杨顺秋,吴殿源.现代实用护理管理.北京:军事医学科学出版社,2003.

[9] 姜小英.护理管理理论与实践.北京:人民卫生出版社,2011.

[10] 姜丽萍.护理管理学.北京:清华大学出版社,2011.

[11] 姜丽萍.护理管理学.杭州:浙江大学出版社,2012.

[12] 徐国勋,屠丽君.护理管理学.南京:东南大学出版社,1991.

[13] 蒋小剑.现代护理导论.北京:中国医药科技出版社,2008.

[14] 周保利,英立平.临床路径应用指南.北京:北京大学医学出版社,2007.

[15] 戴肖松,高占玲.护理学导论.北京:中国医药科技出版社,2009.

[16] 殷翠.护理管理与科研基础.北京:人民卫生出版社,2011.

[17] 雷巍娥,贺伟,彭艾莉.护理管理学.北京:北京大学医学出版社,2011.

[18] 苏兰若.护理管理学.第2版.北京:人民卫生出版社,2007.

[19] 吕文格,敖以玲,薛军霞.护理管理学.北京:科学出版社,2010.

[20] 杨运秀.护理管理学.郑州:河南科学技术出版社,2008.

[21] 贺伟.护理管理学.郑州:河南科学技术出版社,2005.

[22] 周颖清.护理管理学.北京:北京大学医学出版社,2009.

[23] 蒋小鹰.护理管理理论与实践.北京:人民卫生出版社,2011.

[24] 胡定伟.护理管理学.北京:人民军医出版社,2011.

[25] 周三多.管理学-原理与方法.第4版.上海:复旦大学出版社,2005.

[26] 陈海英.护理管理学.北京:人民卫生出版社,2011.

[27] 宫玉花.护理管理学.第4版.北京:北京大学医学出版社,2010.

[28] 北京大学护理学院.护理学专业(主管护师)资格考试历年考题汇编及精解.北京:北京大学医学出版社,2010.

郑重声明

高等教育出版社依法对本书享有专有出版权。任何未经许可的复制、销售行为均违反《中华人民共和国著作权法》，其行为人将承担相应的民事责任和行政责任；构成犯罪的，将被依法追究刑事责任。为了维护市场秩序，保护读者的合法权益，避免读者误用盗版书造成不良后果，我社将配合行政执法部门和司法机关对违法犯罪的单位和个人进行严厉打击。社会各界人士如发现上述侵权行为，希望及时举报，本社将奖励举报有功人员。

反盗版举报电话 （010）58581897 58582371 58581879

反盗版举报传真 （010）82086060

反盗版举报邮箱 dd@hep.com.cn

通信地址 北京市西城区德外大街 4 号 高等教育出版社法务部

邮政编码 100120

护理微信教学平台

护理专业教材均配套建设基于微信的教学平台。您可以打开手机微信，查找公众号"护理专业资源库"添加关注。

该微信平台融医护最新信息推送与护理专业资源库教学内容于一身，对应护理专业多门主干课程，可直接查询各知识点、技能点对应的微课、图片、动画、视频、虚拟仿真等全媒体资源，并支持学生在线自测以及错题汇总，能有效服务于移动教学的需求。